医学信息学教程

TEXTBOOK OF MEDICAL INFORMATICS

主　　编　李　毅　赵乐平

编写人员　李　毅　北京大学医学部

　　　　　赵乐平　美国华盛顿大学

　　　　　于　娜　北京大学医学部

　　　　　陶东华　美国圣路易斯大学

　　　　　李　维　北京大学医学部

北京大学医学出版社

YIXUE XINXIXUE JIAOCHENG

图书在版编目（CIP）数据

医学信息学教程 / 李毅, 赵乐平主编. —北京：北京
大学医学出版社, 2016.1
ISBN 978-7-5659-1318-1

Ⅰ. ①医… Ⅱ. ①李… ②赵… Ⅲ. ①医学信息－医
学院校－教材 Ⅳ. ①R-0

中国版本图书馆CIP数据核字（2015）第322179号

医学信息学教程

主　　编：李　毅　赵乐平
出版发行：北京大学医学出版社
地　　址：（100191）北京市海淀区学院路 38 号　北京大学医学部院内
电　　话：发行部 010-82802230；图书邮购 010-82802495
网　　址：http ://www.pumpress.com.cn
E－mail：booksale@bjmu.edu.cn
印　　刷：北京瑞达方舟印务有限公司
经　　销：新华书店
责任编辑：马联华　　　责任校对：金彤文　　　责任印制：李　啸
开　　本：889 mm ×1194mm　1/16　　印张：18.75　　字数：589 千字
版　　次：2016 年 1 月第 1 版　2016 年 1 月第 1 次印刷
书　　号：ISBN 978-7-5659-1318-1
定　　价：49.00 元

本书由

北京大学医学科学出版基金
资助出版

有了一本教科书，具有创造性的科学家就可以从教科书达不到的地方开始研究，从而可以高度集中到科学界所关心的最微妙、最深奥的自然现象中去。

新的理论总是同它在某一具体自然现象领域的应用一起产生的；离开应用，理论不会被人们接受。被接受以后，这些相关的应用就随着理论一起进入教科书，未来的工作者即由此而学到他们的专业。

随着学生选修大学一年级课程到通过博士论文答辩，被指派的问题变得越来越复杂，越来越缺乏可供遵循的先例。

Thomas S. Kuhn
The Structure of Scientific Revolutions
The University of Chicago Press
1962

医学信息学（Medical Informatics）是一门以促进人类健康为宗旨，研究如何在计算机网络环境下，不断提高数据、信息和知识的采集、处理、分析和利用效率，为医药卫生领域的疾病防控、临床诊治、康复保健、科研教学和管理决策提供支持与服务的交叉学科。

人类的活动与信息密不可分。现代医学对信息技术的依赖程度越来越高。随着大数据时代的到来，医药卫生领域对医学信息学专业人才的需求越来越迫切。

本教程注重思想性、科学性、先进性、协同性、创新性和实用性，采用多维的模块化设计方法构建了全新的医学信息学课程体系。从医学信息环境的四个重要支撑（标准、安全、伦理和法律）到医学信息管理流程中的四个主要环节（信息采集、处理、分析和应用），从适用于独立开展研究的医学决策分析、机器学习、数据挖掘、本体论、自然语言处理、认知心理和人机交互到必须通过团队协同合作才能完成的医学信息管理和各类医学信息系统建设，从以政府为主导的医学信息化发展规划到以市场为主导的医学信息产业发展等内容，本教程中均有所涉及。本教程的教学目的是培养学生的医学信息素养、独立思考和创新能力以及团队协作精神，使学生熟练掌握医学信息学的基本知识、基本理论和基本技能，全面了解国际医学信息学最新的研究成果和未来发展方向。本教程符合本科生教学评估的要求。

本教程共分三篇。第一篇绪论：介绍医学信息学的相关概念，医学信息学的历史、现状和未来发展趋势。第二篇理论、技术和方法：介绍医学信息标准、安全、伦理和法律，医学决策分析、机器学习和数据挖掘、本体论和本体工程、自然语言处理、认知心理和人机交互。第三篇研发和应用：介绍基于医学信息管理业务流程的医学信息采集和存储、处理、搜索、分析和评价、传播和交流，医学信息系统的模型、种类、研发和评价，国内外医学信息化和信息产业的发展状况。

本教程由李毅、赵乐平、于娜、陶东华、李维共同完成。具体的分工是：第一章基本概念：李毅、李维、赵乐平；第二章医学信息学的历史、现状和未来：李毅、李维、赵乐平；第三章医学信息标准：李毅、李维；第四章医学信息安全：李毅、陶东华；第五章医学信息伦理：李毅、陶东华；第六章医学信息法律：李毅；第七章医学决策分析：李毅、陶东华；第八章机器学习和数据挖掘：李毅、于娜；第九章本体论和本体工程：李毅、于娜；第十章自然语言处理：李毅、于娜；第十一章认知心理和人机交互：李毅、陶东华；第十二章医学信息管理：李毅、于娜、陶东华；第十三章医学信息系统：李毅、于娜、陶东华；第十四章医学信息化和信息产业：李毅。统稿由李毅、赵乐平负责。

本教程主要作为医学院校本科生医学信息学课程教材，也可以作为医学院校研究生、专升本学生以及医疗卫生信息领域从业人员的参考书或培训教材。

建议课时安排 72 学时：

第一章　基本概念 1.5 学时

第二章　医学信息学的历史、现状和未来 1.5 学时

第三章　医学信息标准 3 学时

第四章　医学信息安全 3 学时

第五章　医学信息伦理 3 学时

第六章　医学信息法律 3 学时

第七章　医学决策分析 8 学时

第八章　机器学习和数据挖掘 8 学时

第九章　本体论和本体工程 7 学时

第十章　自然语言处理 7 学时

第十一章　认知心理和人机交互 6 学时

第十二章　医学信息管理 8 学时

第十三章　医学信息系统 8 学时

第十四章　医学信息化和信息产业 5 学时

本教程参阅并借鉴了许多医学信息相关的图书、期刊、报纸和网络文献资料。在此，向这些文献资料的作者和出版发布机构表示衷心感谢。限于篇幅，本教程中仅列出了部分主要文献的出处。同时，衷心感谢北京大学医学科学出版基金的支持和北京大学医学出版社在本教程出版发行过程中给予的耐心、细致的帮助。

医学信息学发展速度较快，学科体系庞杂，内容涉及面广，各相关专业领域相互融合、深度交叉。在本教程编写过程中，作者虽然力求系统全面、重点突出、难易结合，但由于水平有限，内容上难免存在错漏和不妥之处，敬请各位读者批评指正。

李　毅　赵乐平

2015 年 5 月北京

目录

表目录

第一篇 绪 论

第一章

基 本 概 念

学习目的

理解医学信息学的概念、性质；了解医学信息学的交叉学科特征；了解医学发展模式和信息学的基本层次；掌握数据元、数据集、元数据和大数据的概念；了解数据、信息、知识、智能的概念和关系。

学习重点

医学信息学概念的内涵；数据元、数据集、元数据和大数据的概念；数据、信息、知识、智能的相互关系。

第一节　什么是医学信息学

一、医学信息学的概念

医学信息学（Medical Informatics）是一门以促进人类健康为宗旨，研究如何在计算机网络环境下，不断提高数据、信息和知识的采集、处理、分析和利用效率，为医药卫生领域的疾病防控、临床诊治、康复保健、科研教学和管理决策提供支持与服务的交叉学科。

二、对医学信息学概念的理解

（一）医学信息学的主体框架

医学信息学是由医学和信息学两大主体交叉融合而成的。

1. 什么是医学？

医学（Medicine）是旨在保护和加强人类健康、预防和治疗疾病的科学知识体系和实践活动。现代医学不仅有众多的技术目标，还有关于疾病、痛苦、残障、健康的社会共识，以及人道主义的崇高愿景。现代医学的发展模式正逐步从"生物 - 心理 - 社会"模式[1]向现代整体医学模式转变[2]。现代整体医学（Modern Holistic Medicine）模式提倡要研究自然、社会、精神、心理因素对人的影响，提出医学要以研究群体健康

---

[1] 许树强，张铁山，韩鹏. 健康医学模式与未来医院发展的新思路. 中华医院管理杂，2013, 29(6): 426-429.

[2] 潘秋予，王敏，崔小希，等. 医学模式的现状和未来发展模式探索. 西昌学院学报·自然科学版，2015, 29(1): 80-83.

为目标，实施预防疾病和促进健康的干预措施[3]。

对"21世纪的医学"有多种不同的提法，为人熟知的4P和TIDEST都力图反映新特点，引领新方向。其中，4P是指预测（Prediction）、预防（Prevention）、参与（Participation）、个性化（Personalization）；TIDEST是指靶向（Targeted）、整合（Integrated）、基于数据的（Data-based）、基于证据的（Evidence-based）、系统医学（Systems Medicine）和转化医学（Translational Medicine）。

2003年，美国国立卫生研究院（the National Institute Health, NIH）在其研究路线图（the NIH Roadmap）中提出将转化医学作为主要指导思想。转化医学的核心是：将医学生物学基础研究成果迅速、有效地转化为可在临床实际应用的理论、技术、方法和药物。转化医学是一个把生物基础研究的最新成果快速有效地转化为临床医学技术的过程，即从实验室到病床（Bench to Bedside），再从病床到实验室（Bedside to Bench）的连续、双向的过程。

2008年，丹尼斯·多尔蒂（Denise Dougherty）等在《美国医学会杂志》（JAMA）中提出了著名的3T转化路径（图1）[4]。每个转化步骤都对之前的研究结果进行检验，范围逐渐扩大，从基础科学研究的发现，到临床研究，最后扩展为医疗服务体系的转型。

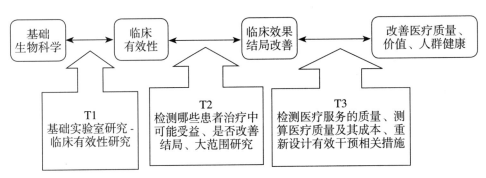

图1 3T转化路径图

2011年11月，美国医学研究所（the Institutes of Medicine, IOM）发表了《向着精准医学迈进》（Towards Precision Medicine）的报告，第一次对精准医学做了全面、详细的叙述，其要点是：在对疾病进行重新"分类"的基础上的"对症用药"，创建生物医学的知识网络（knowledge network）和疾病的新的分类分型[4]。

2015年1月，美国总统奥巴马在发表国情咨文时提出启动一个新的"精准医学计划"（Precision Medicine Initiative）。其中，包括四个要素：精确（the right treatment）、准时（at the right time）、共享（give all of us access）、个体化（personalized information）[5]。

精准医学对4P、靶向和基于数据的医学兼容并蓄，与整合、循证、系统医学的提法也不冲突。

2. 什么是信息学？

信息学（Informatics）是以信息和信息能作为研究对象，以信息的本质特征和信息的运动规律作为研究内容，以信息方法为手段，以扩展人类智能为主要研究目标的一门科学。

信息学讨论信息对象的存在方式和变化规律，并由信息哲学提供本体论支持、方法论指导和价值论约束。

信息学可以分为两个基本的层次，即理论信息学（Theoretical Informatics）和应用信息学（Applied Informatics）。理论信息学是对一切信息现象、对每一门信息学都适用的公共理论，它通用于解决每一个具体领域的信息问题，是整个信息科学的基础和核心。各门应用信息学各自面向特定的学科，在某个具体的

[3] 耿庆山. 整体医学对未来医学发展的影响. 现代医院, 2006, 6(9): 1-2.
[4] Dougherty D, Conway PH. The "3T's" road map to transform US health care: the "how" of high-quality care. JAMA, 2008, 299(19): 2319-2321.
[5] 杨焕明. 奥巴马版"精准医学"的"精准"解读. 中国医药生物技术, 2015, (03): 1-9.

信息领域中起作用，而且主要是相关领域信息技术的综合[6]。

3．什么是交叉学科？

交叉学科（interdisciplinary）是指不同学科之间相互交叉、融合、渗透而出现的新兴学科。

交叉学科是横跨两个或多个一级学科门类的专业学科，或者是兼顾两个方向明显有区别的二级学科。

交叉学科可以是自然科学与人文社会科学之间的交叉而形成的新兴学科，也可以是自然科学和人文社会科学内部不同分支学科的交叉而形成的新兴学科，还可以是技术科学和人文社会科学内部不同分支学科的交叉而形成的新兴学科。

根据教育部 2012 年最新的学科划分，我国有哲学、经济学、法学、教育学、文学、历史学、理学、工学、农学、医学、管理学、艺术学 12 个学科门类。医学门类下设 11 个专业，它们分别是基础医学、临床医学、口腔医学、公共卫生与预防医学、中医学、中西医结合、药学、中药学、法医学、医学技术、护理学[7]。医学信息学的任务就是要为这 11 个专业领域的科研、医疗、保健、教学和管理提供保障和服务。

交叉学科是以问题研究为导向的、通过融合不同学科的知识体系以产生新的知识体系而形成的学科。在研究环节中，来自不同学科背景的交叉学科研究人员共同协作、调适各自的研究途径，以取得对问题的更准确的切入。

与单学科、跨学科、超学科、多学科和无学科等研究模式相比，交叉学科研究人员在实际工作中最有可能通过融合不同学科间离散的知识体系而创造新的知识体系。

（二）医学信息学的性质

医学信息学实质是一门采用信息学理论、技术和方法，研究与人类健康、疾病预防和治疗相关的数据、信息和知识的获取、处理、传递和利用，为改善医疗质量、保障人们健康生活而提供信息化产品和服务的交叉学科。

第二节　医学信息学相关基本概念

一、数据、数据元、数据集、元数据和大数据

（一）数据

1．数据的概念

数据（Data）是存储在某种介质上能够被识别的物理符号。

国际标准化组织（the International Organization for Standardization, ISO）对数据给出了更为严格的定义："数据是对事实、概念或指令的一种特殊表达形式，这种特殊表达形式可以用人工的方式或用自动化的装置进行通信、翻译转换或进行加工处理。"

数据可以分为数值数据和非数值数据两种类型。数值数据分为有符号数据和无符号数据。非数值数据包括字符、图形、图像、语言以及逻辑数据等。

2．医学数据的特征

医学领域存在着大量的数据，包括完整的人类遗传密码的信息，关于患者的病史、诊断、检验和治疗的临床信息，药品管理信息，医院管理信息等。这些医学数据具有以下特点：

（1）多样性

由于大量的医学数据是从医学影像、实验数据以及医生与患者的交流中获得的，所以原始的医学数据具有多种形式。医学数据包括影像、信号、纯数值、文字等。医学数据的多样性是它区别于其他领域数据的最显著特征。

[6] 李宗荣，张勇传，周建中，等．理论信息学：概念、原理与方法．医学信息，2004,17(12):773-785.
[7] 教育部关于印发《普通高等学校本科专业目录（2012 年）》《普通高等学校本科专业设置管理规定》等文件的通知．http://www.moe.edu.cn/business/htmlfiles/moe/s3882/201210/xxgk_143152.html.

（2）异质性

医学数据具有大容量和复杂性，医学数据包括图像、患者表述、医生的解释等，这些都是疾病诊断、预后及治疗的基础。医学数据的低数学特性，医学自然语言文本的专业性，以及医学影像的复杂性等，都很难用简单的公式以及模式来描述。

（3）不完整性

医学数据的搜集和处理过程经常相互脱节。搜集是以治愈患者为直接目的，而处理是以寻找某种疾病的一般规律为目的，因此，搜集的信息可能无法涵盖研究所需要的所有信息。病例和病案的有限性使医学数据库不可能对任何一种疾病的信息都能全面反映。

（4）冗余性

医学数据库是一个庞大的数据资源，每天都会有大量的记录存储到数据库中，其中可能会包含重复的、无关紧要的甚至相互矛盾的记录。

（5）连续性和时效性

医学数据还具有时间性特征，医学检测的信号、影像都是时间函数，具有较强的时效性。

（6）伦理性、法律性和安全性

医学数据是关于人的资料，不可避免地涉及患者的一些隐私信息。因此，医学资料不仅涉及伦理、法律方面的问题，而且还涉及数据所有权的问题和安全性问题。

（二）数据元

1. 数据元的概念

数据元（Data Element）是用一组属性描述定义、标识、表示和允许值的一个数据单元。

2. 数据元的性质

数据元是数据的基本单位。在特定的语义环境中，数据元被认为是不可再分的最小数据单元。

3. 数据元的组成

一般来说，数据元由三部分组成：对象类（Object Class）、特性（Property）和表示（Representation）。

（1）对象类

对象类是现实世界中的想法、抽象概念或事物的集合，有清楚的边界和含义，并且其特性和其行为遵循同样的规则而能够加以标识。对象类用于收集和存储数据，例如，人、器械、设备等都是对象类。

（2）特性

特性是对象类的所有个体所共有的某种性质。特性是用来区别和描述对象的，例如，颜色、性别、年龄、收入、地址、价格等均为特性。

（3）表示

表示是值域、数据类型的组合，必要时也包括度量单位或字符集。在数据的表示部分中，最为重要的方面是值域。值域是数据元允许（或有效）值的集合。数据元中存在两种类型的值域，一种是所谓取值，是固定的，即取值是可枚举的，例如，人眼睛的颜色这个数据元，其取值可能包括：棕色、灰色、绿色、淡褐色、蓝色；另一种是值域概括的，即数据元取值是有定义域约束的，其取值可能是有限的，但是无法列出全部，例如，人的年龄，其取值范围可能是 1 ~ 200,并且要求以十进制表示。数据类型一般包括字符型、布尔型、数值型、日期型、日期时间型、时间型、二进制等。

4. 数据元的基本属性[8]

（1）标识类属性

标识类属性是适用于元标识的属性，包括的数据元属性有：名称、标识符、版本、注册机构、同义名称、相关环境。

---

[8] 中国公共卫生科学数据中心 . 信息技术数据元的规范与标准化 . http://www.phsciencedata.cn.

（2）定义类属性

定义类属性是描述数据元语义方面的属性。这类属性可以由数据元概念、对象或实体和特性导出，包括的数据元属性有：定义。

（3）关系类属性

关系类属性是描述各数据元之间相互关联和（或）数据元与分类模式、数据元概念、对象、实体之间关联的属性，包括的数据元属性名称有：分类模式、关键字、相关数据参照、类型。

（4）表示类属性

表示类属性是描述数据元表示方面的属性，包括的数据元属性名称有：表示类别、表示形式、数据元值的数据类型、数据元值的最大长度、数据元值的最小长度、表示格式、数据元允许值。

（5）管理类属性

管理类属性是描述数据元管理与控制方面的属性，包括的数据元属性名称有：主管机构、注册状态、提交机构、备注。

5. 数据元的描述方法

数据元的每一类属性都是通过名称、定义、约束、出现次数、数据类型和备注进行描述的。

（1）例1：表示类属性中的"表示类别"的具体描述方法

名称：表示类别

定义：用于表示数据元的符号、字符或其他表示的类型

约束：必选

数据类型：字符串

备注：① 表示类别应当由相关的标准来规定。可以用作表示类别的示例有：

　　　　——字符表示法（ISO/IEC646）

　　　　——字符/符号表示（ISO 第 143 号注册出版物）

　　　　——条码表示法（EIA-556）

　　　　——图形表示法

　　　② 示例：数据元实例"货物托运号"在电子数据交换（EDI）报文中是二进制模式，在物理包装上是条码形式。因而"表示类别"属性在该数据元中出现两种：一种是"字符表示法"（ISO/IEC646）；一种是"条码表示法"（EIA-556）。

（2）例2：表示类属性中的"表示形式"的具体描述方法

名称：表示形式

定义：数据元表示形式的名称或描述，例如，"数值""代码""文本""图标"

约束：必选

数据类型：字符串

备注：① 参见 GB/1 18391.2 的有关适用术语（"特性词"或"类别词"）

　　　② 示例1：对于名为"出生地代码"的数据元来说，本属性相当于"代码"

　　　③ 示例2：对于数据元"产品描述"来说，本属性相当于"数值"

　　　④ 示例3：对于数据元"托运物重量"来说，本属性相当于"数值"

（三）数据集

1. 数据集的概念

数据集（Dataset）是具有一定主题、可标识并可以被计算机处理的数据集合。其中，主题是指围绕着某一项特定任务或活动进行数据规划和设计时对其内容进行的系统归纳和描述；可标识是指能通过规范的名称和标识符等对数据集进行标记以供识别；能被计算机处理是指可以通过计算机技术，对数据集内容进

行发布、交换、管理和查询应用；数据集合是指由按照数据元形成的若干数据记录所构成的集合[9]。

2．数据集的属性

每个数据集所具有的属性都包括通用属性和特有属性两部分。数据集的通用属性包括数据集主题、标识、实体和数据项，又称"基本属性"。数据集特有属性包括类别、区域、专业、学科、建立时间、涉及的疾病等。

3．卫生信息数据集

卫生信息数据集是在医药卫生领域，为满足政府卫生决策、业务处理、科学研究、信息发布与绩效评价等需求，按照数据集的概念设计、归纳、整合的主题信息集合。医药卫生领域的数据集主要可以归纳为三个方面：

（1）信息发布类统计数据集

如《中国卫生统计年鉴》中卫生机构的设置及规模、卫生人员资源的地区分布、卫生经费的筹集及分配等数据集，各类卫生机构的统计月报、年报，以及满足某一专项统计需求通过统计收集、归纳、整理、报告形成的数据集。

（2）业务系统建设类的基本数据集

业务系统建设类的基本数据集包括医疗、公共卫生、卫生监督等领域为满足业务信息系统规范化建设和领域内部以及领域间数据交换与共享需求，设计归纳的各个子系统（或功能模块）所包含的最小数据元素的集合。如儿童出生登记、食品卫生许可、个人健康档案、住院患者入出转、居民死亡登记报告等基本数据集。

（3）为满足特定的目的收集整理制作的数据集

为满足特定的目的收集整理制作的数据集包括通过调查、观察、监测、检测、试验、实验等方式获取的满足科学研究、业务咨询或卫生服务决策等需求的数据集。如近年来国家投入建设的医药卫生科学数据共享数据集、卫生服务调查数据集、疾病及其危险因素调查等内容的数据集。

（四）元数据

1．元数据的概念

元数据（Meta Data）是关于数据的数据，是定义和描述其他数据的数据，是描述和限定其他数据的数据。

2．元数据的对象

元数据对象可以是字段、记录、数据库文件、数据元、数据集等数据资源。

3．元数据的属性

元数据的属性有：元数据的来源、元数据生成的方式、元数据的本质、元数据的状态、元数据的结构、元数据的语义、元数据的层次等。

4．元数据的基本特征

（1）元数据首先是一种编码体系

元数据是用来描述数字化信息资源的，特别是网络信息资源的编码体系。这导致了元数据和传统数据编码体系的根本区别。元数据的最为重要的特征和功能是：为数字化信息资源建立一种机器可理解的框架。

（2）元数据一经建立便可共享

元数据的结构和完整性依赖于信息资源的价值和使用环境。元数据的开发与利用环境往往是一个变化的分布式环境。任何一种格式都不可能完全满足不同团体的不同需要。

（3）元数据可以在数据库中进行存储和获取

如果提供数据元的组织能够根据数据元的元数据总体模型（图2）同时提供描述数据元的元数据，将会使数据元的使用变得准确而高效。用户在使用数据时可以首先查看其元数据，以便能够获取自己所需的信息。

---

[9] 中华人民共和国卫生部．中华人民共和国卫生行业标准（WS/T S306—2007）：卫生信息数据集分类与编码规则．2009. http://www.ncmi.cn/UploadFile/2/c/6b3cd0d0804ebba8dfcac0fbe2617dc2.pdf.

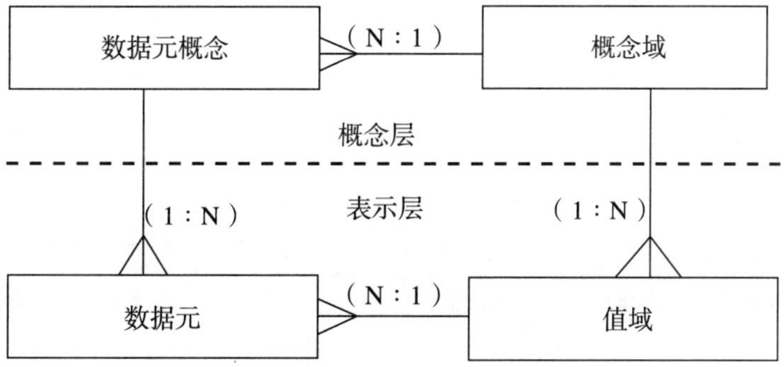

图 2　数据元的元数据总体模型

5. 元数据的用途

元数据可以用于识别资源，评价资源，追踪资源在使用过程中的变化，实现简单高效地管理大量网络化数据，实现数据资源的有效发现、查找、一体化组织和对使用资源的有效管理。

6. 元数据互操作性

（1）元数据互操作性问题

由于不同的领域（甚至同一领域）往往存在多个元数据格式，当在用不同元数据格式描述的资源体系之间进行检索、资源描述和资源利用时，就存在元数据的互操作性（interoperability）问题，即多个不同元数据格式的释读、转换和由多个元数据格式描述的数字化信息资源体系之间的透明检索。

（2）元数据格式映射

利用特定转换程序对不同元数据格式进行转换，称为元数据映射（Metadata Mapping/Crosswalking）。也可以应用一种中介格式对同一格式框架下的多种元数据格式进行转换。格式映射转换准确、转换效率较高。不过在面对多种元数据格式并存的开放式环境中，这种方法的应用效率明显受到限制。

（3）标准描述框架

解决元数据互操作性的另一种思路是建立一个标准的资源描述框架（Resource Description Framework, RDF），并用这个框架来描述所有元数据格式，那么只要一个系统能够解析这个标准描述框架，就能解读相应的元数据格式。实际上，扩展标记语言（Extensible Markup Language, XML）和 RDF 从不同角度起着类似的作用。

XML 通过其标准的文档类型定义（Document Type Definition, DTD）方式，允许所有能够解读 XML 语句的系统辨识用 XML_DTD 定义的元数据格式，从而解决对不同格式的释读问题。

RDF 定义了由资源（Resource）、属性（Property）和状态（Statement）等三种对象组成的基本模型，其中资源和属性的关系类似于实体 - 关系（E-R）模型，而状态则对该关系进行具体描述。RDF 通过这个抽象的数据模型为定义和使用元数据建立了一个框架，元数据元素可看成其描述的资源的属性。

RDF 定义了标准大纲（Schema），规定了声明资源类型、声明相关属性及其语义的机制以及定义属性与其他资源间关系的方法。另外，RDF 还规定了应用 XML 命名空间（Namespace）方法调用已有定义规范的机制。

（4）数字对象方式

建立包含元数据及其转换机制的数字对象可能从另一个角度解决元数据互操作性问题。

Cornell/FEDORA 项目提出了由内核（Structural Kernel）和功能传播层（Disseminator Layer）组成的复合数字对象。内核里可以容纳以比特流形式存在的文献内容、描述该文献的元数据以及对这个文献及元数据进行存取控制的有关数据。在功能传播层，主功能传播器（Primitive Disseminator）支持有关解构内核数据类型和对内核数据读取的服务功能；还可有内容类型传播器（Content-Type Disseminator），它们可内嵌元数据格式转换机制。

7. 卫生信息数据集核心元数据[10]

卫生信息核心元数据包括：8 个必选元数据元素或实体，10 个可选元数据元素与实体。表 1 列出了卫生信息数据集核心元数据内容。

表 1　卫生信息数据集核心元数据内容

序号	核心元数据的内容	元素与实体	约束	核心元数据来自的子集
1	数据集名称	元素	必选	数据集标识信息子集
2	数据集标识符	元素	必选	数据集标识信息子集
3	数据集摘要	元素	必选	内容信息子集
4	数据集提交或发布方	元素	必选	数据集标识信息子集
5	关键词说明	实体	必选	数据集标识信息子集
6	数据集语种	元素	必选	数据集标识信息子集
7	数据集特征数据元	元素	可选	内容信息子集
8	数据集发布日期	元素	可选	发布信息子集
9	数据集发布格式	实体	可选	发布信息子集
10	在线访问地址	元素	可选	发布信息子集
11	数据集分类	实体	可选	数据集标识信息子集
12	相关环境说明	元素	可选	数据集标识信息子集
13	元数据创建日期	元素	必选	元数据标识信息子集
14	元数据标识符	元素	必选	元数据标识信息子集
15	元数据负责方	元素	可选	元数据标识信息子集
16	元数据标准名称	元素	可选	元数据标识信息子集
17	元数据标准版本	元素	可选	元数据标识信息子集
18	元数据更新日期	元素	可选	元数据标识信息子集

（五）大数据

1. 大数据产生的背景

半个世纪以来，随着计算机技术全面融入社会生活，信息爆炸已经积累到了一个开始引发变革的程度。这不仅使世界充斥着比以往更多的信息，而且信息增长速度也在加快。信息总量的变化还导致了信息形态的变化。最先经历信息爆炸的学科，如天文学和基因学，创造出了"大数据"（Big Data）这个概念。

从过去的所谓 MB 级的"少量数据"、GB 级的"大量数据"，到后来的 TB 级的"海量数据"，再到如今的 PB 级的"巨量数据"（即大数据），量变终于引发了质变。现在，大数据这个概念几乎已经应用到了所有人类致力于发展的领域中。大数据带来的信息风暴正在逐渐变革我们的生活环境、工作习惯和思维方式。

2. 大数据的概念

2008 年 8 月，维克托·迈尔·舍恩伯格（Viktor Mayer-Schönberger）和肯尼斯·库克耶（Kenneth Cukier）在《大数据时代》中提出了大数据的概念。而最早提出"大数据"时代已经到来的机构是全球知名咨询公司麦肯锡。

---

[10] 中华人民共和国卫生部. 中华人民共和国卫生行业标准（WS/T S305—2007: 卫生信息数据集元数据规范. 2009. http://www.ncmi.cn/UploadFile/d/b/cb0d23a7cd38a15edf6151e7f9d2fdbd.pdf.

最初，这个概念是指需要处理的信息量过大，已经超出了一般计算机在处理数据时所能使用的内存量。因此，工程师们必须改进处理数据的工具，这导致了新的技术的诞生。这些技术使人们可以处理的数据量大大增加。更重要的是，这些数据不再需要用传统的数据库表格来整齐地排列——一些可以消除僵化的层次结构和一致性的技术也出现了。

通常，大数据是指用现有技术难以在可接受的时间内管理、处理和分析的数据集。

美国高德纳（Gartner）公司对大数据的定义是：大数据是需要新处理模式才能具有更强的决策力、洞察发现力和流程优化能力的海量、高增长率和多样化的信息资产。

3. 大数据的核心

大数据的核心就是预测。它把数学算法运用到超过海量规模的数据上，以预测事情发生的可能性。就像互联网通过给计算机添加通信功能而改变了世界，大数据也将改变生活中最重要的方面，因为它为我们的生活创造了前所未有的可量化的维度。

如何获取有效数据，使用全数据模式变革数据管理方式？如何保证数据质量，对不精确的数据进行分析而得出精确的结果？如何处理、分析大量的非结构化数据？如何对噪声高、价值密度低的大数据进行关联分析和深度挖掘？这些都是大数据给我们带来的机遇和挑战。

4. 大数据的 4V 特征

（1）数据量巨大（Volume）

体量大是大数据区分于传统数据的最显著的特征。一般关系型数据库处理的数据量在 TB 级。大数据所处理的数据量通常在 PB 级以上。

（2）数据类型多（Variety）

大数据所处理的计算机数据类型早已不是单一的文本形式或结构化数据库中的表，它包括订单、日志、博客、微博、音频、视频等各种复杂结构的数据。这些数据有结构化数据、非结构化数据和半结构化数据。

（3）数据流动快（Velocity）

速度是大数据区分于传统数据的重要特征。在巨量数据面前，需要实时分析获取的需要的信息，处理数据的效率就是组织的生命。

（4）潜在价值大（Value）

对大数据投入巨大的研究和技术开发努力，就是因为人们已经洞察到了大数据的潜在的巨大价值，即通过强大的机器学习和高级分析更迅速地完成数据的价值"提纯"，挖掘出大数据的潜在价值。使大数据真正实现其潜在的"大价值"，创造新价值并实现发展，需要具有大数据意识、大数据思维，把医疗大数据分析给出的结论应用到医药卫生行业中去，结合医药卫生行业的具体实践制订出真正能够改变医药卫生现状的计划。

5. 大数据的研究和应用的三个层次

大数据的研究和应用可以分为三个层次：一是数据量巨大、来源多样和类型多样的数据集；二是新型的数据管理和分析技术；三是运用数据分析形成新价值。

二、信息和信息能

（一）信息

1. "信息"词源

（1）中文"信息"词源

"信息"一词中的"信"和"息"最初是分开使用的[11]。

在我国的古代文献中，对"信"的解释较多。《说文解字》："信，诚也。从人，从言，会意。"古代的"信"字有多种含义，包括：不欺、信任、凭证、应验、使用、书简、明、审、任、保、再宿、知、声兆、依靠、

---

[11] 王英玮. "信息"一词源流考. 中国档案，2004, (4): 44-45.

准时、引信、信石（砒霜）、任凭、伸展、身体等。而"信"的本义是：许诺，发誓（动词）。

在我国的古代文献中，"息"的含义也较多。《说文解字》："息，喘也。从心，从自，自亦声。"其含义有：气息、叹气、繁殖、停止、休息、消失、慰劳、安宁、儿子、利息、赘肉等。而"息"的本义是：胎儿不用口鼻、依靠元气呼吸，动词。

"信"和"息"结合成一个词，其含义主要有：消息、征兆、心思意念等。

有观点认为，"信息"一词出自唐代诗人李中《碧云集·暮春怀故人》中的"池馆寂寥三月尽，落花重叠盖莓苔。惜春眷恋不忍扫，感物心情无计开。梦断美人沉信息，目穿长路倚楼台。琅玕绣段安可得，流水浮云共不回。"

但是，通过检索《全唐诗》会发现，早在南唐诗人李中（约920—974年）之前的唐朝，就有六位诗人用过信息一词，分别为鱼玄机（约843—868，《闺怨》：春来秋去相思在，秋去春来信息稀）、唐彦谦［? —?，咸通时（860年）举进士十余年不第，《咸通中始闻褚河南归葬阳翟是岁上平徐方大肆庆赏又诏八品锡其裔孙追叙风概因成二十韵》：炎方无信息，丹旆竟沦漂］、马戴［? —?，会昌四年（844年）进士及第，《送从叔赴南海幕》：信息来非易，堪悲此路分］、陆龟蒙（?—881，《相和歌辞·子夜四时歌四首·春歌》：望尽南飞燕，佳人断信息）、杜牧（约803—853，《寄远》：塞外音书无信息，道傍车马起尘埃）、崔备［? —?，建中二年（781年）进士及第，《清溪路中寄诸公》：别来无信息，可谓井瓶沉］。因此，可以得出目前有据可查的、最早使用"信息"一词的文献当为崔备的《清溪路中寄诸公》[12]。

唐代（618—907年）《艺文类聚》第七十七卷《内典下·寺碑》有记载："梁 / 王僧孺 / 中寺 / 碑 / 曰：……威风铿锵，如鸣更戟；旁攀镂槛，斜登钿砌；煜爚金铺，玲珑绮樽；无风自响，不拂而净。耽耽肃肃，信息心之胜地；穆穆愔愔，固忘想之嘉所……"。文中"信息心之胜地"句读读法为"信 / 息心 / 之 / 胜地"，而非"信息 / 心 / 之 / 胜地"，应该是与下句"固 / 忘想 / 之 / 嘉所"相互对应的。因此，此处虽然表面上出现了"信息"两字，但实际上"信息"一词的本义并没有在这篇南北朝时期梁朝（502—557年）的碑文中出现。

（2）英文"Information"词源

利用网络版英文词典（http://dictionary.reference.com/browse/information、http://www.etymonline.com/）对Information的词源进行搜索发现，Information的词源词义考辨可以上溯到古典拉丁文的informātiōn-。Informātiō的意思是"形成（某种思想），概念"［formation (of an idea), conception］，在后古典拉丁文中（公元5世纪）也表示"教导、指导、形成、创造、安排"（teaching, instruction, formation, creation, arrangement）。informāt- 是 informāre 一词过去分词的词干，也就是说，动词 inform +后缀 -iō-ion，无论是法语还是英语，information 一词均受动词 inform 意义变化的影响很大。

Information 这个单词最早是在中古英文（Middle English）中出现的，即1150—1500年间所使用的英语。

在盎格鲁-诺曼语系中，information 为 enformacioun、enformation、informacioun 或 informacione；在盎格鲁-诺曼和中古法语中为 enformacion、informacion 或 information，它的意思是"律政人员所做的犯罪调查"（investigation in a criminal matter made by legal officers）；在1334年则有"非司法调查（nonjudicial investigation）"之意。在14世纪或更早，有了"一点信息"（piece of information）、"信息"（information）、"数据"（data）和"知识"（knowledge）的意思。在1360年前后，information 有了复数形式，意思是"某人获得了他人的情况"（one obtains about someone）。到了1377年，又有了"将某物塑形或给出某物形状或形式的行为"（action of forming something or of giving something a shape or form）之意。1350—1400年之间，information 有了"指导、教导、观念形成"（instruction, teaching, a forming of the mind）等含义。约在1500年，作为复数名词有了"某特定主题的知识集合"（collection of knowledge about a particular subject）的意思。在15世纪中叶，information 有了"知识交流"（knowledge communicated）的含义。

---

[12] 吕建新，李晋瑞. "信息"的源流发展及内涵详考. 图书情报工作，2009, 53(8): 47-49, 141.

2.信息的概念

有人曾统计过，迄今，有关信息（Information）的概念定义不下百种。这与不同的社会发展时期、不同的约束条件有关。

（1）本体论层次和认识论层次的信息的概念

如果不考虑各种约束条件，多数人会同意：信息是"一种事物存在的方式和运动状态的表现形式"。这是最普遍、最广义的信息概念，有人将其称之为本体论层次的信息的概念。在这个意义上，信息可与物质和能量并驾齐驱。

当然，信息的产生、获取、利用等都离不开人这个主体，于是就产生了认识论层次上的信息的概念：主体所感知或认识的事物的存在的一种运动状态。

（2）语法、语义和语用角度对信息的定义

1）语法角度

美国数学家、信息论的奠基人克劳德·埃尔伍德·香农（Claude E. Shannon, 1916—2001 年）提出，信息是一个事件发生概率的对数的负值。

2）语义角度

法国物理学家和数学家路易·马赛尔·布里渊（Louis Marcel Brillouin，1854—1948 年）提出，信息是接收前后可能答案的关系的函数。

3）语用角度

美国数学家、控制论的奠基人诺伯特·维纳（Norbert Wiener，1894—1964 年）认为，信息是人类在适应外部世界时以及在感知外部世界而做出调整时与外部环境交换的内容的总称。

（3）ISO 对信息的定义

ISO 对信息的定义为："对人有用的数据，这些数据将可能影响到人们的行为与决策"。

3.信息的特性

信息不是物质，信息是可以共享的；信息没有质量，然而信息的传递需要载体，没有载体的信息是不存在的；信息不是能量，信息是可以暂时消失或永久消失的；信息是可以处理的，信息只有通过处理、发布、交流、使用才能体现它的真正价值；信息是有时效性及针对性的；信息是可以通过不同的载体进行传输或存储的。

（二）信息能

能量有两种，一种是物质能，一种是信息能（Informational Energy）。

所谓信息能，是指信息处理（或计算）的能力[13]。以算法为核心的程序（即"信息引擎"）是引领物质生存和发展的发动机；而由"物质能"所负载的"信息能"是信息世界运动变化的真正动力。

三、知识

（一）知识的概念

关于知识（Knowledge）的定义，不同的学者和组织给出了不同的定义。

《中国大百科全书教育》中"知识"条目是这样描述的："所谓知识，就它反映的内容而言，是客观事物的属性与联系的反映，是客观事物在人脑中的主观映象"。

《辞海》中将"知识"定义为："人们在社会实践中积累起来的经验"，并指出，"从本质上说，知识属于认识的范畴"。

日本国立一桥大学教授野中郁次郎（Ikujiro Nonaka）认为，知识是一种被确认的信念，通过知识持有者和接受者的信念模式和约束来创造、组织和传递，在传递知识的同时也传递着一套文化系统。知识是从不相关或相关的信息中变化、重构、创造而得到的，其内涵比数据、信息要更广、更深、更丰富。此观点

---

[13] 姜璐，李宗荣 . 信息能：信息世界运动变化的真正动力——兼评《物信论——多层次物质信息系统及其哲学探索》. 华中科技大学学报（社会科学版），2007,(1): 85-89.

强调知识与背景以及知识与信息的关系。

国际经济合作组织组编的《知识经济》（Knowledge Based Economy，1996）中对知识的界定采用了西方20世纪60年代以来一直流行的说法：知识就是知道是什么（know-what）、知道为什么（know-why）、知道怎么做（know-how）、知道是谁（know-who）。这样的界定可以概括为"知识是4W"。

世界银行《1998年世界发展报告——知识促进发展》中指出，知识是用于生产的信息（有意义的信息）。

美国德克萨斯州立大学奥斯丁分校商学院教授达文波特·H·达文波特（Thomas H. Davenport）与劳伦斯·普鲁萨克（Laurence Prusak）在其著作《知识管理》中提到："知识是一种流动性质的综合体，其中包括结构化的经验、价值以及经过文字化的信息，此外，也包括专家独特的见解，为新经验的评估、整合与信息等提供架构。"

（二）知识的构成要素

知识是用于实现目标、采取行动和做出决策的信息，这些信息包括：

1. 经验

经验是指过去曾经做过或曾经经历过的事情。经验与专家是相关的，专家通常是指对某议题具有深厚知识的人，并曾受到经历的试验与磨炼。自经验获取的知识，能够帮助人们认出熟悉的模式，找出当前发生的事和过去有何关联。

2. 事实

可以作为知识的事实，是由事物的客观规律构成的。事实型知识通常直观，使用方便，出于技术层面较多。

3. 判断

当知识停止自我进化，就成了意见或定律。有别于数据与信息，知识本身包含了判断的成分，并且能够自我审视与琢磨，以应对新发生的状况。

4. 经验法则与直觉

知识的演化必须透过经验法则，这项弹性的行动指针是经过长久以来的经历、观察、试验与错误所发展出来的。有经验的人能够在新状况中察觉熟悉的模式，并予以适当的反应。

5. 价值观与信念

组织是由人组成的，其想法与行动难免会受到组成人员价值观和信念的影响。价值观与信念对于组织的知识有极为重大的影响。野中郁次郎曾经说过：有别于信息，知识与信念以及承诺都有关系。价值观与信念是人们对知识的组织、抉择、学习以及判断等能力的关键要素，其重要性不下于信息与逻辑，甚至有过之而无不及。

（三）知识的类别

知识可以分为两大类：一类表现为主体对事物的感性知觉或表象，属于感性知识；另一类表现为关于事物的概念或规律，属于理性知识。

还可以将知识区分为隐性知识和显性知识。隐性知识是高度个性化且难于格式化的知识，主观的理解、直觉和预感都属于这一类。显性知识是能用文字和数字表达出来的知识，容易以数据记录的形式来交流和共享。

依现代认知心理学的理解，知识有广义与狭义之分。广义的知识可以分为两类，即陈述性知识、程序性知识。陈述性知识是描述客观事物的特点及关系的知识，也称为描述性知识。陈述性知识主要包括三种不同水平：符号表征、概念、命题。程序性知识是有关一套办事的操作步骤和过程的知识，也称操作性知识。

（四）知识转换的过程和特征

在日本知识管理专家野中郁次郎提出的SECI模型（图3）中定义并描述了知识转换的过程和特征。

1. 群化

群化（Socialization）是隐性知识转换为隐性知识（Tacit to Tacit）的过程，即通过共享经验产生新的隐性知识的过程。

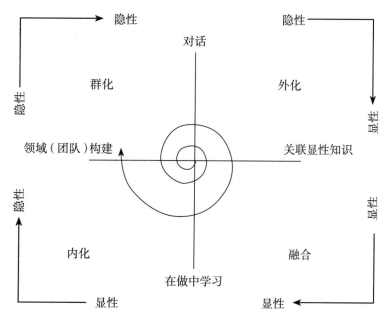

图3　SECI 模型

在此过程中主要挑战是：如何识别和组织领域中的专家？如何沟通协作？如何总结和传递经验教训？

2.外化

外化（Externalization）是隐性知识转换为显性知识（Tacit to Explicit）的过程，即把隐性知识表达出来成为显性知识的过程。

在此过程中主要挑战是：如何利用自动化的流程来捕捉隐性知识？如何构建贡献隐性知识的激励环境？

3.融合

融合（Combination）是显性知识转换为显性知识（Explicit to Explicit）的过程，即显性知识组合形成更复杂、更系统的显性知识体系的过程。

在此过程中主要挑战是：如何解决大量知识被独占或隐藏？如何整合、搜索存在于不同介质中的知识？

4.内化

内化（Internalization）是显性知识转换为隐性知识（Explicit to Tacit）的过程，即把显性知识转变为隐性知识，成为组织机构中的个人与团体的实际能力的过程。

在此过程中主要挑战是：如何面对"信息爆炸"？如何获得有效的指导？

四、智能

智能及智能的本质是古今中外许多哲学家、脑科学家一直在努力探索和研究的问题，但至今仍然没有完全了解，以至于智能的发生与物质的本质、宇宙的起源、生命的本质一起被列为自然界四大奥秘。

（一）智能的定义

近年来，随着脑科学、神经心理学等研究的进展，虽然人们对人脑的结构和功能有了初步认识，但对整个神经系统的内部结构和作用机制，特别是脑的功能原理，还没有认识清楚，有待进一步的探索。因此，很难对智能给出确切的定义。

一般认为，智能是指个体对客观事物进行合理分析、判断以及有目的地行动和有效地处理周围环境事宜的综合能力。有人认为，智能是多种才能的总和。美国心理学家瑟斯顿（L. L. Thurstone）把智能归纳为七种彼此并列的基本因素（即群因素）：感知速度、记忆、空间关系、数字运算、词语流畅性、语文理解和一般推理[14]。

《新华词典》为智能提出了一个比较通俗的定义，即"智能就是智慧和能力"。

（二）智能相关理论

一个人的智能既有先天遗传因素,也有后天学习和知识（智力）积累因素。根据目前对人脑已有的认识，结合智能的外在表现，人们已从不同的角度、不同的侧面、用不同的方法对智能进行了研究，提出了几种不同的观点，其中影响较大的观点有思维理论、知识阈值理论及进化理论等。

1.思维理论

思维理论认为，智能的核心是思维，人的一切智能都来自大脑的思维活动，人类的一切知识都是人类思维的产物，因而通过对思维规律与方法的研究可望揭示智能的本质。

2.知识阈值理论

知识阈值理论认为，智能行为取决于知识的数量及其一般化的程度，一个系统之所以有智能是因为它具有可运用的知识。因此，知识阈值理论把智能定义为：智能就是在巨大的搜索空间中迅速找到一个满意解的能力。这一理论在人工智能的发展史中有着重要的影响，知识工程、专家系统等都是在这一理论的影响下发展起来的。

3.进化理论

进化理论认为，人的本质能力是在动态环境中的行走能力、对外界事物的感知能力、维持生命和繁衍生息的能力。其核心是用控制取代表示，从而取消概念、模型及显示表示的知识，否定抽象对智能及智能模型的必要性，强调分层结构对智能进化的可能性与必要性。

五、数据、信息、知识和智能的相互关系

简单地说,数据是数字、数值、数码；信息是消息、讯息、资讯；知识是学问、学识、常识；智能是智力、智慧、才智。

或者说，数据是原始符号；信息是从数据中抽出的、有意义或有用的事实，可称之为被解释的数据（interpreted data）；而知识是由信息组成的一系列法则和公式；智能是将信息的有价值部分挖掘出来并使之成为已有知识架构的一部分。例如，"37"是数据，"37 度"是信息，"37 度体温是正常体温"是知识，"37 度体温对于不同的个体不排除存在一些疾病隐患的可能"就是一种智能。

从图 4 中可以看出，数据、信息、知识、智能在决策 - 行动的过程中所处的位置和相互关系。

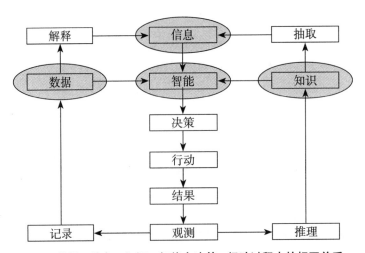

图 4　数据、信息、知识、智能在决策 - 行动过程中的相互关系

---

[14] 冯伯麟 . 智能结构之争与因素分析的产生 . 心理学探新 , 1985, (2): 43-55.

文献导读

文献 1

作者：Kulikowski CA, Shortliffe EH, Currie LM, et al.

题目：AMIA Board white paper: definition of biomedical informatics and specification of core competencies for graduate education in the discipline.

出处：JAMA—Journal of the American Medical Association, 2012 Nov-Dec; 19(6): 931-8. doi: 10.1136/amiajnl-2012-001053. Epub, 2012 Jun 8.

摘要：The AMIA biomedical informatics (BMI) core competencies have been designed to support and guide graduate education in BMI, the core scientific discipline underlying the breadth of the field's research, practice, and education. The core definition of BMI adopted by AMIA specifies that BMI is "the interdisciplinary field that studies and pursues the effective uses of biomedical data, information, and knowledge for scientific inquiry, problem solving and decision making, motivated by efforts to improve human health." Application areas range from bioinformatics to clinical and public health informatics, and span the spectrum from the molecular to population levels of health and biomedicine. The shared core informatics competencies of BMI draw on the practical experience of many specific informatics sub-disciplines. The AMIA BMI analysis highlights the central shared set of competencies that should guide curriculum design and that graduate students should be expected to master.

文献 2

作者：李后卿，董富国，郭瑞芝.

题目：信息链视角下的医学信息学研究的重点及其未来发展方向.

出处：中华医学图书情报杂志，2015，24(1): 1-5.

摘要：作为一门独立的学科，医学信息学发展方兴未艾，并取得了巨大进展。信息运动的轨迹及其发展规律催生了信息链这一概念。信息链是将信息作为中心环节，解释信息流运动的一种逻辑体系和结构。对信息链基本概念的正确理解和界定对于医学信息学研究具有非常重要的意义。信息链是由事实（Facts）→数据（Data）→信息（Information）→知识（Knowledge）→情报（Intelligence）→智慧（Wisdom）6 个链环构成的。透过信息链这一独特视角，文章对医学信息学的未来发展重点和方向进行了研究与预测，对医学信息学发展中所面临的问题提出了相应对策。

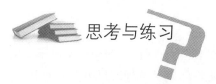 思考与练习

1. 什么是医学信息学？简述对医学信息学概念的理解。
2. 作为一门典型的交叉学科，医学信息学涉及了哪些学科？
3. 简述对数据元、数据集和元数据等概念的理解。
4. 什么是大数据？大数据的核心是什么？大数据有哪些特征？
5. 简述在决策 - 行动的过程中，数据、信息、知识和智能的相互关系。

第二章

医学信息学的历史、现状和未来

学习目的

了解医学信息学的发展历程；理解医学信息学的学科架构；掌握数据科学和知识科学的概念；了解数据科学和知识科学的发展概况。

学习重点

医学信息学的学科架构；数据科学和知识科学的概念。

第一节　医学信息学的历史

一、医学信息学的孕育期（1957—1978 年）

（一）医学信息学学科确立的过程

1. 将"信息"引入科学

1871 年，英国理论物理学家和数学家麦克斯韦（James Clerk Maxwell）建立了信息和热熵、能量之间的关系，使其可以定量地估算出取得一单位信息所必要能量的最低量级。麦克斯韦成为将"信息"（Information）引入科学的第一人。

2. 信息论的创立和信息概念向各学科的渗透

1948 年，美国数学家、信息论的奠基人香农的著名论文《通信的数学理论》问世，这是有史以来对信息做出的最早、同时也是定量的系统研究，提出可以将信息视为"不确定性"或"选择的自由度"的度量，由此奠定了信息论（Information Theory）的基础。香农被公认为信息论的创始人。

同年，美国数学家、控制论奠基人维纳提出，信息是"我们在适应外部世界、控制外部世界的过程中同外部世界交换的内容的名称"；"信息就是信息，不是物质也不是能量"。维纳在历史上第一个把信息提高到一种研究对象看待。自此，作为 20 世纪最流行的一种学术思潮，信息概念向其他学科的渗透渐渐拉开了序幕。

3. 医学信息学进入孕育期的标志

1957 年，德国计算机专家卡尔·斯坦布克（Karl Steinbuch）在其论文《Informatik: Automatische Informationsverarbeitung》中构造了德语"Informatik"一词。以此为标志，医学信息学进入了孕育期。

4. 医学信息学学科名称的孕育过程

（1）法语"Informatique"一词的构造

1962 年，法国菲利普·德赖弗斯（Philippe Dreyfus）将 Information 和 Automatique 组合为 Informatique。

（2）英语"informatics"的正式使用

1965 年，美国 UCLA（University of California, Los Angeles）的"联机信息系统讨论会"在英语中最早正式使用 informatics，并将 informatics 用于公司名称（Informatics Inc.）。该讨论会由 UCLA 工程系与信息学公司（the Department of Engineering and Informatics Inc.）主办。

（3）"Medical Informatics"一词的首次出现

在 1974 年的国际信息处理联盟（the International Federation for Information Processing, IFIP）会议上，安德森（J. Anderson）为了便于对学科概念的定义，借鉴法语中将"medical"和"informatique"结合起来的使用方法，首次提出"Medical Informatics"这个词组[15]。"Medical Informatics"首次出现在 IFIP 国际工作组（the International Working Group 4.1）的"Education in informatics of health personnel: a study and recommendation"的文档中。经过讨论，IFIP 的这次会议达成了一致意见，认为"Medical Informatics"能够包含当时对使用计算机处理生物或医学数据信息时的各种术语（表 2）。

表 2　使用计算机处理生物或医学数据和信息时的术语

时间	术语	首次使用人
1959	medical electronic data processing 医学电子数据处理	佩尔（S Pell）
1960	medical data processing 医学数据处理	莱德利（RS Ledley）
1964	medical computing 医学计算	森格尔（EL Saenger）
1966	computer medicine 计算机医学	克伦（MF Collen）
1966	medical automation 医学自动化	洛肯斯（J Roukens）
1969	medical information systems 医学信息系统	铃木（Y Suzuki）
1969	medical information processing 医学信息处理	桑德斯（MG Saunders）
1974	medical software engineering and medical computer technology 医学软件工程及医学计算机技术	富瓦雷（JC Foiret）
1975	applications of computers and data processing to the health services 卫生服务的计算机应用及数据处理	兰肯菲尔德（FM Rankenfeld）
1976	computer information technology 计算机信息技术	布雷姆（P Brehm）

（4）最早的"Medical Informatics"定义

1977 年，在美国，最早的"Medical Informatics"定义出现在第三届世界医学信息学大会（the Third World Conference on Medical Informatics, MEDINFO 80, Tokyo）的初步公告中。

1977 年，克伦（MF Collen）在 MEDINFO 80 简介上写道："医学信息学是计算机技术在医学各领域——医疗保健、医学教育和医学科研——中的应用"。

4. 医学信息学学科成立的标志

1978 年，以国际信息处理联盟（IFIP）第四技术委员会为基础成立了国际医学信息学学会（International Medical Informatics Association, IMIA），这是医学信息学学科成立的标志。

（二）阶段性的成果

1959 年，莱德利（Ledley）和拉斯泰德（Lusted）在《科学》（Science）杂志上发表了"通过符号逻辑、概率和价值理论的推理辅助临床医生进行诊断"一文。

1961 年，医疗信息与管理系统协会（the Healthcare Information and Management Systems Society, HIMSS）成立，委员会成员大多为行业大公司的执行层和医院信息系统的决策者。

---

[15] Collen MF. Origins of Medical Informatics. The western journal of medicine [special issue], 1986, 145: 778-785.

1964年，美国国立医学图书馆（the National Library of Medicine, NLM）建立了全国性医学文献网络MEDLARS（Medical Literature Analysis and Retrieval System）。

1969年，威德（L Weed）开发出一种新的医疗记录格式，这是世界上第一种投入临床应用的电子医疗记录系统。这种格式通过计算机系统可以转化成自动格式，命名为问题导向的医学信息系统（Problem Oriented Medical Information System, PROMIS）。但这个系统在方便信息管理的同时也带来更多的问题。例如，如果使用PROMIS帮助患者做决策，一个医生需要八个步骤才能完成一个医疗计划。与传统的纸本医疗病例相比没有多大优势，逐渐被临床医生摒弃。

1971年，科伦（Morris F. Collen）等人成功建立了"可集成、可扩展、变长和可变格式的"包含100万患者记录的数据库。

1972年，美国国立医学图书馆（NLM）开始支持医学信息研究生培养计划，其后建立了医学信息学系和规范的学位教育，而且有了较为专门的研究中心和公认的学术单位。

1972年，美国印第安纳大学开发出了Regenstrief病案系统（Regenstrief Medical Record System, RMRS）系统。该系统可以被称为患者监控系统，其最大优点是：计算机可以提示用户应当或不应当采取的行动，例如，预防性用药、药物间的禁忌证等。

1973年，美国斯坦福大学研发出了MYCIN系统。MYCIN系统是早期医疗诊断专家系统中较成功的应用实例。这是一种用于医学诊断、治疗感染性疾病的计算机程序专家系统，能帮助医生对住院的血液感染患者进行诊断并选用抗生素类药物进行治疗。MYCIN系统能识别51种病菌，正确使用23种抗生素，可协助医生诊断、治疗细菌感染性血液病，为患者提供最佳处方，成功地处理了数百个病例。MYCIN系统不但具有较高的性能，而且具有解释功能和知识获取功能，可以用英语与用户对话，回答用户提出的问题，还可以在专家指导下学习医疗知识。该系统还使用了知识库的概念和模糊推理技术。

1974年，美国El Camino医院利用卫生保健研究与质量机构（the Agency for Healthcare Research and Quality, AHRQ）资助基金，成功研发出了在医院内具有管理和临床功能的信息系统。应用这个系统后，该医院的护理费用减少了5%，平均住院时间缩短了4.7%，医院的成本全面下降。同一年，匹兹堡大学波普尔（H.E. Pople）和内科医生合作研发出了内科疾病诊断系统（INTERNIST），并在以后对其不断完善，使之发展成专家系统CADUCEUS。

1975年，通过逻辑程序处理的健康评价系统（Health Evaluation through Logical Processing, HELP）出现。犹他州盐湖城的LDS医院应用了HELP医疗记录系统。HELP是围绕患者治疗过程设计的，其主要特点是：它的决策支持功能可以帮助指导重症特护患者的呼吸治疗，可以通过预设好的屏幕输入数据，而且该界面可以根据用户需要进行修改。该系统使用医学术语的受控词表，医学词汇表是一个医学术语的结构化标准词表，通过这个词表，用户可以选择能描述某种症状的词语。

1978年，哈佛大学医学院开发出了计算机存储的病案记录系统（Computer Stored Ambulatory Record, COSTAR）。这一系统成为医院管理史上最为成功的系统，通过几次改版，COSTAR的界面更加友好，而且从需要专门录入人员发展到临床医生自行输入数据。输入的界面与纸本病历基本相似，因而得到了大多数医生的认可。

二、医学信息学的成长期（1979—1991年）

（一）医学信息学的研究与开发

从MEDINFO 80到MEDINFO 89的会议交流与报告的内容，可以基本了解全球范围内医学信息学在其成长期的研究与开发状况。

1. MEDINFO 80

1980年，IMIA主办了第三届世界医学信息学大会（MEDINFO 80，日本东京）。会议主要讨论了：电子计算机在放射治疗中的应用；医院保健，护理和保健计划，医学情报系统；临床研究的情报；情报系统、交换及网络；X线、超声波、图形和核医学；心电图和电子计算机处理；医学、社会、法律和道德的资料发布以及保密、安全和可靠性；医学、辅助医学，用户与患者的教育；生物医学研究，生物数学以及信息分析；模型；数据库或医学记录的应用；卫星或小型电子计算机的应用；临床检验，病理及脑电图；卫生保健计划、利用与评价；行政或经济管理系统；软件；诊断；电子计算机用于临床决断；医师办公室管理，基层保健以及救护；药物，药剂情报系统；预防，职业及环境保护；登记，流行病学及生物统计；大型电子计算机系统设计或大量存储；终端，人机联系与展示；康复，长期观察，牙科、镶牙、感觉器官，立体测量等；外科，加强护理，急救系统；自动化多样化健康检查；语言，语言学，编制程序，命名，人工智能。

2. MEDINFO 83

1983 年，IMIA 主办了第四届世界医学信息学大会（MEDINFO 83，荷兰阿姆斯特丹）。会议讨论分为五个方面。

（1）医院信息系统（HIS）及其评价

会议报告了瑞士日内瓦医院 DIOGENE 的 HIS 系统、日内瓦瑞士大学医院的 HIS、瑞典医学危重患者监护中心（ICU）的计算机监护与信息处理系统。

（2）护理信息系统、社区与全国性的保健护理系统

美国克瑞顿大学（Creighton University）大学报告了用于护理的人工智能专家咨询系统 COMMES，主要用于形成一个护理计划，并可用于教学。美国邓肯（Duncan）提出了关于全国性的保健护理系统三级结构的概念（全国 - 地区 - 城市）。美国苏巴（Suba）报告了一个用于社区健康护理的系统 CMIS。荷兰莱顿大学报告了用于护士学生培训计划的系统。

（3）信号处理与病房监视系统

在脑电图（EEG）癫痫性尖波检测方面，荷兰玛尔斯（Mars）的文章提出基于信息论的新的估值技术，可补救相关分析和谱分析方法的不足。美国克特纳斯（Ktonas）用模拟技术和微处理机来检出了 EEG 癫痫性尖波，还使用了模式识别方法，结果比较准确。加拿大的矢野（Yano）报告了一个使用全程数据自动检测 EEG 中癫痫性尖波的系统，增加了新的统计方法，使第一类误差为 3%，第二类误差为 1%。

生物电信号领域的论文涉及的内容有：ECG-EEG 滤波和分析的专用数字处理系统、QRS 回线扭转和弯曲的检测、脑磁图的微处理机实时在线处理。

在病房监视系统的研究中，瑞典报告了应用知识库和信号处理方法的心律监视系统和用于冠状动脉粥样硬化性心脏病（冠心病）监护室（CCU）的计算机病历记录系统。意大利报告了一个用微处理机做的便携式门诊心率变化监护器。美国南加利福尼亚大学医学院报告了新生儿及婴儿睡眠期间血气含量、心脏和呼吸变量监护系统。法国报告了新生儿病房护理质量的自我评价系统。

（4）临床部门的信息系统

会议报告的内容包括：挪威的一个大型手术室的计划与监督系统；德国哥廷根（Goetingen）大学医院的大型手术室在线支持系统，以及锡根（Siegen）大学应用自动化理论、控制论和计算机科学的理论建立的模拟瘤细胞生长模型；荷兰的用于登记、通信、控制和研究的 OPERA 外科信息系统和一个在心脏手术中对 EEG 进行处理的手术监视系统；法国的一个可对心脏手术患者进行长期随访的交互式临床数据库系统和一个肿瘤科信息系统；西班牙马德里的 ^{60}Co 放射剂量分配计算的计算机系统。

（5）其他

会议报告的其他内容还包括：美国纽约大学医学中心儿科的一个关于儿童急性脑膜炎的自动化病历处理系统，杜克大学（Duke University）的妇科 TMR 系统；英国曼彻斯特皇家儿童医院建立的一个用于膀胱疾病的数据库系统，乔治敦大学医学中心的一个用于测量和分析眼球运动和视觉诱发电位的微处理机控制系统，福特（Henry Ford）医院建立的肾病信息系统；法国阿卢什（Allouche）报告的一个带有自动血糖分析器的处理糖尿病的微处理机系统，沙利耶（Charlier）报告一个辅助眼球检查系统；荷兰血栓症中心建立的自动化信息处理系统，哈莉（Halie）报告的存储有关患者的编码数据及处理情况的高血压自动数据处理系统；比利时鲁汶大学（Leuven）大学用于皮肤科医生管理病历文件、文献数据、药物成分分析计算的数据库系统，天主教大学公共保健学院流行病分部建立的一个 MMS 患者死亡监督系统；澳大利亚维克多利亚皇后中心建立的

一个用于妇产科信息处理的微处理机系统；日本医学信息系统开发中心研制的对抗生素过敏进行监督的计算机系统；以色列 Beilinson 医学中心建立的肾病信息系统。

3. MEDINFO 86

1986 年，IMIA 主办了第五届世界医学信息学大会（MEDINFO 86，美国华盛顿特区）。会议程序委员会主席贝梅尔（J Hvan Bemnel）指出：医学信息学已经渡过了它的孩提时代，已长大成人，已经从一种单纯的技巧成长为一门独立的学科。在开幕式上，美国爱德华·费根鲍姆（Edward A. Feigenbaum）和英国皇家院士沃尔特·博德默（Sir Walter Bodmer）先后做了关于"人工智能"和"人类基因"的报告。

会上宣读的论文其主题可以分为以下几个方面：

数据通信和录入技术（占 17%），内容包括：技术、软件和硬件、录入技术、医学数据通信和编码以及法定的出版物；

数据库和信息系统（占 36%），内容包括：医院信息系统（HIS）、病案、基层保健支持系统及国家保健支持系统等。

自动处理装置和分析（占 10%），内容包括：影像和信号处理、监护方法、放射线学等。

医学决策支持（占 23%），内容包括：人工智能及所有的诊断支持系统，其中分为辅助诊断专家系统及其方法。

医疗（占 5%），内容包括：护理学应用，患者护理和治疗均包含在此项内。

医学研究和教育（占 1%），内容包括：所有的医学研究（模式方法）和医学教育。

其他（占 7%）。

从世界范围来说，北美、日本等发达国家在数据库和信息系统方面，无论在理论上和实践上都较为成熟，已进入实用推广阶段，进展顺利，因此学术性的文章急剧减少。随着计算机硬件价格的迅速降低，软件功能愈来愈强，人工智能专家系统的研究有了一个良好的环境，因此，该领域已成为最热门的领域，显然该领域仍存在着大量需要专家们努力探索和解决的难题，因此学术文章急剧增加。发展中国家因为受各种条件的限制，仍不得不把实现各种类型的信息系统当作最为迫切的任务。

4. MEDINFO 89

1989 年，IMIA 主办了第六届世界医学信息学大会（MEDINFO 89，中国北京）。会议主办单位为：MEDINFO 89 中国委员会（中国科学技术协会、国务院电子振兴领导小组办公室、中国医药学信息处理学会、中国电子学会、中华医学会、中国人工智能学会、中国癌症研究基金会、北京市科协）、国际医学信息协会（IMIA）、世界卫生组织（WHO）、国际信息处理联盟（IFIP）。会议协办单位为：中华全国中医协会、中华护理学会、中文信息研究学会、中国计算机学会、中国计算机用户协会、中国计算机工程和应用学会、中国生物医学工程学会、欧洲医学信息处理联合会、日本医药信息学学会。

会议的主要内容包括：门诊普查、健康服务管理、医学人工智能；医药编码系统、中国编码系统、分子生物学数据库；各种字符处理、病案、临床科室、模型和模拟；临床实验室、计算机新技术、社区保健、护理教育；费用与管理、护理管理、决策支持与专家系统；护理实践、护理研究、诊断支持、教育和培训；职业保健、数据保护和保密、办公室应用；流行病学与统计学、药物信息、评价与证实；图像档案和通信系统、健康保健、研究支持；保健计划、社会问题、医院信息系统、传统医学；信号与图像分析、情报检索；其他与健康保健和医学信息有关的题目。

（二）医学信息学概念的不断完善

1980 年，在东京举行的 MEDINFO 大会上，科伦（MF Collen）将医学信息学的定义重新整理为：医学信息学是计算机、通信、信息系统和技术在医学临床、科研和教学等各领域中的利用。

1984 年，《Handbook of Medical Informatics》的作者贝梅尔（JH van Bemmel）将医学信息学定义为：医学信息学由信息处理和通信的理论和实践两个方面组成，它以医疗和卫生保健过程中所产生的知识和经验为基础。

1984 年，英国医学信息学学会（the British Medical Informatics Society, BMiS）则认为：医学信息学是

一个学科的名称，是在过去几十年里由全球从事将信息和技术应用于医疗的知识提高和教学工作的人们发起并推动的，是医疗卫生、信息和计算机科学、心理学、流行病学和工程学交叉的地方。

1985 年，迈尔斯（JD Myers）将医学信息学定义为：一个发展中的知识实体和技术集合，它对支持医学科研、教学和医疗的信息进行组织和管理。

1987 年，美国国立医学图书馆（NML）的林德伯格（DAB Linberg）的定义是：医学信息学试图为计算机和自动化信息系统应用于生物医学和医疗保健工作提供理论和科学基础，医学信息学研究生物医学信息、数据和知识及其在储存、检索及解决问题和决策问题中的合理使用。

1990 年，比奥斯（MS Bios）和肖特利弗（EH Shortliffe）在 *JAMA* 上发表的文章中提出：医学信息学是一个迅速增长的科学领域，研究如何存储、检索和合理应用为解决问题和决策所必需的生物医学信息、数据和知识。

（三）学术团体的成立

1. 国际医学信息学学会（IMIA）

国际医学信息学学会（the International Medical Informatics Association, IMIA）的雏形最早是在 1967 年作为国际信息处理联盟（IFIP）的第四技术委员会出现的。

1979 年，IMIA 成为 IFIP 的特别研究小组，1989 年发展成为完全独立的学术组织。作为非政府组织，IMIA 与世界卫生组织（World Health Organization, WHO）保持着密切联系。IMIA 采用团体会员制，其成员众多，包括 40 多个国家的会员组织，许多大学、学术团体及相关协会也加入其中，是世界上最有影响力的医学信息学国际机构。

IMIA 每月出版的《Healthcare Informatics》和每年出版的《IMIA Yearbook of Medical Informatics》是了解医学信息学最新发展动态的重要参考读物。IMIA 每 3 年召开一次全世界医学信息学大会，以汇集世界各国的学术论文，进行学术交流，出版学术论文集等，极大地推动了世界医学信息学的发展。

2. 欧洲医学信息学联盟（EFMI）

1979 年 9 月，欧洲医学信息学联盟（European Federation for Medical Informatics, EFMI）在 WHO 欧洲区的帮助下，在哥本哈根创建。EFMI 代表来自于欧洲国家和地区性学术机构和企业联盟，其本身是非盈利性的，致力于信息科技的理论和实践在健康领域的应用，以欧洲为主要区域。

作为 IMIA 在欧洲区的代表，EFMI 下设若干小组：智能卡芯片组，教育组，电子病历组，评估组，人性化计算，残疾康复人群信息组，信息建模小组，开源软件组，病例组合（case mix）资源调配研讨组，跨国信息交互组，影像处理组，自然语言处理组，护理信息组，基层医疗信息组，个人移动终端研讨组，安全与伦理组，供应链追溯性检查研讨组。

3. 中国医药信息学学会（CMIA）

中国医药信息学学会（the China Medical Informatics Association, CMIA）成立于 1980 年，是由从事研究信息科学和信息技术在医药卫生领域中应用的专家学者、技术人员和管理人员组成的学术团体，是国际医药信息学学会（IMIA）的国家成员，是中国在该国际组织中的唯一代表，也是国际医药信息学学会（IMIA）的中国学会。CMIA 成立之后，中国开始广泛参与 IFIP 的各类活动，也包括参与 IFIP 的特别研究小组 IMIA 的活动。可以说，1980 年是中国正式参与国际医药信息学组织活动的元年。1983 年在阿姆斯特丹第四届世界医药信息学大会（MEDINFO 83）前夕召开的全体理事会一致通过了 CMIA 作为中国的唯一代表加入 IMIA，为 IMIA 的国家级成员。

4. 英国医学信息学协会（BMiS）

英国医学信息学协会（the British Medical Informatics Society, BMiS）成立于 1986 年，其前身是国际电气工程师学会（the Institution of Electrical Engineers, IEE）在 20 世纪 60 年代的两个小组。

5. 德国的医学信息学、生物测量和流行病学协会（GMDS）

德国的医学信息学、生物测量和流行病学协会（Deutsche Gesellschaft für Medizinische Informatik Biometrie und Epidemiologie e.V., GMDS）成立于 1955 年，虽然成立时间较早，但早期主要从事流行病学

的研究，80 年代初开始将中心转向医学信息学领域的研究。

6.美国医学信息学学会（AMIA）

美国医学信息学学会（the American Medical Informatics Association, AMIA）成立于 1990 年，是由三个组织合并而来，这三个组织是美国医学系统及信息协会（AAMSI）、美国医学信息学学院（ACMI）和医学医疗中计算机应用讨论会（SCAMC）。美国医学信息学学会虽然成立较晚，但却是世界上对医学信息学科的影响最为重要的学会组织，其学会刊物为《美国医学信息学学会杂志》（*Journal of the American Medical Informatics Association, JAMIA*）。

三、医学信息学的发展期（1992—2012 年）

（一）总体状况

20 世纪 90 年代以来，医学信息学以生物、物理、数学、化学、基础医学、临床医学、公共卫生与预防医学、药学、护理学、计算机科学、信息科学、通信科学、统计学、认知科学、决策科学、心理学、管理学、语言学、社会科学、工程学和系统科学等多个学科为基础，研究范围不断扩大，应用领域不断拓展，服务内容不断丰富，并建立了较为完善的教育和培训机制，形成了日趋成熟的学科体系。

（二）基本脉络

从 1992 年起，IMIA 每年出版《医学信息学年鉴》（*Yearbook of Medical Informatics*）。以此为标志，医学信息学进入了发展期的历程。

IMIA 年鉴的内容包括：报告 IMIA 活动，组织撰写综述性文章，经过审阅重版有关信息学重要题目的文章。该年鉴作为 IMIA 组织的指导性读物，由各成员团体广泛发行到各会员。该年鉴每册大约 550 页。其中大约 50 页专门刊登有关重要题目的邀请性综述。其他内容则为由评审小组挑选的创新性文章，归类

表 3　IMIA 历年医学信息学年鉴主题

年度	主题
1992	交叉学科进展（Advances in an Interdisciplinary Science）
1993	知识和信息共享（Sharing Knowledge and Information）
1994	医疗领域通信进展（Advanced Communications in Health Care）
1995	基于计算机的病案（The Computer-based Patient Record）
1996	患者医疗信息整合（Integration of Information for Patient Care）
1997	计算机和协同医疗（Computing and Collaborative Care）
1998	健康信息学和互联网（Health Informatics and the Internet）
1999	医学信息学的承诺（The Promise of Medical Informatics）
2000	患者为中心的系统（Patient-centered Systems）
2001	数字图书馆和数字医学（Digital Libraries and Medicine）
2002	医学影像信息学（Medical Imaging Informatics）
2003	医疗质量——信息学的作用（Quality of Health Care-The Role of Informatics）
2004	走向临床生物信息学（Towards Clinical Bioinformatics）
2005	泛在医疗系统（Ubiquitous Health Care Systems）
2006	健康信息技术评估（Assessing Information Technologies for Health）
2007	生物医学信息学在可持续健康系统中的作用（BioMedical Informatics for Sustainable Health Systems）
2008	获取健康信息（Access to Health Information）
2009	生物医学信息学中的封闭环路（Closing the Loops in Biomedical Informatics）
2010	生物医学信息学：构建全球化能力（Biomedical Informatics: Building Capacity Worldwide）
2011	走向健康信息学 3.0（Towards Health Informatics 3.0）
2012	个体健康信息学（Personal Health Informatics）

到各专题中。每个专题都有客座编辑撰写的提纲。这些文章来自医学和卫生信息学领域不同的杂志，如《理论医学》《新英格兰医学杂志》《医学人工智能》《IEEE 生物医学工程学报》以及其他主要的医学信息学领域的期刊。IMIA 的年鉴是了解医学信息学发展动态的最佳参考资料之一。

IMIA 的《医学信息学年鉴》1992—2012 年的主题见表 3。从这些主题可以看出医学信息学在其发展阶段的基本脉络。

（三）教育和培训机制

1. 医学信息学教育关键原则

2000 年，IMIA 发布了"对医学信息学教育的建议"［Recommendations of the International Medical Informatics Association (IMIA) on Education in Health and Medical Informatics］。2010 年，IMIA 又发布了"对医学信息学教育的建议第一次修订版"［Recommendations of the International Medical Informatics Association (IMIA) on Education in Biomedical and Health Informatics］[16]。从题目上看，IMIA 把 Health and Medical Informatics 改成了 Biomedical and Health Informatics（BMHI）。IMIA 建议的关键原则有以下六点，分别以"HEALTH"单词中的六个字母来概括[17]：

（1）H（for various Health care professions）

"H"意味着所有从事与"医疗保健"相关的人员都应接受医学信息学教育，包括医生、护士、药剂师、医疗管理人员和健康档案管理员以及打算在医药保健领域工作的计算机科学或信息学专业人员。IMIA 认为，医学信息学应在 2015 年前成为全世界每个健康相关教育项目的核心组成部分。

（2）E（in different modes of Education）

"E"是采用多种教育模式来教授必要的理论知识和实践技能，除了传统的课堂授课模式，还可以考虑多种灵活、远程和开放的学习方式，可应用互联网实现在线或远程学习，促进师生之间的同步或异步交流以及校际合作等。

（3）A（with different, Alternate types of specialization in BMHI）

"A"代表教育类型的选择，可供学生选择医学信息学证书教育或医学信息学学历教育（如学士、硕士或博士）。

（4）L（at various Levels of education, corresponding to respective stages of career progression）

"L"表示不同水平的教育，为了满足特定学生群体的需求，医学信息学教育的深度和广度都应有所区别。

（5）T（qualified Teachers to provide BMHI courses）

"T"是指合格的教师，医学信息学课程的教师必须有足够及特定的能力才可以胜任。

（6）H（recognized qualifications for biomedical and Health informatics positions）

"H"是对医学信息学教育项目进行质量认证，最终在国际上得到公认。最近 IMIA 以教育建议为指南，开发了一个对医学信息学教育项目进行质量认证的评估体系，目前已有志愿参试的教育项目得到了评估。

2. 国外医学信息学教育概况

"全球医学教育要求中的最低基本""WHO 西太平洋地区本科医学教育质量保障指南""世界医学教育联合会国际标准"都将医学信息学教学、信息管理能力、信息技能作为医学教育的基本要求之一。发达国家的医学信息学教育在政府、业界和教育界有充分共识。

全球 31 个国家的 120 所大学或机构开设了医学信息学的培训课程。

据美国医学信息学学会（AMIA）统计，仅北美地区开设医学信息学学位课程或培训班的机构和大学就达 89 所，其中包括 71 所大学[18]。

在本世纪初，美国就有 60 多家大学授予医学信息学相关学位，主要的有：

（1）亚利桑那州立大学生物医学信息学系

[16] Mantas J, Ammenwerth E, Demiris G, et al. IMIA Recommendations on Education Task Force. Recommendations of the International Medical Informatics Association (IMIA) on Education in Biomedical and Health Informatics. First Revision. Methods Inf Med, 2010, 49(2): 105-120.

[17] 龚庆悦，胡孔法，施诚，等 . IMIA 教育建议对我国生物医学和卫生信息学教育的启示 . 江苏医药，2015, 41(6): 727-729.

[18] 高善姬 . 美国医学信息学教育模式对我国的借鉴意义 . 科技情报开发与经济，2008, 18(26): 66-68.

（2）哥伦比亚大学生物医学信息学系

（3）杜克大学临床信息学系

（4）乔治梅森大学生物信息学与计算生物学

（5）俄勒冈卫生科学大学医学信息学和临床流行病学系

（6）斯坦福大学生物医学信息学培养计划

（7）加州大学洛杉矶分校生物医学工程跨学科计划：医学影像信息学

（8）加州大学旧金山分校生物和医学信息学研究生计划

（9）科罗拉多丹佛大学护理学院医疗保健信息学

（10）爱荷华大学护理信息学中心

（11）马里兰大学卫生信息与决策系统中心

（12）新泽西医科与牙科大学生物医学信息学工程项目

（13）明尼苏达大学卫生信息学系

（14）匹兹堡大学生物医学信息学系

（15）匹兹堡大学口腔医学信息学中心

（16）德克萨斯大学休斯敦健康科学中心卫生信息科学学院

（17）犹他大学生物医学信息学系

（18）弗吉尼亚大学系统和信息工程系

（19）华盛顿大学生物医学和卫生信息学系

（20）威斯康辛大学密尔沃基分校医学信息学

（21）范德比特大学生物医学信息学系

美国医学信息学的教学模式有在校教学和网络教学，其教学成果对美国医疗信息化功不可没，培养了大批硕士和博士，输送了大量人才，推进了学科发展，在国际上也堪称领先。此外，美国政府认可的考试认证机构开展的现场授课和网上课程也卓有成效，经考试合格后可取得高级专业资格证书。为推进临床信息学发展，美国医学信息学协会和美国健康信息管理协会编制了医师认证的临床信息学标准和培训课程，制订和实施了"2010年万名医师临床信息学培训计划"。美国护理学会所属美国护士考证中心1996年就开始实施护理信息学考试认证。

英国卫生部为推进医疗信息化发展，制定了医学信息学专业人才资源战略，在全国卫生服务系统中推行了医疗信息管理技术培训计划，对在校学生和已注册的执业医生和护士规定了不同的课程，实行了医疗技术人员卫生保健专业水平考证制度。

日本开设健康医疗信息学科教育的大学有东京医疗保健大学、高崎健康福利大学、川崎医疗福祉大学、广岛工业大学、北海道信息大学等[19]。

韩国有19所大学开设了医学信息学课程，有11所大学招收医学信息学及相关专业的硕士、博士生，招收专业包括医学信息学、保健信息学、护理信息学、牙科信息学、生物信息学、医学影像信息学等[20]。

3．我国医学信息学教育概况

据我国2012年的统计，共计53所院校开展了医学信息学相近专业的本科教育，如医学院校的信息管理与信息系统（医学）专业、医学信息学专业（目录外专业）、计算机科学与技术（医学）专业。共38所高校招收了医学信息学相近专业方向的硕士研究生，涉及医学院校的情报学专业、医学信息学专业等，专业方向包括社会医学与卫生事业管理、情报学、图书馆学、医学信息学、循证医学、生物医学工程、中医药信息学等。有11所高校和3所科研机构开展卫生信息学及其相关专业的博士研究生教育[21]。

[19] 曹锦丹．日本医疗信息学科教育模式及人才培养特点．中国高等医学教育，2010,（12）：15-16, 84.

[20] 高善姬，金丹．韩国医学信息学教育．医学信息学杂志，2007,（1）：81-83, 90.

[21] 檀旦，王孝宁，赵玉虹．卫生信息人才教育研究现状分析．医学信息学杂志，2012,33(1): 2-7.

（四）学科体系

1. 医学信息学的总体框架

2012 年，AMIA 发布了《医学信息学定义及其核心竞争力规范》白皮书[22]，对医学信息学的名称，AMIA 使用了 Biomedical Informatics。这份白皮书的发布标志着医学信息学结束了其历史进程中的发展期，从此进入了一个新的阶段。在 AMIA 的医学信息学总体框架（图 5）中，主要涉及六个分领域信息学：生物信息学（Bioinformatics）、影像信息学（Imaging informatics）、临床信息学（Clinical Informatics）、公共卫生信息学（Public Health Informatics）、临床研究信息学（Clinical Research Informatics, CRI）和转化生物信息学（Translational Bioinformatics, TBI）。

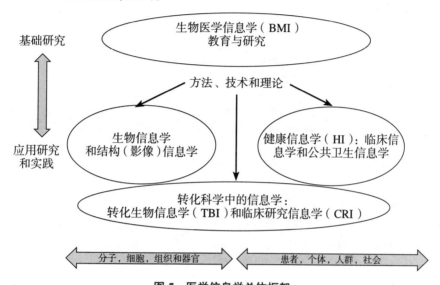

图 5　医学信息学总体框架

2. 医学信息学的分领域信息学

（1）生物信息学

生物信息学是以核酸蛋白质等生物大分子为主要研究对象，以信息、数理、计算机科学为主要研究手段，以计算机网络为主要研究环境，以计算机软件为主要研究工具，对序列数据进行存储、管理、注释、加工，对各种数据库进行查询、搜索、比较、分析，构建各种类型的专用数据库信息系统，研究开发面向生物学家的新一代计算机软件的学科。

（2）影像信息学

在生物医学领域，影像信息学研究如何从图像中挖掘信息和提炼知识，是摄影测量、遥感、地理信息系统（GIS）、计算机图形学、计算机视觉、空间科学与传感器技术结合的一个边缘科学，是人类通过影像来认识和解释世界的重要手段。影像信息学的主要任务有：图像生成（Image generation）、图像处理（Image manipulation）、图像管理（Image management）、图像整合（Image integration）。

（3）临床信息学

临床信息学研究如何通过现代信息技术来有效收集、储存、检索、分析和利用患者医疗信息、临床研究信息和医学教育信息，从而促进医疗卫生管理与决策、医疗质量和医学教育的一门学科。

（4）公共卫生信息学

公共卫生信息学是研究信息和计算机科学技术在公共卫生实践、研究和教学领域中的系统应用的学科，它的主要任务是：研究公共卫生数据采集、存储、分析及其在卫生监督和流行病学领域中的应用。

（5）临床研究信息学

临床研究信息学主要研究如何应用信息学原理和技术解决临床研究存在的药物临床试验信息规范化瓶

---

[22] Kulikowski CA, Shortliffe EH, Currie LM, et al. AMIA Board white paper: definition of biomedical informatics and specification of core competencies for graduate education in the discipline. J Am Med Inform Assoc, 2012, 19(6): 931-8.

颈问题，以促进创新临床研究目标的实现。

（6）转化医学信息学

转化医学致力于弥补基础实验研发与临床和公共卫生应用之间的鸿沟，是一个从实验台到临床的连续、双向、开放的研究过程。信息学理论和方法在转化医学中的应用形成了转化医学信息学。

第二节　医学信息学的现状

一、医学信息学研究

（一）医学信息学研究主题

从 IMIA 的特别兴趣小组（Special Interest Group, SIG）和专业工作组（Working Group, WG）设置情况可以看出目前医学信息学的研究主题（表4）。

表4　IMIA 的专业工作组设置情况

序号	IMIA 的特别兴趣小组	IMIA 的专业工作组
1	Biomedical Pattern Recognition	生物医学模式识别
2	Consumer Health Informatics	消费者健康信息学
3	Critical Care Informatics	重症监护信息学
4	Data Mining and Big Data Analytics	数据挖掘和大数据分析
5	Dental Informatics	牙科信息学
6	Francophone Special Interest Group (SIG)	法语国家的特殊兴趣小组
7	Health and Medical Informatics Education	卫生和医学信息学教育
8	Health Geographical Information Systems (GIS)	卫生地理信息系统
9	Health Informatics for Development	健康信息学的发展
10	Health Informatics for Patient Safety	患者安全健康信息学
11	Health Information Systems	健康信息系统
12	Health Record Banking	健康档案银行
13	History of BioMedical and Health Informatics	生物医学与健康信息学的历史
14	Human Factors Engineering for Healthcare Informatics	医疗信息学中的人类因素工程学
15	Informatics in Genomic Medicine (IGM)	基因组医学信息学
16	Intelligent Data Analysis and Data Mining	智能数据分析和数据挖掘
17	Language and Meaning in Biomedicine	生物医学中的语言和意义
18	Medical Concept Representation	医学概念表达
19	Mental Health Informatics	精神卫生信息学
20	Open Source Health Informatics	开放源码的卫生信息学
21	Organizational and Social Issues	组织和社会问题
22	Primary Health Care Informatics	初级卫生保健信息学
23	Security in Health Information Systems	医疗信息系统安全
24	SIG NI Nursing Informatics	特殊兴趣小组护理信息学
25	Smart Homes and Ambient Assisted Living	智能家居和辅助生活环境
26	Social Media	社交媒体
27	Standards in Health Care Informatics	医疗卫生信息学标准
28	Technology Assessment & Quality Development in Health Informatics	卫生信息学技术评估与质量改进
29	Telehealth	远程医疗
30	Wearable Sensors in Healthcare	医疗可穿戴传感设备

（二）医学信息学学科热点

医学信息学的学科热点主要集中在从系统开发、医学数据和概念的表达到医学知识的运算的过程，研究的主要方向有：

1.生物医学本体

统一受控词汇库是医学信息学研究领域的基础，决定了医学信息能否由计算机进行自动处理，以及医学信息能否进行跨系统之间的交互。当前发展的趋势是构建生物医学本体，使统一受控词汇库概念化与体系化，包括：对生物医学领域知识进行精确描述的概念系统；对现有的生物医学知识建立起丰富的概念语义关联网络。创建统一受控医学词汇库的难点在于：生物医学新命名实体的发现，不同实体间语义类型及语义关系的自动构建，本体的重用及协作等。创建生物医学本体需要生物医学专家参与，除了支持输入较浅层次本体的实例外，本体的所有方面都必须是可被证实的，知识和知识元之间关系的建立是必需的。为适应医学信息领域的不断变化，本体维护将不可缺少。在注重本体开发与维护的前提下，注重人机交互、支持协同操作、提高本体效用的研究已成为关键问题。

2.医学数据与人类基因组、蛋白组、肿瘤组整合

精准医学（Precision Medicine）的发展对医学信息学提出了新的问题：如何建立新的数据组织模式，支持基因组信息的获取、处理、存储、分配、分析和解释，更容易获得最新的物理图、遗传图、染色图以及测序数据。目前的难点是：现有的数据库模式难以满足未来长期而全面的要求，需要有新的数据组织模式来满足大规模作图和测序的要求。研究电子病历系统和基因组数据库模式之间交互的特征，进行互动，促进转化医学的发展，鉴定基因路径在健康和疾病中的角色，发展、评价和应用以基因组为基础的诊断方法来预测对疾病的易感性，预测药物反应，疾病的早期诊断，在分子水平上对疾病进行精确分类，促进基因信息向改进发现治疗的方法转化。更深一步的整合电子病历系统可以对比患者的基因与正常基因，从而发现未知的遗传性疾病。

3.临床决策支持系统

临床决策支持系统根据两项或两项以上患者的数据/医学知识，主动生成针对具体病例提出合理建议的知识系统。其重点从构造某种格式的医学知识，转为向医生和其他医护人员提供新功能，以提高医疗质量。临床决策支持系统研究将医学知识概念化的建模方法，与其他系统整合获取当前病例的信息，产生自动建议和评估意见，涉及医学知识的模块化以及把这些模块应用于不同的环境中，重点是医学知识的模块化，包括医学研究成果的模块化，临床医生之间知识传输的模块化。

4.认知信息学

医学信息学并非是医学和计算机学科之间简单的交叉。社会科学角色扮演的作用不断增加以及医学信息技术的革新带来的文化和认知上的巨大变化，对于个人和组织来说，采用新技术都是不可避免的。从医学信息学的应用角度来说，需要认知学提供一个框架，通过技术为中介对复杂的人类表现进行分析和建模。目前存在的困难与问题是：由于系统的低效率和不理想造成不良的影响，误导医疗护理，造成不必要的医疗护理服务提供的延迟，甚至是不良事件，临床医生可能抵制、医院可能延迟或拒绝应用新的技术。认知学需要研究怎样管理这些变化，怎样引入信息系统设计，使其易于接受并符合日常实践。在医学信息学的应用中，认知学理论可以用来获取、塑造、设计、开发和评估医学信息系统，集中在医学信息系统的可用性和学习性中。认知学的理论和方法可以为医学信息技术的设计和应用提供新的途径，在理解和促进医生、用户表现中起到积极的作用，这也是医学信息学未来发展所必须解决的问题。

5.医学信息学实效评估

在对患者资料管理、临床知识、基础医学、人口资料以及患者护理、公共卫生等相关信息的组织管理方法进行研究和应用的过程中，对医学信息学/计算机在临床实践中应用的效果进行评价分析。

6.医学信息学教育

在医学信息学的教育方面，对于提高医学信息工作者的素质，国外已经具备完善的医学信息学教育体系，国内一些大学也已开始设立医学信息学专业，专门针对交叉学科的特点来培养相关人才。

7. 医学信息标准

在学科实践层面，医院信息系统、电子病历等分类与编码表，概念表达的基础与应用研究，开放、统一的医院信息系统的开发与交换标准等，是研究的热点之一。

8. 关键技术研究

生物医学和临床医学数据整合、图像处理及三维重构、人工智能、知识表达和处理、远程控制、信息检索、决策系统、机器人、信息标识、分布式计算和并行处理、远程医疗、移动医疗、无线医疗等关键技术研究是当前医学信息学的热点。

二、医学信息学教育

（一）全球医学信息学教育基本状况

医学信息学是研究信息技术在医学领域中应用的科学。在国外，医学信息学专业多设在医学院系，培养层次以硕士研究生、博士研究生为主。本科阶段的学习目的是使学生具有较全面的医学专业知识，熟悉医疗领域的工作，了解该领域的信息需求[23]。

（二）美国医学信息学教育现状

2012—2013年度，美国4所高校的硕士和博士培养的课程体系及学分要求如下。

1. 斯坦福大学

（1）核心生物医学信息学（17学分）

1）生物医学信息学研究方法概论（Introduction to Biomedical Informatics Research Methodology）（3学分）。

2）以下任选4门：① 模拟生物医学系统：本体、术语、问题解决（Modeling Biomedical System: Ontology, Terminology, Problem Solving）（3学分）；② 计算分子生物学表示和算法＋讲座（Representations and Algorithms for Computational Molecular Biology）（3～4学分）；③ 数据驱动医学（Data Driven Medicine）（3学分）；④ 转化生物信息学（Translational Bioinformatics）（4学分）；⑤ 生物医学图像分析和解释的计算方法（Computational Methods for Biomedical Image Analysis and Interpretation）（3～4学分）。

3）剩余学分必须选自以下课程，至学分修满为止：基因组学（Genomics），药物基因组学原理（Principles of Pharmacogenomics），卫生和医疗保健经济学（Economics of Health and Medical Care），通过数字医学的智能健康（Smart Health through Digital Medicine），分子生物学表示和算法（Representations and Algorithms for Molecular Biology），数学模型和医疗决策（Mathematical Models and Medical Decisions），中级生物统计学（Intermediate Biostatistics），结果分析（Outcomes Analysis），基因组学、生物信息学和医学（Genomics, Bioinformatics and Medicine），计算基因组学（Computational Genomics），计算分子生物学（Computational Molecular Biology），算法在生物学中的应用（Algorithms in Biology），生物医学信息学（Biomedical Informatics），行业信息学（Informatics in Industry），生物医学信息学教学方法（Biomedical Informatics Teaching Methods），直接阅读和研究（Directed Reading and Research），医学学术研究（Medical Scholars Research），课程实践培训（Curricular Practical Training），卫生保健的成本、风险和收益分析（Analysis of Costs, Risks, and Benefits of Health Care），TGR硕士项目（TGR Master's Project），TGR博士论文（TGR PhD Dissertation）。

（2）计算机科学、统计学、数学和工程学（18学分）

机器学习（Machine learning）、人工智能（Artificial intelligence）、数据挖掘（Data mining）、图像分析（Image analysis）、人机互动（Human-computer interaction）、系统工程（Systems engineering）、科学和数值计算或图形（Scientific and numerical computing or graphics）等。

（3）社会和道德问题（4学分）

任选生物医学信息学技术对社会影响的伦理、法律、社会、组织和行为方面的课程，必修：研究的责

[23] 吕少妮，任淑敏，王倩飞.美国医学信息学教育的发展及其启示.中华医学图书情报杂志，2013, 22(11): 13-17, 24.

任行为（the Responsible Conduct of Research，RCR）。

（4）无限制的选修课（6学分）

任何满足核心课程的预备课程。

（5）仅对博士生（生物 / 医学、教育学领域选修课9学分）

生物学或医学（Biology or Medicine）（6学分）、生物医学信息学教学方法（Biomedical Informatics Teaching Methods）（2学分）、无限制选修课（1学分）。

2. 哥伦比亚大学

（1）核心课程（3门）

计算机在医疗保健和生物医学中的应用概论（Introduction to Computer Applications in Health Care and Biomedicine）、计算方法（Computational Methods）、生物医学信息学专题（符号学方法）［Topics in Biomedical Informatics（symbolic methods）］。

为完成核心课程,选择一门附加课程：① 计算生物学：蛋白质、网络和函数（实验方法）［Computational Biology: Proteins, Networks and Function（experimental methods）］；② 研究方法（Research Methods）。

（2）教育目标任选课

1）生物医学（Biomedicine）：① 真核生物的生物化学和分子生物学（Biochemistry and Molecular Biology of Eukaryotes）；② 医学文化（Acculturation to Medicine），流行病学（Epidemiology）。

2）计算（Computing）：① 计算生物学：蛋白质、网络和功能（Computational Biology: Proteins, Networks and Function）；② 计算病毒学（Computional Virology）；③ 数据库系统（Database Systems）；④ 机器学习（Machine Learning）；⑤ 自然语言处理（Natural Language Processing）。

3）数学（Mathematics）：① 生物统计学概论（Introduction to Biostatistics）；② 生物统计学方法概论（Introduction to Biostatistical Methods）；③ 人类群体遗传学统计（Statistical Aspects of Human Population Genetics）；④ 应用统计（Applied Statistics）。

（3）任选课（选2门）

应用临床信息系统（Applied Clinical Information Systems）、复杂组织的流程重组（Process Redesign in a Complex Organization）、临床医生信息需求的探索（Exploration of Clinician Information Needs）、公共卫生信息学（Public Health Informatics）、生物序列分析（Biological Sequence Analysis）、基因组信息科学与技术概论（Introduction to Genomic Information Science & Technology）、阅读（Readings）。

（4）博士、博士后

研究的责任行为和相关政策问题（Responsible Conduct of Research and Related Policy Issues）。

3. 华盛顿大学

（1）核心课程要求27学分（必选）

生物医学与卫生信息学概论（Introduction to Biomedical & Health Informatics）（3学分）、公共卫生和信息学（Public Health and Informatics）（3学分）、生物学和信息学（Biology and Informatics）（3学分）、信息学临床专题（Clinical Topics for Informatics）（3学分）、生物医学信息学研究方法（Biomedical Informatics Research Methods）（4学分）、生物医学信息学教学和沟通（Teaching and Communication in Biomedical Informatics）（4学分）、知识表示和应用（Knowledge Representation and Applications）（3学分）、生物医学信息交互和设计（Biomedical Information Interactions and Design）（4学分）。

（2）研讨会（硕士要求6学分，博士生要求12学分）

在卫生信息学中选定的专题（Selected Topics in Health Informatics）（每次 1 ~ 3学分）、生物医学和卫生信息学研究讨论会（Biomedical and Health Informatics Research Colloquium）（1学分）。

（3）选修课（硕士生要求27学分；博士生要求51学分）

1）专业选修课：① 生物学、医学和健康转换技术（Transformational Technologies for Biology,

Medicine, and Health）（3 学分）；② 生命和死亡计算（Life and Death Computing）（3 学分）；③ 医学信息学计算概念 Ⅱ（Computing Concepts for Medical Informatics Ⅱ）（3 学分）；④ 生物信息学和基因序列分析（Bioinformatics and Gene Sequence Analysis）（3 学分）；⑤ 卫生保健中的批判性评价和运用证据（Critically Appraising and Applying Evidence in Health Care）（3 学分）；⑥ 证据的系统评价和 Mata 分析概论（Introduction to Systematic Reviews and Meta-analysis of Evidence）（2 学分）；⑦ 健康科学信息需求、资源和环境（Health Sciences Information Needs, Resources, and Environment）（3 学分）；⑧ 卫生提供者的计算基础（Computing Fundamentals for Health Providers）（3 学分）；⑨ 生物医学和卫生信息学中的特殊专题（Special Topics in Biomedical and Health Informatics）（每次 1～4 学分）；⑩ 独立学习或研究（Independent Study or Research）（0～12 学分）；⑪ 硕士论文（Master's Thesis）（1～15 学分）；⑫ 博士论文（Doctoral Dissertation）（1～10 学分）。

2）外系选修课：① 人机交互的高级专题（Advanced Topics in Human-Computer Interaction）；② 计算生物学（Computational Biology）；③ 人工智能（Artificial Intelligence）；④ 计算分子生物学概论（Introduction to Computational Molecular Biology）；⑤ 研究设计（Research Design）；⑥ 自然语言处理的浅加工技术（Shallow Processing Techniques for Natural Language Processing）；⑦ 生态信息系统（Ecological Information Systems）；⑧ 生物信息学和基因序列分析（Bioinformatics and Gene Sequence Analysis）；⑨ 现代医学史（History of Modern Medicine）；⑩ 病理生物学前沿（Pathobiological Frontiers）；⑪ 卫生医学经济评估（Economic Evaluation in Health and Medicine）；⑫ 医学和公共卫生中的基因发现（Genetic Discovery in Medicine and Public Health）；⑬ 随机建模（Stochastic Modeling）；⑭ 统计遗传学系列（Statistical Genetics Series）等。

4. 新泽西医科和牙科大学

（1）硕士

1）核心课程（18 学分）

① 卫生保健信息系统（Health Care Information Systems）（3 学分）；② 生物医学建模、决策系统（Biomedical Modeling &Decision Making Systems）（3 学分）；③ 生物信息学在临床试验管理中的应用（Biomedical Informatics in Clinical Trials Management）（3 学分）；④ 生物医学信息学概论（Introduction to Biomedical Informatics）（3 学分）；⑤ 受控医学术语（Controlled Medical Terminology）（3 学分）；⑥ SAS 在生物医学和临床研究中的应用（SAS Applications in Biomedical and Clinical Research）（3 学分）。

2）选修相应课程（6 学分）

3）以下选择一个方向（6 学分）

生物信息学（Biological Informatics）：① 药物信息发现与药物设计（Drug Discovery Informatics & Drug Design）（3 学分）；② 转化生物信息学：生物标志物的发现和个性化医疗保健（Translational Bioinformatics: Biomarker Discovery and Personalized Healthcare）（3 学分）。

纳米医学和临床信息学（Nano Medicine& Clinical Informatics）：① 生物医学科学的可视化（Visualization in Biomedical Sciences）（3 学分）；② 临床问题解决和决策（Clinical Problem Solving and Decision Making）（3 学分）。

消费者/患者护理信息学（Consumer/Patient Nursing Informatics）：① 电子健康记录概论（Introduction to Electronic Health Records）（3 学分）；② 应用 XML 处理医疗保健信息（Healthcare Information Processing using XML）（3 学分）。

医院/医疗管理信息学（Hospital/Health Care Management Informatics）：① 医疗数据管理（Health Care Data Management）（3 学分）；② 卫生保健财政系统（Health Care Finance Systems）（3 学分）。

4）论文：定向研究/项目（6 学分）

（2）博士

1）核心课程（12 学分）：6 门课程同硕士，从中选 4 门

2）选修相应课程（6学分）

3）以下选择一个方向（6学分）

生物信息学（Biological Informatics）：① 人类基因组：映射、测序和技术（Human Genome: Mapping, Sequencing and Techniques）（3学分）；② 计算机辅助药物设计和定量构效关系（Computer Aided Drug Design and QSAR/QSPR）（3学分）。

纳米医学和临床信息学（Nano Medicine & Clinical Informatics）：① 临床决策和决策分析（Clinical Decision Making and Decision Analysis）（3学分）；② 医学图像处理和可视化（Medical Image Processing and Visualization）（3学分）。

公共卫生信息学（Public Health Informatics）：① 临床决策和决策分析（Clinical Decision Making and Decision Analysis）（3学分）；② 卫生信息系统集成（Health Information Systems Integration）（3学分）。

医院/医疗管理信息学（Hospital/Health Care Management Informatics）：① 卫生保健数据库管理系统（Health Care Database Management Systems）（3学分）；② 医疗结果的测量和研究（Health Care Outcomes Measurement and Research）（3学分）。

其他：① 医学信息学研究和发展：讨论会（1学分）；② 博士论文——文献综述（9学分）；③ 计划书阶段（9学分）；④ 结果阶段（9学分）；⑤论文阶段（9学分）。

（三）我国医学信息学教育现状

1. 医学信息学本科生教育情况

随着卫生信息化的发展，尤其是新医改实施对卫生信息人才知识与能力的要求不断提高，目前医学信息学教育在我国医学院校得到了普及。根据2014年教育部招生指南，约60所医学院校都开设了该专业的本科教育。

在2010年IMIA发布的《对医学信息学教育的建议》中，将针对医学信息学专业人员医学信息学课程知识结构分为四个模块。

我国现有112门医学信息学本科专业必修课：涵盖了第1模块（医学信息学核心知识和技能）的大部分内容，仅少部分内容未涉及，如生物医学建模与模拟、支持教育的信息学工具、信息处理工具支持医疗决策等；几乎涵盖了第2模块（医学、卫生和生物科学、卫生系统组织）的全部内容，充分体现了我国医学信息学教育以医学专业知识为背景这一特点；涵盖了第3模块（信息学/计算机科学、数学、生物统计学）80%的内容，充分说明了我国医学信息学教育以计算机和数理统计类课程为基本知识与技能的特点；第4模块（医学信息学领域及相关领域的选修模块）涉及很少，仅极个别学校开设了与之相关的生物信息学、医学图像处理相关课程。

由此可见，我国医学信息学课程结构总体符合IMIA推荐的标准，与IMIA标准一致性较高，但不同学校之间仍存在差异。

我国的医学信息学教育经历了多年的发展与改革，目前已具备较完善的教学体系和明确的培养目标。各院校开设的课程既具共性，体现医学教育的核心课程，同时也设置了相应的特色课程，形成了自己的办学特色[24]。

2. 医学信息学研究生教育情况

开办医学信息专业方向研究生教育的高校和科研机构有27所：

（1）中国中医科学院

（2）解放军军事医学科学院

（3）中国医学科学院

（4）南京大学

（5）东南大学

[24] 张晗，范雅丹，崔雷，等.国内医学信息学专业课程结构调查分析.医学信息学杂志，2015,36(3): 86-90.

（6）南通大学

（7）潍坊医学院

（8）山东医药卫生科技信息研究所

（9）滨州医学院

（10）华中科技大学同济医学院

（11）武汉大学

（12）复旦大学

（13）第二军医大学

（14）中国医科大学

（15）东北大学

（16）河北联合大学

（17）河北北方学院

（18）吉林大学

（19）中南大学

（20）新乡医学院

（21）温州医学院

（22）第四军医大学

（23）新疆医科大学

（24）兰州大学

（25）四川大学

（26）重庆大学

（27）广西医科大学

其中，吉林大学、华中科技大学同济医学院、中南大学、中国医科大学、重庆医科大学、新疆医科大学、新乡医学院、广西医科大学、河北联合大学等9所院校既有医学信息学本科专业教育，又开设该专业（方向）硕士研究生教育。

吉林大学、四川大学还设有医学信息（方向）博士点和博士后流动站。

三、医学信息学学术交流

（一）医学信息学领域的主要期刊

1.英文期刊

（1）*Artificial Intelligence in Medicine*

（2）*BMC Medical Informatics and Decision Making*

（3）*British Journal of Healthcare Computing*

（4）*Bulletin of Medical Library Association*

（5）*CIN-Computers Informatics Nursing*

（6）*Computer Methods and Programs in Biomedicine*

（7）*Computers and Biomedical Research*

（8）*Computers in Biology and Medicine*

（9）*Computers in Nursing*

（10）*Health Information Management Journal*

（11）*IEEE Engineering in Medicine and Biology Magazine*

（12）*IEEE Transactions on Biomedical Engineering*

（13）*Informatics for Health & Social Care*

（14）*International Journal of Medical Informatics*

（15）*International Journal of Technology Assessment in Health Care*

（16）*Journal of the American Medical Informatics Association*

（17）*Journal of Biomedical Informatics*

（18）*Journal of Evaluation in Clinical Practice*

（19）*Journal of Medical Internet Research*

（20）*Journal of Medical Systems*

（21）*MD Computing*

（22）*Medical Decision Making*

（23）*Medical Informatics*

（24）*Medical and Biological Engineering and Computing*

（25）*Methods of Information in Medicine*

（26）*Statistical Methods in Medical Research*

（27）*Statistics in Medicine*

（28）*Technology and Health Care*

2. 中文期刊

（1）《医学信息学杂志》

（2）《中国数字医学》

（3）《中国卫生信息管理杂志》

（4）《中华医学图书情报杂志》

（二）国际会议

目前，国内外与医学信息学有关的主要大型会议如表5所示。

表5　医学信息学有关的大型会议

医学信息学学会议	组织机构
全国医药信息学大会	中国医药信息学学会
亚太医药信息学大会	中国医药信息学学会
中日韩医药信息学学会议	中国医药信息学学会
中华医院信息网络大会	中国医院协会信息管理专业委员会
中国卫生信息技术交流大会	中国卫生信息学学会
AMIA Annual Symposium	American Medical Informatics Organization
AMIA Fall Congress	American Medical Informatics Organization
AMIA Spring Congress	American Medical Informatics Organization
Artificial Intelligence in Medicine Europe Congress	European Society for Artificial Intelligence in Medicine
Computers in Cardiology	Society for Computers in Cardiology
HIMSS Annual Conference	Healthcare Information and Management Systems Society
IMIA MEDINFO	International Medical Informatics Organization
ISCE Congress	International Society of Computerized Electrocardiology
Medical Informatics Europe Congress	European Federation of Medical Informatics

第三节　医学信息学的未来

一、技术方向

（一）技术成熟度曲线

美国高德纳（Gartner）公司发布的技术成熟度曲线（又称热度曲线，the Hype Cycle）可以从技术关注度和技术应用成熟度两个维度进行技术预测。技术成熟度曲线（图6）中的五个阶段分别为：

1.技术诞生的促动期（Technology Trigger）

在此阶段，随着媒体大肆过度的报道，非理性的渲染，技术的知名度无所不在，然而随着这个技术的缺点、问题和局限性的出现，失败的案例多于成功的案例。

2.过高期望的巅峰期（Peak of Inflated Expectations）

早期公众的过分关注演绎出了一系列成功的故事，当然同时也有众多失败的例子。对于失败，有些公司采取了补救措施，而大部分公司却无动于衷。

3.艰难存活的低谷期（Trough of Disillusionment）

在历经前面阶段所存活的技术，经过多方扎实有重点的试验，而对其的适用范围及局限性有了客观而实际的了解，成功并能存活的经营模式逐渐成长。

4.稳步爬升的光明期（Slope of Enlightenment）

在此阶段，在历经前面阶段所存活的技术受到主要媒体与业界高度的注意。多个实例证明，该技术因为可以使企业受益，因此得到了更广泛的理解。第二代和第三代产品技术开始出现。更多的企业开始投资试点项目；而保守型的企业对此仍保持谨慎。

5.实质生产的平台期（Plateau of Productivity）

在此阶段，新技术产生的利益与潜力被市场实际接受，对技术进行评估的标准更加规范。该技术广阔的市场适用性和针对性都有了明确的经济回报。

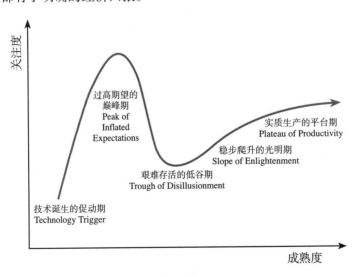

图6　美国高德纳公司发布的技术成熟度曲线模型

（二）医学信息技术未来发展方向

根据 2012—2014 年 Gartner 公司发布的技术成熟度曲线，对未来的医疗信息技术发展方向（Hype Cycle for Healthcare Provider Applications, Analytics and Systems）做出了如下预测（表6）。

表6　未来医疗信息技术发展方向

阶段	应用、分析和系统
技术诞生的促动期	1. 患者决策辅助（Patient Decision Aids） 2. 患者劝导分析（Patient Engagement and Persuasion Analytics） 3. 自我测量（Quantified Self） 4. 智能机医疗计算分析应用软件（Smart Machine Healthcare Sage Apps） 5. 3D 生物打印系统（3D Bioprinting Systems） 6. 个体化医疗（Personalized Medicine） 7. 计算机化医生医嘱录入系统 / 电子处方（CPOE/E-Prescribing）
过高期望的巅峰期	1. 医疗辅助机器人（Healthcare-Assistive Robots） 2. 逻辑数据库（Logical Data Warehouse） 3. 提供者人群健康分析（Provider Population Health Analytics） 4. 个人健康管理工具（Personal Health Management Tools）
艰难存活的低谷期	1. 大数据（Big Data） 2. 第三代电子健康档案系统（Generation 3 Electronic Health Record Systems） 3. 护理协调应用（Care Coordination Applications） 4. 患者流量和容量管理（Patient Throughput and Capacity Management） 5. 国家质量保证委员会 - 患者为中心的医疗之家 / 联合委员会 - 患者为中心的医疗之家（NCQA-PCMH/JC-PCMH） 6. 计算辅助的临床归档改善（Computer-Assisted Clinical Documentation Improvement） 7. 计算机辅助编码（Computer-Assisted Coding） 8. 责任医疗组织（Accountable Care Organization） 9. 个人健康档案（Personal Health Record） 10. LCST（传感器）应用平台 [LCST (Sensor) Application Platforms] 11. 整合临床 / 业务数据库（Integrated Clinical/Business Enterprise Data Warehouse） 12. 高级临床研究信息系统（Advanced Clinical Research Information Systems） 13. 围术期图表和麻醉文档（Perioperative Charting and Anesthesia Documentation） 14. 电子健康档案归档（Documentation Within the EHR）
稳步爬升的光明期	1. 交互式患者护理系统（Interactive Patient Care Systems） 2. 第三代患者财务系统（Generation 3 Enterprise Patient Financial Systems） 3. 电子健康档案整合 EDIS 模块（EHR-Integrated EDIS） 4. 患者门户（Patient Portals） 5. 电子健康档案整合重症监护信息系统（EHR ICCIS） 6. 电子随访（E-Visits）
实质生产的平台期	1. 实时医疗温度 / 湿度监控（Real-Time Healthcare Temperature/Humidity Monitoring） 2. 远程重症监护病房（Remote ICU） 3. 无线医疗装置管理（Wireless Healthcare Asset Management） 4. 急救电子健康档案（U.S. Ambulatory Electronic Health Records）

二、学科方向

（一）数据科学

1. 定义

数据科学（Data Science）是关于数据的科学或研究数据的科学,定义为：研究探索赛博空间（Cyberspace）中数据自然界（Data Nature,简称数据界）奥秘的理论、方法和技术,研究的对象是赛博空间里数据界的数据。

2. 内涵

数据科学主要有两个内涵：一个是研究数据本身,研究数据的各种类型、状态、属性及变化形式和变化规律；另一个是为自然科学和社会科学研究提供一种新的方法,称为科学研究的数据方法,其目的在于揭示自然界和人类行为现象和规律。

3. 发展简史

1968 年,国际信息处理联盟（IFIP）代表大会通过了题为《数据科学：数据与数据处理的科学及其在教育中的地位》的报告。

1974年，彼得·诺尔在瑞典与美国同时出版了《计算机方法的简明调查》。诺尔对数据科学的定义如下："数据科学是处理数据的科学，一旦数据与其所代表的事物的关系被建立起来，就将为其他领域与科学提供借鉴。"

1996年，国际分类学会联合会（the International Federation of Classification Societies, IFCS）在日本东京召开了两年一次的国际大会。"数据科学"这一术语首次被用于大会标题中（会议标题为：数据科学、分类及相关方法）。

2001年，美国统计学教授威廉·S·克利夫兰（William S. Cleveland）发表了《数据科学：拓展统计学的技术领域的行动计划》，第一次将数据科学作为由统计学延伸出来的一个独立研究领域。他认为，应将统计学中与数据分析有关的技术层面（区别于概率理论）在六个方面扩展后形成一个新的、独立的学科——数据科学。这六个方面包括：多学科的联合研究（Multidisciplinary Investigations），数据模式和分析方法（Models and Methods for Data），数据计算（Computing with Data），数据科学教育（Pedagogy），工具评估（Tool Evaluation），理论（Theory）。

2002年4月，《数据科学》创刊。《数据科学》由国际科学理事会（ICSU）下属的科学技术数据委员会（CODATA）出版。

2003年1月，《数据科学杂志》创刊。《数据科学杂志》为所有的数据工作者们提供一个各抒己见、交流思想的平台。

2005年9月，美国国家科学委员会（NSB）发布了一份研究报告：《永存的数字化数据收集：21世纪科研与教育的基础》。这份报告将数据科学家界定为"对于数字化数据收集的成功管理具有决定性作用的信息与计算机科学家、数据库与软件工程师和程序员、跨学科专家、管理者与专业分析师、图书馆员、档案工作者及其他"。

4. 研究内容

（1）基础理论研究

科学的基础是观察和逻辑推理。数据科学同样要研究数据自然界中的观察方法，要研究数据推理的理论和方法，包括：数据的存在性、数据测度、时间、数据代数、数据相似性与簇论、数据分类与数据百科全书等。

（2）实验和逻辑推理方法研究

数据科学需要建立实验方法，建立许多科学假说和理论体系，并通过这些实验方法和理论体系开展数据自然界的探索研究，从而认识数据的各种类型、状态、属性及变化形式和变化规律，揭示自然界和人类行为现象和规律。

（3）领域数据学研究

将数据科学的理论和方法应用于许多领域，从而形成专门领域的数据学（Dataology），例如，脑数据学、行为数据学、生物数据学、气象数据学、金融数据学、地理数据学等。

（4）数据资源的开发利用方法和技术研究

数据资源是重要的现代战略资源，其重要程度将越来越凸显，在本世纪有可能超过石油、煤炭、矿产，成为最重要的人类资源之一。这是因为人类的社会、政治和经济都将依赖于数据资源，而石油、煤炭、矿产等资源的勘探、开采、运输、加工、产品销售等无一不是依赖数据资源的，离开了数据资源，这些工作都将无法开展。

5. 与其他学科的关系

数据是存在于赛博空间的记录；信息是自然界、人类社会及人类思维活动中存在和发生的现象；知识是人们在实践中所获得的认识和经验。数据可以作为信息和知识的表示符号或载体，但数据本身并不是信息或知识。数据科学的研究对象是数据，而不是信息，也不是知识。通过研究数据来获取对自然、生命和行为的认识，进而获得信息和知识。数据科学的研究对象、研究目的和研究方法等都与已有的计算机科学、信息科学和知识科学有着本质的不同。

自然科学是研究自然现象和规律的科学，认识的对象是整个自然界，即自然界物质的各种类型、状态、属性及运动形式。行为科学是研究自然和社会环境中人的行为以及低级动物行为的科学，已经确认的学科包括心理学、社会学、社会人类学和其他类似的学科。数据科学支持自然科学和行为科学的研究工作。随着数据科学的进展，越来越多的科学研究工作将会直接针对数据进行，这将使人类认识数据，从而认识自然和行为。

人类探索现实自然界，用计算机处理人类的发现、人类的社会、自然与人，在这个过程中，数据已经巨量产生，并正在经历大爆炸，人类在不知不觉中创造了一个更复杂的数据自然界。自第二次数据爆炸以来，人们就已生活在现实自然界和数据自然界两个世界里，人、社会和宇宙的历史将变为数据的历史。人类可以通过探索数据自然界来探索现实自然界，人类还需要探索数据自然界特有的现象和规律，这是赋予数据科学的任务。可以期望，目前的所有科学研究领域都可能形成相应的数据学[25]。

6. 数据科学在医疗健康大数据研究中的应用

全球大量的公共卫生信息、电子病历信息、用药信息、住院信息、图像信息、管理信息、基因信息、医学知识库信息以及实验室数据等已经构成了医疗健康大数据。随着信息技术与生物医学的日益紧密的结合，大数据对生物医学的研究与应用也将产生深刻影响。因此，如何更好地利用大数据便成为医学信息学领域面对的挑战。大数据在医疗行业可应用于临床、研发、公共卫生和创新商业模式等领域，在健康领域的终极应用是疾病诊断和预测性治疗。

在医疗健康大数据的研究和应用过程中，目前面临着诸多问题，如数据的存储、数据的整合、数据的挖掘利用和保护等方面。这些都需要充分利用数据科学的理论和方法，变革数据管理方式，建立完善的区域卫生信息化标准体系，积极探索利用数据挖掘技术等各种措施，利用创新的方法和模式，从而发挥大数据在医院行政管理、健康教育与管理、卫生信息服务和疾病的控制预防中的作用和价值。

（二）知识科学

1. 定义

知识科学（Knowledge Science）是研究以知识为对象的基本问题，包括知识的数学理论、逻辑基础、知识模型、知识挖掘、知识共享等[26]。知识科学是融合了管理科学、信息科学和系统科学的交叉学科。

2. 发展简史

1948 年，美国工程师香农在贝尔电器研究所出版的专门杂志上，发表了两篇有关《通信的数学理论》的文章，系统地讨论了通信的基本问题，由此奠定了信息论的基础。

1956 年，人工智能自正式提出以来取得了很大的进展和成功，特别是在运用知识解决问题方面做出了重大贡献，推动了知识科学的发展。

1977 年，美国数学物理学家米切尔·费根鲍姆（Mitchell Jay Feigenbaum）教授提出了知识工程的概念，使知识信息处理进入工程化阶段。

1984 年，英国科学家瓦利恩特（Leslie Valiant）提出了概率近似正确（Probably Approximately Correct）学习模型，并将可学习性与计算复杂性联系在一起。

1982 年，波兰数学家 Pawlak 提出了粗糙集（Rough set）理论，其主要思想是利用已知的知识库，将知识理解为对数据的划分，将每一被划分的集合称为概念，将不确定或不精确的知识用已知的知识库中的知识来刻画。该理论是建立在分类机制基础上的，它将分类理解为在特定空间上的等价关系，而等价关系构成了对该空间的划分。

20 世纪 90 年代以来，知识共享引起人们的普遍关注，提出了一些知识共享技术，如美国斯坦福大学研究的知识交换格式（KIF）和本体建模语言（Ontolingua）；马里兰大学提出了知识查询和处理语言（KQML）；智能物理主体基金会（Foundation for Intelligent Physical Agents，FIPA）进一步提出了智能体通

---

[25] 数据科学研究中心．http://www.dataology.fudan.edu.cn/.

[26] 史忠植．知识科学．http://www.intsci.ac.cn/research/knowledgescience.html.

信语言（Agent Communication Language，ACL），为智能体通信提供了一种新的标准。互联网的广泛应用，为知识共享提供了极好的环境，也为知识科学提出了极大的挑战。互联网提供分布、开放、动态、海量的信息，但要按用户需要提供优质的服务，提高信息的利用效率，则必须研究与之相适应的知识模型，有效的知识组织和管理方式，Web 知识挖掘方法。将语义网和网格计算的技术结合起来，构建语义网格，可能是实现基于互联网知识共享的有效途径。

3. 知识科学的有关科学问题

（1）知识的数学理论

知识的数学本质和复杂性问题是两个基本的数学问题。香农对信息的数学本质进行过研究，提出了著名的信息论。他用熵的概念来研究信息的含量。从数学的观点来看，对于知识是什么，柯尔莫哥洛夫（Kolmogorov）提出了描述信息复杂性的概念，那么，对于知识的复杂性，应如何描述？

（2）知识的逻辑基础

逻辑是知识形式化描述的重要工具。由于经典逻辑在表达能力和推理方法上存在的局限，人们从不同的应用不同的角度出发，提出了各种非经典逻辑。这一领域的研究相当活跃，而且有进一步发展的势头。20 世纪末得到较多应用的有模态逻辑、时态逻辑、直觉主义逻辑、非单调逻辑、模糊逻辑等。目前引起人们关注的有描述逻辑、回答集（Answer set）等。

（3）知识模型

知识模型是指知识的形式化描述和操作方式。经典的知识模型包括产生式系统、框架、语义网络、面向对象的知识模型等。在分布智能中研究面向智能体（Agent）的模型、面向本体的模型。在分布、开放、动态、海量的知识环境中要提高知识的共享程度和使用效率，必须研究新型的知识模型。

（4）知识挖掘

所谓知识挖掘，就是从数据库中抽取隐含的、以前未知的、具有潜在应用价值的信息的过程。知识挖掘可将无序的信息变为有序的知识，从而提高信息的共享程度和使用效率。知识挖掘中要研究机器学习理论，包括学习的计算复杂性和样本复杂性；研究知识挖掘有效的方法和算法、各种算法的评价体系等。

（5）知识共享

为了提高知识的共享程度和利用效率，要研究语义网格的知识模型、资源管理模式和操纵语言；研究开放服务系统结构和协议；研究海量半结构信息的知识挖掘方法。

在"大数据"环境下，知识科学的理论、技术和方法将有助于医学知识库的构建，对提高医疗决策支持系统的水平、促进数字化医疗向智慧化医疗的转变具有重要意义。

文献导读

文献 1

作者：Haux R.

题目：Medical informatics: Past, present, future.

出处：International Journal of Medical Informatics, 2010 Sep; 79(9): 599-610. doi: 10.1016/j.ijmedinf.2010.06.003. Epub 2010 Jul 7.

摘要：OBJECTIVE: To reflect about medical informatics as a discipline. To suggest significant future research directions with the purpose of stimulating further discussion. METHODS: Exploring and discussing important developments in medical informatics from the past and in the present by way of examples. Reflecting on the role of the International Medical Informatics Association (IMIA) in influencing the discipline. RESULTS: Medical informatics as a discipline is still young. Today, as a cross-sectional discipline, it forms one of the bases for medicine and health care. As a consequence, considerable responsibility rests on medical informatics for improving the health of people, through its contributions to high-quality, efficient health care, and to innovative research in biomedicine and related health and computer sciences. Current major research fields can be grouped according to the organization, application, and evaluation of health information systems, to medical knowledge representation, and to the underlying signal and data analyses and interpretations. Yet, given the fluid nature of many of the driving forces behind progress in information processing methods and their technologies, progress in medicine and health care, and the rapidly changing needs, requirements and expectations of human societies, we can expect many changes in future medical informatics research. Future research fields might range from seamless interactivity with automated data capture and storage, via informatics diagnostics and therapeutics, to living labs with data analysis methodology, involving sensor-enhanced ambient environments. The role of IMIA, for building a cooperative, strongly connected, and research-driven medical informatics community worldwide, can hardly be underestimated. CONCLUSIONS: Health care continuously changes as the underlying science and practice of health are in continuous transformation. Medical informatics as a discipline is strongly affected by these changes and is in a position to be a key, active contributor in these changes.

文献 2

作者：李国垒,陈先来.

题目：医学信息学新分支——转化医学信息学.

出处：医学信息学杂志,2013, 34(1): 15-18.

摘要：在介绍转化医学信息学概念的基础上，详细介绍转化医学信息学研究的基本内容以及国外相关的转化医学信息平台，最后对转化医学信息学的发展前景进行初步探讨。

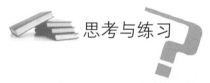 思考与练习

1. 在医学信息学历史发展进程中，三个阶段的时间标志是什么？

2. 简述医学信息学的学科架构。

3. 在与医学相关的学科中，目前哪些学科的英文名称中带有"informatics"？

4. 如何分析和预测医学信息技术的发展方向？

5. 简述数据科学的主要研究内容。

6. 简述知识科学研究的主要科学问题有哪些？

第二篇　理论、技术和方法

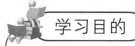

第三章

医学信息标准

第一节 标 准 化

一、标准化的定义和目标

（一）标准化的定义

GB/T 20000.1-2002《标准化工作指南第 1 部分：标准化和相关活动的通用词汇》（ISO/IEC Guide 2: 1996, Standardization and related activities—General vocabulary, MOD）对标准化的定义是："为了在一定范围内获得最佳秩序，对现实问题或潜在问题制定共同使用和重复使用的条款的活动"。

其中，"条款"是规范性文件内容的表述方式，一般采取陈述、指示、推荐或要求的形式。这里的"规范性文件"是为各种活动或其结果提供规则、导则或规定特性的文件，是诸如标准、技术规范、规程和法规等这类文件的通称。"活动"主要包括编制、发布和实施标准的过程。

（二）标准化的目标

标准化的主要作用在于：按预期目的改进产品、过程或服务的适用性，防止贸易壁垒，并促进技术合作。

我国《标准化法》规定，标准化的目标是：有利于保障安全和人民的身体健康，保护消费者的利益，保护环境；有利于合理利用国家资源，推广科学技术成果，提高经济效益，并符合使用要求；有利于产品的通用互换，做到技术上先进，经济上合理；有利于促进对外经济技术合作和对外贸易。

在 GB/T 20000.1 中，标准化目标是：有一个或多个特定目标，以使产品、过程或服务具有适用性，包括品种控制、可用性、兼容性、互换性、健康、安全、环境保护、产品防护、相互理解、经济效能和贸易等。

在 ISO/IEC 指令的第 2 部分中，提到了国际标准中产品标准化（但不仅限于产品标准化）的几个基本目标，即增进相互理解；健康、安全、环境保护、资源的有效利用；接口、互换性、兼容性和交换工作；

种类（类型）控制。

二、标准化的发展历程

（一）古代标准化

1. 标准化的起源

标准化活动是人类生产实践的一部分，是随着社会生产力的发展而逐步发展起来的。人类有意识地制定标准是由社会分工引起的。

古代标准化最著名的倡导者应该首推秦始皇，他以法令的形式统一了全国度量衡器具、货币、文字、兵器以及车道宽度等，对当时的经济和文化发展起到了重要的推动作用。《史记·秦始皇本纪》有这样的记载：一法度衡石丈尺，车同轨，书同文字。

毕昇在1041—1048年首创的被称为"标准化史上的里程碑"的活字印刷术，成功地运用了标准单元、分解组合、重复利用以及互换性等标准化原则和方法，成为古代标准化的典范。

2. 古代标准化的特征

古代标准化在形成和发展过程中呈现出了以下几个方面的特征：

（1）标准由主要靠摸索和模仿的形式变为有意识地制定。

（2）标准化活动涉及范围扩大。

（3）标准化活动中的政治和军事因素增加。

（4）标准化还不是一项有组织的活动。

（5）标准化活动没有理论指导。

（6）标准化发展很不平衡。

3. 古代标准化的意义

古代标准化是建立在小农经济和手工业生产基础上的，处于个别的、分散的、模糊的和无组织的状态，但却孕育了近代标准化的种子，为近代标准化的发展做了准备。

（二）近代标准化

1. 近代标准化的产生

人类有意识地组织标准化活动是在18世纪70年代之后。近代标准化是机器大工业生产的产物，是伴随着18世纪中叶产业革命产生和发展的。

2. 近代标准化的特征

（1）标准化领域和标准的作用范围扩大。

（2）职业标准化队伍形成，标准化工作受到政府重视。

（3）标准化工作日趋规范，标准化理论研究广泛开展。

（4）标准化对象日益复杂，配套标准逐渐增多。

（5）标准技术内容成熟，理论基础也比较扎实。

（6）军工产品标准化在整个工业标准化中起到了带头作用。

3. 近代标准化的意义

近代标准化的推行，保证了批量生产的产品质量，保证了装配和维修中零部件的互换性，保证了原材料的充分和合理的利用，保证了生产和管理的正常秩序，在提高生产效率和工作效率方面发挥了巨大的作用，促进了生产力的发展，促进了贸易，包括国际贸易的发展。

可以认为，近代标准化是围绕着产品生产和流通发展起来的，是以生产技术和管理为中心的，并且标准化的思想也逐渐地渗透到社会生活的其他方面。

（三）现代标准化

1. 现代标准化的产生

进入20世纪60年代以后，科学技术发展极为迅速和国际交往日益频繁，有力地促进了标准化工作的转变，并向现代标准化发展。

2．现代标准化的特征

（1）系统理论是现代标准化的基础。

（2）以国际标准化为主导。

（3）目标和手段的现代化。

3．现代标准化的意义

现代标准化是在传统标准化基础上的进一步发展和提高。现代标准的研究和应用是从整个系统出发，建立与技术水平和生产发展规模相适应的标准系统。历史证明，国民经济和科学技术的发展是标准化向前发展的动力，而现代标准化又为现代科学、技术、经济和文化的发展提供服务。

三、标准化对象和标准化领域

标准化对象是指：需要标准化的主题。标准化领域是指：一组相关的标准化对象。

标准化对象是针对"产品、过程或服务"等，也包括如材料、元件、设备、系统、接口、协议、程序、功能、方法或活动。此外，标准化可以限定在任何对象的特定方面，例如，既可以对某一产品规格系列进行标准化，也可以对其质量特性标准化。

标准化在应用领域中，为达到标准化目标，可以制定相应的标准。例如，在信息化建设过程中，需要建立信息化标准。而信息化是一个非常宽泛的概念，对于其中的硬件实现技术、通信协议、接口、功能、数据格式、信息安全、系统架构等方面，都可以制定相应的标准。关键在于用户要实现的首要目标。围绕着标准化的目标，选取合适的标准化对象，从而制定相应的标准。再例如，建立手机的标准体系，选取的角度不同，其标准化对象不同。为了使手机的款式更加符合人们的使用手感，可以从人类工效学的角度制定标准；为了实现手机的通信和系统软件共享，可以从手机的数据格式、系统接口、通信协议等方面制定标准；也可以规定手机充电用的接口，使不同的手机可以共享充电器。至于从哪个角度制定标准，取决于标准体系的目标。

四、标准化层次

标准化层次是指：标准化所涉及的地理、政治或经济区域的范围。

标准化可以在全球或某个区域或某个国家层次上进行。在某个国家或国家的某个地区内，标准化也可以在一个行业或部门、地方层次上、行业协会或企业层次上，以至可以在车间和业务室进行。因此，标准化有以下几个不同的层次：国际标准化、区域标准化、国家标准化、行业标准化、地方标准化、企业标准化。

第二节 标 准

一、什么是标准

GB/T 20000.1-2002《标准化工作指南第1部分：标准化和相关活动的通用词汇》对标准的定义是：为了在一定范围内获得最佳秩序，经协商一致制定并由公认机构批准，共同使用的和重复使用的一种规范性文件。标准宜以科学、技术的综合成果为基础，以促进最佳的共同效益为目的。

其中，"规范化文件"是指为各种活动或其结果提供规则、导则或规定特性的文件，包括标准、技术规范、规程和法规等文件；"重复"是指重复涉及、重复生产、重复试验、重复检验、重复工作，某种概念、方法、符号、图形的重复应用等，只有重复性事物和概念才需要统一；"公认机构"是负责为公共和常用事物的活动及结果制定和提供规则、指导原则的机构；"最佳秩序"既集中概括了标准的作用和制定标准的目的，同时又是衡量标准化活动和评价标准的重要依据。

二、标准的分类

（一）按标准的约束性分类

1. 强制性标准

强制性国标（GB）是保障人体健康、人身和财产安全的标准和法律以及行政法规规定强制执行的国家标准。

我国 1989 年 4 月 1 日实施的《标准化法》第七条规定：国家标准、行业标准分为强制性标准和推荐性标准。凡涉及安全、卫生、健康方面的标准以及法律、行政法规规定强制执行的标准都是强制性标准，其他标准是推荐性标准。省、自治区、直辖市标准化行政主管部门制定的工业产品的安全、卫生要求的地方标准，在本行政区域内是强制性标准。

《标准化法》第十四条还规定：强制性标准必须执行，不符合强制性标准的产品,禁止生产、销售和进口。由此可见，违反强制性标准就是违法，就要受到法律制裁。强制性标准的强制作用和法律地位是由国家有关法律赋予的。因此，强制性标准相当于技术法规。

2. 推荐性标准

推荐性国标（GB/T）是指生产、检验、使用等方面，通过经济手段或市场调节而自愿采用的国家标准。但推荐性国标一经接受并采用，或者各方商定同意纳入经济合同中，就成为各方必须共同遵守的技术依据，具有法律上的约束性。

3. 国家标准化指导性技术文件

国家标准化指导性技术文件是：为了给技术尚在发展中，需要有相应的标准文件引导其发展或具有标准化价值，尚不能制定为标准的项目；或采用国际标准化组织、国际电工委员会及其他国际组织（包括区域性国际组织）的技术报告的项目,为了对相对的标准化工作提供指南或信息,制定国家标准化指导性文件，供科研、设计、生产、使用和管理等有关人员参考使用。

国家标准化指导性文件不宜由于标准引用使其具有强制性或行政约束力。

（二）按标准化对象的特性分类

1. 技术标准

按国际标准 GB/T 15497-2003《企业标准体系技术标准体系》的定义，技术标准是指：对标准化领域中需要协调统一的技术事项制定的标准。技术标准包括：技术基础标准、产品标准、工艺标准、检测试验方法标准及安全、卫生和环保标准等。

2. 管理标准

管理标准是指：对标准化领域中需要协调统一的管理事项制定的标准。管理标准包括管理基础标准、技术管理标准、经济管理标准、行政管理标准、生产经营管理标准等。

3. 工作标准

工作标准是指：对工作的责任、权利、范围、质量要求、程序、效果、检查方法、考核办法制定的标准。工作标准一般包括部门工作标准和岗位（个人）工作标准。工作标准的主要内容有：岗位目标、工作程序和工作方法、业务分工与业务联系（信息传递）方式、职责与权限、质量要求与定额、对岗位人员的基本技能要求、检查与考核办法。

（三）按标准的表现形态分类

按标准的表现形态可将标准分为文字形态标准和实物形态标准。文字形态标准，即采用文字或图表的方式，对标准化对象做出的统一规定，如正式出版的各类文本形式的标准，这是标准的基本形式。有些标准难以用文字来描述，如国际计量标准"千克"，便采用实物形态的标准。

（四）按标准的审批权限和作用范围分类

按标准的审批权限和作用范围可分为国际标准、区域标准、国家标准、行业标准、地方标准、企业标准六类，其中前面两种为国外标准的分类，后面四种是我国标准的分类。

1. 国际标准

国际标准是由全球性国际组织制定的标准。主要是指由国际标准化组织（ISO）、国际电工委员会（IEC）和国际电信联盟（ITU）制定的标准。此外，由国际原子能机构（IAEA）、国际铁路联盟（UIC）、国际计量局（BIPM）、世界卫生组织（WHO）等经 ISO 确认并认可的机构制定的标准也属于国际标准。

2. 区域标准

国际区域性标准是指由区域性国家集团的标准化组织制定和发布的标准，在该集团各成员国之间通用。这些国家集团的标准化组织的形成，有的是由于地理上毗邻，如拉丁美洲的泛美标准化委员会（COPANT）；有的是因为政治上和经济上有共同的利益，如欧洲标准化委员会（CEN）。区域标准的出现对国际标准化既可能产生有益的促进作用，也可能成为影响国际统一协调的消极因素。

3. 国家标准

国家标准是指对关系到全国经济、技术发展的标准化对象制定的标准，在全国各行业、各地方都适用。我国《标准化法》规定：对需要在全国范围内统一的技术要求，应当制定国家标准。国家标准是由国务院标准化行政主管部门制定发布的，以保证国家标准的科学性、权威性、统一性。

国家标准分为强制性国标（GB）和推荐性国标（GB/T）。国家标准的编号由国家标准的代号、国家标准发布的顺序号和国家标准发布的年号（发布年份）构成。

国家标准一般为基础性、通用性较强的标准，是我国标准体系中的主体。国家标准一经批准，发布实施，与国家标准有重复的行业标准、地方标准即行废止。

国家标准的年限一般为 5 年，过了年限后，国家标准就要修订或重新制定。此外，随着社会的发展，国家需要制定新的标准来满足人们的生产、生活需要。

4. 行业标准

对需要在全国某个行业范围内统一的标准化对象制定的标准成为行业标准。行业标准的专业性较强，是国家标准的补充。我国《标准化法》规定：对没有国家标准而又需要在全国某个行业范围内统一的技术要求，可以制定行业标准。行业标准由国务院有关行政主管部门制定，并报国务院标准化行政主管部门备案，行业标准在相应的国家标准实施后，即行废止。

行业标准的编号由行业标准的代号、标准顺序号和年号组成。行业标准的代号由国务院标准化机构规定，不同行业的代号各不相同。行业标准中同样分强制性标准和推荐性标准。推荐性标准的编号应在其标准代号之后加上"/T"，而强制性标准则不需要。

5. 地方标准

地方标准是在国家的某个省、自治区、直辖市范围内需要统一的标准。我国《标准化法》规定：没有国家标准和行业标准而又需要在省、自治区、直辖市范围内统一的工业产品的安全卫生要求，可以制定地方标准。地方标准有省、自治区、直辖市标准化行政主管部门制定，并报国务院标准化行政主管部门和国务院有关行政主管部门备案。地方标准在相应的国家标准或行业标准实施后，即行废止。

地方标准的编号由地方标准的代号、标准顺序号和年号组成。若地方标准的代号由汉语拼音字母"DB"加上省、自治区、直辖市行政区划代码前两位数字加斜线，则组成强制性地方标准代码；若再加上"T"，则组成推荐性地方标准代码。

6. 企业标准

企业标准是指由企业制定的产品标准和为企业内需要协调统一的技术要求和管理、工作要求制定的标准。我国《标准化法》规定：企业生产的产品没有国家标准和行业标准的，应当制定企业标准，作为组织生产的依据。企业的产品标准须报当地政府标准化行政主管部门和有关行政主管部门备案。已有国家标准或行业标准的，国家鼓励企业制定严于国家标准或行业标准的企业标准，在企业内部适用。

我国《标准化法》适用于中国境内的一切企事业单位、机关、科研机构及学术团体。凡取得企业法人资格的一切企业都应按照《标准化法》的规定制定企业标准，将其作为组织生产的依据，并在发布 30 日内报有关部门备案。企业内所实施的标准一般都是强制性的。

企业标准的编号由企业标准代号（Q）加斜线、企业代号、标准顺序号和发布年号组成。企业代号可由汉语拼音字母或用阿拉伯数字或两者兼用组成，具体办法由当地行政主管部门规定。

（五）按中国标准文献分类

按中国标准文献分类可将标准分为 24 类，如下所示：

综合；农业、林业；医药、卫生、劳动保护；矿业；石油；能源、核技术；化工；冶金；机械；电工；电子基础、计算机与信息处理；通信、广播；仪器、仪表；土木、建筑；建材；公路、水路运输；铁路；车辆；船舶；航空、航天；纺织；食品；轻工、文化与生活用品；环境保护。

（六）按标准的内容分类

按标准的内容可把标准分为以下几类：

基础标准（一般包括名词术语、符号、代号、机械制图、公差与配合等）、产品标准、辅助产品标准（工具、模具、量具、夹具等）、原材料标准、方法标准（包括工艺要求、过程、要素、工艺说明等）。

（七）按标准的成熟程度分类

按标准的成熟程度可以将标准分为：法定标准、推荐标准、试行标准和标准草案。其中，标准草案是指：批准发布以前的标准征求意见稿、送审稿和报批稿。它是承担编制标准的单位或个人根据任务书或工作计划起草的文稿，不是正式标准，因而不能作为标准使用。

（八）按标准的使用范围分类

按标准的使用范围分类，可以把标准分为：

1. 个性标准

在 GB/T 13016 中，个性标准的定义是指：直接表达一种标准化对象（产品或系列产品、过程、服务或管理）的个性特征的标准。

2. 共享标准

共享标准是指：同时表达存在于若干种标准化对象间的、共有的共性特征的标准。

三、标准的生命周期

生命周期理论来自生物学对生命体从出生到死亡这一循环的观察与描述，用出生、成长、成熟、衰退、死亡的过程变化以及不同阶段所呈现的特质来模拟人类社会中有关组织、产品、市场、产业的相关变化。生命周期理论为标准的生命周期研究提供了基本的分析框架。根据正式标准化的过程，可以将标准的生命周期划分为标准的形成、实现和扩散三个阶段 [27]。

（一）形成阶段

标准形成阶段起始于科学创新——科学家和高级工程师在基本科学理论的基础上创造出一系列新的技术，通过技术的发明产生大量新技术，形成不同的技术体系即标准。标准运作的基本模式为：技术专利化、专利标准化、标准许可化。标准所涵盖的大部分核心技术在形成阶段被科学家和高级工程师创造出来后，被少数企业或科研机构所掌握，这些掌握核心专利的少数企业或企业联盟通常在形成阶段处于垄断地位，并形成先动者优势。

形成阶段以标准文本冻结为界，其间各国各个公司依据自己的研发成果对标准提出建议，在争论中或联盟或竞争，通过标准化组织的协调，达成融合协议，最终确定技术规范的详细框架，形成公认的标准。形成阶段标准联盟成员主要是掌握核心专利的企业，本阶段的知识产权主要是核心专利，要解决的问题也是以核心专利所有者间的利益协调问题和核心专利所代表的私有利益与标准代表的公共利益之间的问题。

---

[27] 李保红，吕廷杰. 从产品生命周期理论到标准的生命周期理论. 世界标准化与质量管理，2005,（9）: 12-14.

一旦标准冻结，该阶段集合的各类技术专利也就以核心专利的形式进入标准。标准形成阶段是核心技术（表现为核心专利）的形成阶段，没有可商用的产品（只是一些实验室产品），主要围绕核心专利的研发、申请展开，因此属于一个知识密集型阶段，需要的主要资源是大量科学家和高级工程师。

（二）实现阶段

标准的实现阶段起始于标准冻结，在第一阶段核心专利的基础上进行产品研发，形成可商用的产品。技术只有被商用化，研发出产品，才能实现技术的经济价值。这是一个技术创新阶段，这个阶段仍然会出现大量创新——也是知识产权形成的重要阶段：一部分被申请为专利，构成产品的基本专利；一部分产品设计中的研发经验和产品设计经验存在于企业内部或工程师的脑中，这些研发经验留在企业中，构成企业的核心竞争力——这些都属于隐性知识，是很难被模仿的。本阶段的基本专利是围绕标准核心专利进一步开发出来的，属于核心专利的延伸，这部分专利数目庞大并且具有更高的商业价值。本阶段的专利、研发经验以研发成本的形式固化在商用产品中。

标准实现阶段的研发投入比形成阶段要大得多，属于资金密集型和技术密集型阶段，需要大量的资金投入和研发人员的投入（主要是高级工程师）。由于该阶段需要的资源禀赋也比较高，也只有少量企业具备，形成阶段掌握核心专利的企业可能不具备这些能力，它们中的一些可能不得不选择退出，或者不得不借助其他具有研发实力和雄厚资金的企业的力量，导致一些研发实力和雄厚资金的企业陆续加入。这类企业同样可以凭借自己的研发实力获得后动者优势，抢先研发出可商用的产品而后来者居上。

（三）扩散阶段

扩散阶段起始于标准的可商用产品，商用产品的出现实现了从书面标准到实际产品的过渡，但是技术尚需改进，工艺流程尚未定型，产品性能还不稳定。通过工艺创新过程，包括对产品的设计、工艺流程的进一步改进，产品中的技术完全成熟，产品销量增加，开始出现大规模制造。随着标准的进一步扩散，创新国技术垄断和市场寡占地位的打破，一批国际化的跨国企业开始掌握此技术，竞争者增加，替代产品增多，产品的附加值不断走低。为了获取更多利润，创新国企业越来越重视产品成本的下降，较低的成本开始处于越来越有利的地位。为了降低成本，提高市场占有率和经济效益，这些企业纷纷到发展中国家投资建厂，推行国际化生产战略，以满足当地消费者的需要，而逐步放弃国内生产。在标准扩散阶段的后期，产品的生产技术、生产规模及产品本身已经完全成熟，趋于标准化，创新国为进一步降低生产成本，开始大量地在发展中国家投资建厂，把生产直接交给那些更具有成本优势的企业，然后再贴上自己的牌子，利用自己的品牌影响，直接投放市场，再将产品远销至国际市场。因此，这个阶段主要是资金密集和劳动密集型阶段，所需要的资源主要是充足的资金和大量廉价的劳动力，具备大量廉价劳动力和广大市场的发展中国家逐渐进入。发达国家在该阶段将前期研发资金逐步收回，并继续投入下一代标准的制定和研发。随着标准产品市场逐渐进入成熟期和衰退期，新的标准产品开始出现，开始进入下一个标准周期的循环。

四、标准制定的方法

（一）政府授权方法

政府授权方法（Government-mandate Method）是由政府的标准主管机构授权研制和发布标准。

（二）共识方法

共识方法（Consensus Method）是由一组有共同兴趣的志愿者采用开放的方式创立标准。许多医疗领域的标准都是通过这种方法研制的，如用于临床数据互交换的 HL7（Health Level 7）标准。

（三）特设方法

特设方法（Ad hoc Method）是由一组有共同兴趣的人或组织通过双边协议同意接受某项规范并把它作为双边协议。这些规范是非正式的。美国放射学会/国家电气制造商协会（the American College of Radiology/National Electrical Manufacturers Association, ACR/NEMA）的医疗影像标准——DICOM 的研制采用了这种方法。

（四）事实方法（De facto Method）

如果供应商一家独大，其产品或服务占据较大的市场份额，那么这家供应商就有可能提出一些市场标准而使其成为事实上的标准，这就是事实方法（De facto Method）。例如，微软公司视窗系统（Microsoft's Windows）即成为这种事实标准。

五、标准实施的一般形式

（一）直接采用上级标准

直接采用上级标准就是直接引用标准中所规定的全部技术内容、毫无改动地实施。对于重要的国家和行业基础标准、方法标准、安全标准、卫生标准、环境保护标准，必须完全实施。

（二）压缩选用上级标准

压缩选用有两种方法：

一种是对标准中规定的产品品种规格、参数等级等压缩一部分，对允许采用的产品品种规格、参数等，在正式出版发行的标准上标注"选用"或"优选"标记，企业有关部门按标准中规定的标记执行。

另一种是编制《缩编手册》，即把有关"原材料""零部件""结构要素""通用工具"等国家标准、行业标准内容进行压缩，将选用的部分汇编成册。

（三）对上级标准内容做补充后实施

当所实施的标准内容（如对通用技术条件、通用实验方法、通用零部件等）规定得比较概括、抽象、不便于操作时，可在不违背标准的实质内容和原则精神的条件下，做一些必要的补充规定，以利于贯彻实施；还有一种情况是：上级标准规定的产品参数指标偏低，企业提出严于上级标准的补充规定。

（四）制定并实施配套标准

某些相关标准本应成套制定，成套贯彻实施，但因条件所限，成套标准中缺一两种或若干种标准未能及时制定出来，此时企业可根据已有的标准内容，自行制定与其配套的标准，以便更全面有效地实施标准。

（五）制定并实施严于上级标准的企业标准

企业根据市场的需要，可以制定高于国家标准或行业标准的企业标准，并加以实施。

第三节 标 准 体 系

一、标准体系的概念

国家标准 GB/T 13016-2009《标准体系表编制原则和要求》对标准体系的定义是：一定范围内的标准按其内在联系形成的科学的有机整体。

"一定范围"是指标准所覆盖的范围。国家标准体系的范围是整个国家；企业标准体系的范围则是企业范围。

"内在联系"包括三种联系形式：一是系统联系，也就是各分系统之间及分系统与子系统之间存在着相互依赖又相互制约的联系；二是上下层次联系，即共性与个性的联系；三是左右之间的联系，即相互统一协调、衔接配套的联系。

"科学的有机整体"是指为实现某一特定目的而形成的整体，它不是简单的叠加，而是根据标准的基本要素和内在联系所组成的，具有一定集合程度和水平的整体结构。

二、标准体系的特征

（一）目的性

每个确定的标准体系都是围绕着一个特定的标准化目的而形成的。标准体系的目的决定了由哪些标准来构成体系以及体系范围的大小，而且还决定了组成该体系的各标准以何种方式发生联系。

（二）整体性

标准体系是由一整套相互联系、相互制约的标准组合而成的整体，具有整体性功能。在这个整体中，每一个标准都起着别的标准所不能替代的作用，因而体系中的每个标准都是不可缺少的。

（三）协调性

协调性是指标准体系内的标准在相关的内容方面互相衔接和互为条件的协调发展。

（四）动态性

随着科技的进步、人类对自然界认识的加深、经验的不断积累，标准体系内的标准会得到修订、补充。因此，标准体系是一个动态系统，随着时间的推移而变化、发展和更新。

三、医学信息标准体系

医学信息标准是一个宽泛的范畴，也有多种类型，主要有：医学信息的表达标准、医学信息的交换标准、医学信息的处理与流程标准以及医学信息的软件和硬件标准。这些标准构成了医学信息标准体系。

（一）医学信息的表达标准

医学信息的表达标准是医学标准化的基础，它更注重信息本身的内容，它分门别类地定义各个医学专有名词的代码，形成医学分类系统或医学词汇表。

（二）医学信息的交换标准

信息交换的目的就是使不同系统之间的数据能以准确、精细、完整的方式被交互和通信，为此，双方所传输的信息的语法和语义必须一致，才能"读懂"和"交流"。

（三）医学信息的处理与流程标准

医学信息的处理与流程标准对于医学信息系统的开发与推广应用有着十分重要的意义，它规范了一个系统或不同系统之间的处理流程。

（四）医学信息的软件和硬件标准

医学信息的软件标准大致包括三个方面：一是软件产品的标准；二是生产和管理软件工程的标准；三是软件开发环境的标准。

医学信息的硬件标准与一般信息的硬件标准基本相同，涉及计算机标准、通信设备标准、存储设备标准、网络标准以及原材料标准等，是医疗卫生信息系统建设的基础保障。

四、标准体系表

（一）标准体系表的概念

国家标准 GB/T 13016-2009《标准体系表编制原则和要求》对标准体系表的定义是：一定范围的标准体系内的标准按一定形式排列起来的图表。

可见，标准体系表是用图表的形式把一个国家、一个行业或一个企业已有及应有的各种标准，按照标准的类别、性质、适用范围以及标准之间的内在联系，按一定的结构形式排列起来。通过标准体系表，可以清楚地看出国家标准、行业标准或企业标准的全貌，以指导标准的制定、修订计划的编制，为开展标准化活动提供总体蓝图。

（二）标准体系表的结构

1.层次结构

层次结构是指整个标准体系表分为若干层，位于各层的标准，从上至下，标准的共性逐渐减少而个性则逐渐增大。位于上一层的标准，对下一层的标准起着指导和制约的作用；位于下一层的标准，则对上一层的标准起着补充和具体化的作用。这种层次关系，从本质上来说，反映了标准化对象之间本来就存在的共性与个性、抽象与具体、统一与变异的辩证关系。不同层次的标准互相制约、互相补充，构成一个有机整体。

图 7 是 GB/T 13017-2008 中企业标准体系表的层次结构图。

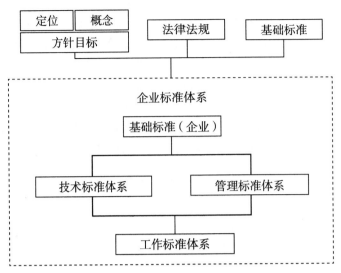

图7　GB/T 13017-2008 中企业标准体系表的层次结构图

2.门类结构

门类结构是指在标准体系表中位于同一层次的标准，又按照它们所反映的标准化对象的属性分成若干门类。位于同一层次的各门类之间的标准其关系不是指导和遵从、共性和个性的关系，而是相互联系、相互影响、相互协调的关系。各门类的标准彼此都向对方提出一定的要求，且又以一定的方式各自满足对方的要求，从而达到各门类标准之间的协调。

3.序列结构

虽然层次结构有以上优点，但层次结构因内容全面完整、篇幅较大，不便于专项或局部管理。因此，也可采用产品、过程、作业、管理或服务为中心的序列结构，以表示出其一专项或局部范围内的标准配套情况和要求，可以突出重点，而不必面面俱到。序列结构体系表是将系统的全过程按顺序排列起来的图表。这种结构强调以产品标准为中心，由若干个相应的方框和标准明细表组成，这种结构主要适用于局部管理。

标准体系序列结构如图8所示。

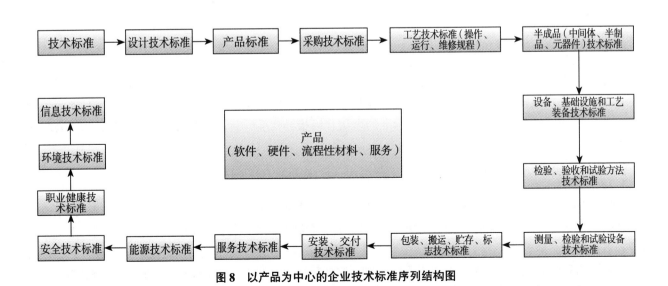

图8　以产品为中心的企业技术标准序列结构图

（三）标准体系表的格式

1. 明细表

明细表的格式和填写内容有：序号、标准编号、标准名称、采用国际标准或国外标准程度、采用或对应的国际标准或国外标准号、实施日期、备注。

2. 汇总表

汇总表的格式和填写内容有：标准类别、应有数、现有数、现有数占应有数的比例。

（四）编制说明内容要求

1. 编制体系表的依据及要达到的目的

2. 国内、国外标准概况

3. 结合统计表分析现有标准与国际标准和国外标准之间的差距和薄弱环节，明确今后的主攻方向

4. 专业划分依据和划分情况

5. 与其他体系交叉情况和处理意见

6. 需要其他体系协调配套的意见

7. 其他

第四节　医学信息相关的国际标准化机构和组织

一、国际标准化组织（ISO）

国际标准化组织（the International Standards Organization, ISO）是全球最大的国际标准化机构，成立于1947年2月23日，总部设在瑞士日内瓦。

ISO是一个全球性的非政府组织，其宗旨是"在世界上促进标准化及其相关活动的发展，以便于商品和服务的国际交换，在智力、科学、技术和经济领域开展合作。"

ISO的主要任务是制定、发布和推广除电工电子以外的其他领域的国际标准，协调相关工作，组织各成员国和技术委员会进行信息交流；并与其他国际组织共同研究有关标准化问题。中国于1978年加入ISO。在2008年10月的第31届国际化标准组织大会上，中国正式成为ISO的常任理事国。

ISO设有技术委员会（Technical Committee, TC）、分技术委员会（Subcommittee, SC）和工作组（Work Group, WG）。

国际标准由TC和SC经过六个阶段形成：申请阶段，预备阶段，委员会阶段，审查阶段，批准阶段，发布阶段。

1998年1月，ISO在美国奥兰多成立了一个新的技术委员会——TC215（Technical Committee 215），专门致力于医疗卫生领域内不同卫生信息系统之间的通信技术的标准化，以实现各独立系统之间数据的兼容性和交互性以及较少重复开发。TC215设立了多个工作组，分别是：

WG1：健康档案和建模协调（Health Records and Modeling Coordination）

WG2：消息传递和通信（Messaging and Communications）

WG3：医疗卫生概念表达（Health Concept Representation）

WG4：安全（Security）

WG5：智能卡（Smart Cards）

WG6：电子医药（ePharmacy and Medicines）

另外，TC215还有一些特别小组和合作组织，如DICOM。

TC215指派美国试验与材料学会(the American Society for Testing and Materials, ASTM)承担秘书处职责，并担任技术咨询管理工作。

在信息技术方面，ISO 与国际电工委员会（IEC）成立了联合技术委员会（JTC1）负责制定信息技术领域中的国际标准，由美国标准学会（ANSI）担任秘书处。该委员会下设 20 多个委员会分会，其制定的最有名的开放系统互连（OSI）标准，已成为各计算机网络之间进行接口的权威技术，为信息技术的发展奠定了基础。

二、国际电工委员会（IEC）

国际电工委员会（the International Electrochemical Commission, IEC）成立于 1906 年。它是全球成立最早的国际性电工标准化机构，负责有关电气工程和电子工程领域的国际标准化工作。1947 年，它作为一个电工部门并入国际标准化组织（ISO），1976 年又从 ISO 中分离出来。我国 1957 年加入了 IEC，以中国国家标准化管理委员会的名义参加 IEC 的工作。2011 年 10 月 28 日，在澳大利亚召开的第 75 届 IEC 理事大会上，正式通过了中国成为 IEC 常任理事国的决议。

IEC 的宗旨是：促进电气、电子工程领域的标准化及有关问题的国际合作，增进国际间的相互了解。

该委员会的目标是：有效满足全球市场的需求；保证在全球范围内优先并最大限度地使用其标准和合格评定计划；评定并提高其标准所涉及的产品质量和服务质量；为共同使用复杂系统创造条件；提高工业化进程的有效性；提高人类健康和安全；保护环境。

目前 IEC 的工作领域已由单纯研究电气设备、电机的名词术语和功率等问题扩展到电子、电力、微电子及其应用、通信、视听、机器人、信息技术、新型医疗器械和核仪表等电工技术的各个方面。

IEC 发布的标准按专业可分为以下八类：

第一类（基础标准）：名词术语、量值单位及其字母符号、图形符号、线端标记、标准电压、电流额定位和频率、绝缘配合、绝缘结构、环境试验、环境条件的分类、可靠性和维修性。

第二类（原材料标准）：电工仪器用工作液、绝缘材料、金属材料电气特性的测量方法、磁合金和磁钢、铝导体。

第三类（一般安全、安装和操作标准）：建筑物、船上的户外严酷条件下的电气装置、爆炸性气体中的电器、工业机械中的电气设备、外壳的保护、带电作业工具、照明保护装置、激光设备。

第四类（测量、控制和一般测试标准）：电能测量和负载控制设备、电子技术和基本电量的测量设备、工业过程测量和控制、核仪表、仪表用互感器、高压试验装置和技术。

第五类（电力的产生和利用标准）：旋转电机、水轮机、汽轮机、电力变压器、电力电子学、电力电容器、原电池和电池组、电力继电器、短路电流、太阳光伏系统、电气牵引设备、电焊、电热设备、电汽车和卡车。

第六类（电力的传输和分配标准）：开关设备和控制设备、电线、低压熔断器和高压熔断器、电涌放电器、电力系统的遥控、遥远保护及通信设备、架空线。

第七类（电信和电子元件及组件标准）：半导体器件和集成电路、印制电路、电容器和电阻器、微型熔断器、电子管、继电器、纤维光学、电缆、电线和波导、机电元件、压电元件、磁性元件和铁氧体材料。

第八类（电信、电子系统和设备及信息技术标准）：无线电通信、信息技术设备、数据处理设备和办公机械的安全、音频视频系统的设备、医用电气设备、测量和控制系统用数字数据通信、遥控和遥护、电磁兼容性、无线电干扰的测量、限制和抑制；报警系统；导航仪表。

三、欧洲标准化委员会（CEN）

欧洲标准化委员会（Comité Européen de Normalisation, CEN）是以欧洲国家为主体，由国际标准机构组成的非盈利性标准化机构，1961 年成立，总部设在比利时布鲁塞尔。CEN 的宗旨是：促进成员国之间的标准化合作；积极推行 ISO、IEC 等国际标准；制定本地区需要的欧洲标准；推行合格评定（认证）制度，以消除贸易中的技术壁垒。CEN 同欧洲电工标准化委员会（CENELEC）和欧洲电信标准学会（ETSI）是相互支持、互为补充的三个独立的标准化机构。欧洲电工标准化委员会负责电工电子工程领域的标准化工作；欧洲电信标准学会负责通信技术与工程领域的标准化工作；其他领域的标准化工作则由 CEN 承担。CEN 标准一旦被采纳，欧洲各成员国必须实行，并取代本国标准。CEN 与国际标准化组织如 ANSI、ASTM、HL7、DICOM 等具有广泛的交流与合作，并相互促进发展。

1990 年，CEN 成立了医学信息学技术委员会（TC251），后者的目标和职责是：组织、协调和检测医疗卫生信息标准的发展，同时负责公布这些标准。CEN 医学信息学技术委员会覆盖如下领域，每个领域都有一个独立的工作组：

医疗卫生信息模式和病史

医疗卫生术语学、语义学和知识库

医疗卫生通信和医疗卫生信息表达

医学图像和多媒体

医用设备通信

医疗卫生、隐私、质量安全措施和保安设施

间断连接设备，包括"智能"卡

四、美国国家标准学会（ANSI）

美国国家标准学会（the American National Standards Institute, ANSI）成立于 1918 年，是负责制定美国国家标准的非盈利组织。美国国家标准学会系非盈利性质的民间标准化团体。但它实际上已成为美国国家标准化中心；各界标准化活动都围绕着它进行。ANSI 负责授权标准起草机构，按照一系列规范编写标准草案。由此产生的候选文献通过 ANSI 审核批准后成为美国国家标准。

ANSI 本身很少制定标准。ANSI 标准的编制主要采取以下三种方式：一是由有关单位负责草拟，邀请专家或专业团体投票，将结果报 ANSI 设立的标准评审会审议批准，此方法称为投票调查法。二是由 ANSI 的技术委员会和其他机构组织的委员会的代表拟订标准草案，全体委员投票表决，最后由标准评审会审核批准，此方法称为委员会法。三是将各专业学会、协会团体制定的较成熟的标准及对于全国普遍具有重要意义者，经 ANSI 各技术委员会审核后，提升为国家标准（ANSI）并冠以 ANSI 标准代号及分类号，但同时保留原专业标准代号。

ANSI 的标准大多数来自各专业标准。另一方面，各专业学会、协会团体也可依据已有的国家标准制定某些产品标准；当然，也可不按国家标准来制定自己的协会标准。

ANSI 的标准是自愿采用的。美国认为，强制性标准可能限制生产率的提高。但被法律引用和政府部门制定的标准，一般属强制性标准。

五、美国试验和材料协会（ASTM）

美国试验和材料协会（the American Society for Testing and Materials, ASTM）成立于 1898 年，是当前全球最大的标准发展机构之一，是一个独立的非盈利性的机构。随着其业务范围的不断扩大和发展，ASTM 的工作中心不仅仅是研究和制定材料规范和试验方法标准，还包括制定各种材料、产品、系统、服务项目的特点和性能标准以及试验方法、程序等标准。

ASTM 制定标准一直采用自愿达成一致意见的制度。技术委员会负责标准制度，由工作组负责起草标准。经过技术委员会分会和技术委员会投票表决，在采纳大多数会员的共同意见后，并由大多数会员投票赞成，标准才能获得批准，作为正式标准出版。在一项标准的编制过程中，对该编制感兴趣的每个会员和任何热心团体都有权充分发表意见，委员会对提出的意见都会给予研究和处理，以吸收各方面的正确意见和建议。

ASTM E31 委员会专门负责与计算机系统发展相关的医学信息标准。其中，与医学信息标准的发展直接相关的委员会分会（subcommittee）如表 7 所示。

表7 ASTM E31 委员会分会和相关的医疗信息标准

委员会分会	医学信息标准
E31.01	医疗信息学受控词汇
E31.10	药物信息学标准
E31.11	可携带电子健康档案
E31.13	临床实验室信息管理系统
E31.14	临床实验室设备接口
E31.16	电生理波形及信号的交互
E31.17	医疗记录的准入、隐私、保密
E31.19	电子病历的内容和结构
E31.20	医疗信息数据和系统的安全
E31.21	健康信息网
E31.22	卫生信息的转录和文档
E31.23	医疗卫生信息学的建模
E31.24	电子健康档案系统功能
E31.25	XML 的医疗文档类型定义
E31.26	个人（消费者）健康档案
E31.28	电子健康档案

ASTM 后来成立了医疗保健信息标准委员会（the Healthcare Informatics Standards Board, HISB）。HISB 负责的标准范围包括：医疗保健模型及电子医疗保健档案；医疗数据、影像、声音、信号在组织内部和组织之间的交换和应用；医疗保健代码和术语；医疗仪器和设备的诊断通信；医疗卫生协议、知识和统计数据库的表达和通信；医疗信息的隐私、保密和安全；涉及或影响有关医疗保健信息的其他领域。

HISB 的一个重大贡献是建立和维护了一个医疗保健目录，对电子医疗信息传递标准及其安全保障做了明确要求与规范。美国《1996 年医疗保险流通与责任法案》采纳了后者，这从一个角度说明了标准制定对政府法案通过的重大意义。

六、美国卫生信息技术标准委员会（HITSP）

美国卫生信息技术标准委员会（the Healthcare Information Technology Standards Panel, HITSP）成立于 2005 年，是美国国家标准协会下的组织，由美国国家卫生信息技术协调办公室（ONC）协调成立，该办公室则隶属于美国健康和公众服务部。HITSP 的四类主要成员为：标准制定组织、非标准制定组织利益相关者组织、政府机构和消费者（医疗服务的需求方）。

HITSP 的工作目标是：通过统一的医疗信息技术标准促进健康保健的互操作性，为公共部门和私营部门之间的合作建立伙伴关系，协调和统一医疗卫生标准，以满足临床和业务需求的组织和系统之间的信息共享，特别是在美国地方、区域和国家卫生信息网络的信息交互中广泛存在医疗软件应用系统之间的信息交互的需求。

HITSP 本身并不参与标准的制定，而是与小组成员一起工作，以确定共识标准，并支持医疗信息技术的广泛互操作性，分析这些标准如何能够协同工作，实现由美国医疗卫生信息社区（AHIC）确定的重要工作目标。

标准制定组织积极参与 HITSP 的标准制定过程，不仅能影响互操作规范的内容，还可以了解市场趋势和取得交流的机会，发现和引导新的市场、标准、服务和技术以及在这些市场的战略定位发展。

HITSP 一般围绕特定的互操作性需求用例（Use Case）开展工作，这些用例的重要次序由 AHIC 根据重要性优先顺序来确定。HITSP 确定的用例及其内容见表8。

表 8　HITSP 确定的用例及其内容

	用例名称	内容
1	电子健康记录实验结果的报告互操作用例	定义了支持电子健康记录和实验室系统之间的数据交换，能以安全的方式访问并解释实验室检查结果，这些结果以患者为中心的方式组织。
2	生物监测互操作用例	定义了促进医疗服务提供者和公共卫生行政部门之间的生物监测信息交互的规范。
3	消费者获取临床信息互操作用例	定义了消费者通过网络互操作规范访问临床资料所需的标准，使患者及其照顾者通过网络之间能交换数据，以协助患者做出决定，这些信息包括关于保健和健康的生活方式（即注册信息、用药史、实验室检查结果、当前和以前的健康状况、过敏症、医疗保健摘要和诊断）
4	应急响应电子健康记录互操作用例	定义了需要跟踪并提供现场紧急护理专业人员、医疗检验员/人员死亡管理者和公共卫生工作者提供护理、治疗或检查相关的信息标准
5	消费者获取临床信息的媒介互操作用例	定义了消费者通过网络互操作规范访问临床资料所使用媒介的具体标准，使患者及其照顾者通过物理介质或安全的电子邮件等媒介方式进行数据交换
6	质量管理互操作用例	定义了为患者提供住院和门诊服务的质量指标数据的集合，并有利于临床医生提供实时的意见反馈
7	用药管理互操作用例	定义了访问药物信息的标准，以便获得必要的药物和过敏、医生、药剂师、医疗保险经办机构、住院和门诊等信息
8	个性化医疗互操作用例	描述家族史和遗传/基因组等实验室信息，这些信息用于根据基因构成提供个性化的治疗服务
9	转诊护理互操作用例	规范了诊疗和护理转移过程中的信息、关键的问题和系统的功能，适用于：不同的医疗服务提供者对同一患者的信息的访问请求；另一医疗机构请求特定患者转移及其接受的信息，这是为了便于医疗服务提供者进行回顾及获得必要的转移、医生、转移设备、接收设备及患者资料的信息
10	免疫接种和响应管理互操作性用例	重点是提供个体的关于需要得到具体的疫苗、药物或其他干预措施的信息；报告、跟踪和管理机构的疫苗、药品、隔离、检疫等信息；识别人群的治疗或预防状态；从公共和私营部门的特定资源和供应链数据交换的信息
11	公共健康病例报告互操作用例	定义公共健康病例报告过程中支持双向信息交换的信息。它侧重于实现更高效的现场医疗点数据的采集，同时优化信息传递，确定消息的格式和内容。在没有标准的结构化内容和相关的临床决策支持系统提供警报和信息提示的情况下，互操作规范提供了基本的信息传输标准的选择以及内容的保护，可以更好地实现自动化的信息交互
12	患者与医疗服务提供者间安全通信的互操作用例	描述了为患者与他们的医疗保健医生在家中或其他环境下，使用常见的通信设备来进行远程交互的信息内容、流程和系统的功能。
13	远程监控互操作用例	规定了与患者相连的远程监控物理设备与远程使用电子健康记录系统的临床医生间的信息交换
14	孕产妇和儿童健康的互操作用例	规定了在电子健康记录间交换产科和儿科信息，包括儿科评估工具，准则和评估计划的能力，以及评估患者产前的能力、产前保健、分娩和产后护理等信息
15	新生儿筛查互操作用例	描述支持新生儿筛查报告和临床护理设置的信息流程、关键问题和系统功能。
16	居家医疗互操作用例	侧重于居家医疗护理的协调和信息支持，患者的请求和共同的病患管理的方式的信息交互
17	电子病历总线互操作用例	整合所有的信息交换的标准，涉及电子病历系统之间的互操作性
18	电子病历的临床研究互操作用例	涵盖一切临床研究的表单。该规范涵盖了医疗保健和临床研究两大产业，采用医疗保健相关的 HL7、IHE 标准和临床研究相关的 CDISC 标准

第五节　主要的医学信息标准

一、医学信息表达标准

（一）国际疾病和相关健康问题统计分类（ICD）

1. 概要

国际疾病和相关健康问题统计分类（the International Statistical Classification of Diseases and Related Health Problems, tenth revision, ICD）是由世界卫生组织（WHO）在欧洲早期制定的标准基础上发展形成的。

ICD 编码最初是用于疾病发病率和死亡率的统计。1900 年出版了第一版，约每十年进行一次修订。

ICD 编码在第六版以后逐步拓展到了用于医院临床诊断与手术操作的分类、检索、统计方面的应用。并在此基础上，又衍生出了多个其他版本和标准，如 ICD-9-CM 是 ICD-9 在美国的临床修订版本，也是美国 DRG 的基础。

1992 年，ICD 编码出版了第十版，这个版本进行了很多扩展和修改，并开始适应流行病学与保健评估方面的需求。

ICD 的目的是允许对不同国家或地区及在不同时间收集到的死亡和疾病数据进行系统记录、分析、解释和比较。

2. ICD 的分类编码原理

ICD 是依据疾病的四个主要特征，即病因、部位、病理及临床表现（包括症状体征、分期、分型、性别、年龄、急慢性发病时间等）。每一个特征构成了一个分类标准，形成一个分类轴心。因此，ICD 是一个多轴心的分类系统。

ICD 的分类基础是对疾病的命名。疾病的本质和表现正是分类的依据，分类与命名之间存在一种对应关系。ICD 已尽可能地优先采用了国际疾病命名法（IND）的术语。

ICD 的主要分类编码方法如下：

有三个层次，首先是类目，类目下分亚目，亚目下分细目。

通常在同一个层次的分类都是围绕疾病的一个特征，即围绕一个轴心展开的（个别情况有两个轴心）。

类目：是三位数编码，包括一个字母和两位数字。

亚目：是四位数编码，包括一个字母、三位数字和一个小数点。

细目：是五位数编码，包括一个字母、四位数字和一个小数点，它提供一个与四位数分类轴心不同的新的轴心分类，其特异性更强。

双重分类（星号和箭号分类系统）：箭号表示疾病的原因，星号表示疾病的临床表现。

ICD 三位编码所对应的类别、名称、范围、归类见表 9。

表 9　ICD 三位编码所对应的类别、名称、范围、归类

序号	类别 1	类别 2	名称	范围	归类
1	疾病编码	明确的疾病	传染病寄生虫病	A00-B99	病因
2	疾病编码	明确的疾病	肿瘤	C00-D48	病种
3	疾病编码	明确的疾病	血液造血免疫	D50-D89	病因
4	疾病编码	明确的疾病	内分泌营养代谢	E00-E90	病因
5	疾病编码	明确的疾病	精神和行为障碍	F00-F99	病因
6	疾病编码	明确的疾病	神经系统	G00-G99	部位
7	疾病编码	明确的疾病	眼和附器	H00-H59	部位
8	疾病编码	明确的疾病	耳和附器	H60-H95	部位
9	疾病编码	明确的疾病	循环系统	I00-I99	部位
10	疾病编码	明确的疾病	呼吸系统	J00-J99	部位
11	疾病编码	明确的疾病	消化系统	K00-K93	部位
12	疾病编码	明确的疾病	皮肤和皮下组织	L00-L99	部位
13	疾病编码	明确的疾病	肌肉骨骼结缔组织	M00-M99	部位
14	疾病编码	明确的疾病	泌尿生殖系统	N00-N99	部位
15	疾病编码	明确的疾病	妊娠分娩产褥期	O00-O99	病种
16	疾病编码	明确的疾病	起源于围生期	P00-P96	病因
17	疾病编码	明确的疾病	畸形变形染色体	Q00-Q99	病种

（续表）

序号	类别1	类别2	名称	范围	归类
18	疾病编码	不明确的症状	症状体征临床	R00-R99	症状
19	疾病编码	特殊目的的编码	特殊目的编码	U00-U99	特殊
20	损伤中毒编码	临床表现	损伤中毒性质	S00-T98	临床
21	损伤中毒编码	外部原因	损伤中毒外因	V01-Y98	外因
22	非疾病编码		影响健康的因素	Z00-Z99	非病

3. ICD 的应用和意义

ICD-10 由于是在 ICD-9 基础上极大地增加了疾病分类数量和详细程度，适用于流行疾病及健康评估需求，编码方式也更加科学实用，所以在全世界得到广泛应用。但是将 ICD 直接作为临床诊断则有明显不足，因为其临床表达能力有限，无法准确、全面地记录疾病的解剖位置、严重程度及临床表现等。WHO 建议，不同国家和地区按照应用目的和水平的不同，可以自行对 ICD 进行扩展。

ICD 的意义是举世公认的。首先它的标准化和共享性使疾病名称标准化、格式化，这是电子病历等临床信息系统的应用基础，也是国内外医疗卫生统计和国际交流的基础。ICD 也是医院医疗和行政管理的基础，有助于准确地了解各病种的诊疗人数、医疗质量、费用支出。

（二）国际肿瘤疾病分类（ICD-O）

国际肿瘤疾病分类（ICD-O）是由 WHO 于 1976 年根据 ICD-9 研发的《关于国际肿瘤疾病分类法》的第一版，1990 年根据 ICD-10 扩展形成第二版（ICD-O-2），2000 年发布了第三版（ICD-O-3）。

ICD-O 可以为所有的肿瘤提供解剖学、组织学（形态学）、表现（如恶性、良性、原位、行为不明的或转移的）、组织学分级和分化程度的编码[28]。

在 ICD-O 中，肿瘤疾病的编码为四位解剖学代码和两位形态学代码的组合。形态学代码又包含了两类：第 5 位数字为肿瘤临床表现（肿瘤行为）代码、第 6 位数字为组织学分级和分化代码。

ICD-O-3 解剖学部分基于 ICD-10 的肿瘤部分，仍然与 ICD-O-2 相同，而形态学部分则已被修改，引入了新的分类，尤其是对淋巴瘤和白血病的分类，并对编码进行了修订，制定了新的编码；且增加了 ICD-O-2 出版以来新的形态学术语。在 ICD-O-3 的编码中，添加了约 780 个新的形态学术语和同义词以及淋巴瘤和白血病形态学术语。

ICD-O 与医学系统命名法（SNOMED）的形态学内容相互兼容，已得到广泛应用，并作为肿瘤登记、报告的标准代码。

（三）世界卫生组织解剖 - 治疗 - 化学代码（ATC）

解剖 - 治疗 - 化学代码（Anatomical Therapeutic Chemical, ATC）是 WHO 对药品的官方分类系统。ATC 系统是由 WHO 药物统计方法协作中心（the WHO Collaborating Centre for Drug Statistics Methodology）制定的，第一版于 1976 年发布。1996 年，ATC 系统成为国际标准。现在 ATC 系统已经发布 2006 版。

ATC 代码共有七位，其中第 1、4、5 位为字母，第 2、3、6、7 位为数字。ATC 系统将药物分为五个级别：

第一级：一位字母，表示解剖学上的分类，共有 14 个组别（A：消化系统；B：血液系统；C：心血管系统；D：皮肤科用药；G：泌尿生殖系统及性激素；H：体激素；J：抗感染药；L：抗肿瘤药及免疫用药；M：肌骨骼系统；N：神经系统；P：抗寄生虫药；R：呼吸系统；S：感觉器；V：其他）。

第二级：两位数字，表示治疗学上的分类。

第三级：一位字母，表示药理学上的分类。

第四级：一位字母，表示化学上的分类。

第五级：两位数字，表示化合物上的分类。

---

[28] 张思维. 国际疾病分类肿瘤学专辑第三版修订简介. 中国肿瘤, 2004, 13(7): 404-407.

（四）国际初级医疗分类法（ICPC）

由于基层医疗卫生问题涉及生物、心理、社会各方面的问题，使用ICD分类系统往往难以涵盖，世界全科医生/家庭医生国立学院、大学和学会组织（World Organization of National Colleges, Academies and Academic Association of General Practitioners/Family Physicians, WONCA）没有接受ICD编码，而是建立了自己的分类法——国际初级医疗分类法（International Classification of Primary Care, ICPC）。此系统比ICD-9更为细化，不仅包含诊断编码，还包含就诊原因、治疗原因和试验结果的代码。

该编码由WONCA下的WONCA国际分类委员会（WICC）进行维护。

目前国际分类委员会正在发展ICPC2编码，该编码系统与ICD-10有一定的对应关系。

ICPC是二轴系统。一轴是器官系统，以字符形式表示（A：通用的和非特指的；B：血液；D：消化；F：眼睛；H：耳朵；K：循环；L：肌-骨骼；N：神经；P：心理；R：呼吸；S：皮肤；T：内分泌和代谢；U：泌尿；W：怀孕和计划生育；X：女性生殖系统；Y：男性生殖系统；Z：社会问题）。另一轴是医疗组成部分，以数字形式表示（1-29：症状和主诉；30-49：诊断性普查和预防；50-59：治疗和药物处理；61-61：化验结果；62：管理；63-69：其他；70-99：诊断）。例如，肺炎的编码为R81，其中R是第一轴，表示解剖部位——呼吸道；81是第二轴，表示诊断组分编码。

ICPC可用于根据SOAP准则来组织结构化的社区医疗病历，其中S（Subjective）表示主观信息，如症状；O（Objective）表示客观信息，如体征；A（Assessment）表示诊断、评估，如疾病；P（Plan）表示诊疗计划，如药物、手术。

（五）医学系统命名法——临床术语（SNOMED-CT）

1. 概述

医学系统命名法——临床术语（the Systematized Nomenclature of Medicine-Clinical Terms, SNOMED-CT）是一部经过系统组织编排的、便于计算机处理的医学术语集，是当前国际上广为使用的一种临床医学术语标准，涵盖大多数方面的临床信息，如疾病、检查所见、操作、微生物、药物等，可以协调一致地在不同的学科、专业和照护地点之间实现对临床数据的标引、存储、检索和聚合。同时，它还有助于组织病历内容，减少临床照护和科学研究工作中数据采集、编码及使用方式的变异。对于临床医学信息的标准化和电子化起着十分重要的作用。

SNOMED-CT是美国联邦政府指定的一套数据标准之一，旨在用于临床信息的电子交换。英国根据本国的情况对SNOMED-CT进行了一定的本地化，同时增加了与本国其他标准集的映射，如ICD-10、药品编码集等。在英国，SNOMED-CT已经在英国国家卫生服务部（NHS）医护记录服务中得到了广泛应用。

2. SNOMED-CT的发展历史

SNOMED-CT来源于著名病理学家科特（R.A. Cote）博士于1965年所倡导的病理学系统命名法（Systemized Nomenclature of Pathology, SNOP）。SNOP的目的是为病理学家提供医学信息存储、提取与交换的术语[29]。

1974年，SNOP更名为SNOMED，此时其应用范围超出了病理学的范畴。1975年，《SNOMED》第一版问世，由44 587个词条、6个模块构成。《SNOMED》的范畴包括解剖学、形态学、正常与非正常的功能、症状及疾病体症、化学制品、药品、酶及其他体蛋白、活有机体、物理因素、空间关系、职业、社会环境、疾病/诊断和操作。《SNOMED》的每一个术语（词条）均有一个编码与之对应，在疾病/诊断轴内，很多疾病概念还提供了与其他术语的交叉参照关系。

1998年，《SNOMED》演进到3.5版，包括156 965个词条和压缩过的12个模块。

2000年，又进一步发展成SNOMED-RT（SNOMED Reference Terminology）。

2002年，美国病理学家学会（the College of American Pathologists, CAP）和英国国家卫生服务部（National Health Service, NHS）宣布达成协议，将CAP的医学术语系统命名法——参考术语集（SNOMED-RT）和NHS的临床术语（Clinical Terms Version 3, CTV3, 又称为Read Codes）合并、扩充和重组成一部术语集，

---

[29] 钟伶, 林丹红, 林晓华. 临床医学系统术语SNOMED-CT的特点及其应用. 中华医学图书情报杂志, 2007, 16(2): 58-60.

命名为 SNOMED-CT。SNOMED-CT 所包含的术语超过 34.4 万个。

2007 年，国际健康术语标准开发组织（the International Health Terminology Standards Development Organization, IHTSDO）在丹麦作为非盈利性组织注册创立，SNOMED-CT 知识产权从 CAP 转换到 IHTSDO。从 2007 年 5 月起，由 IHTSDO 发布《SNOMED-CT》国际版，会员国可制作和发布自己本国的版本。

2011 年，《SNOMED-CT》含有 311 000 多个概念，每个概念均有唯一的 ID 号，概念之间的关系（链接，links）大约有 1 360 000 个。

3. SNOMED-CT 的核心构件

（1）概念代码（Concept Codes）

概念具有固有的唯一含义，都有唯一的概念代码。概念归入下面的 19 个顶级层次：

临床发现（Clinical Finding）

操作 / 干预（Procedure/Intervention）

可视实体（Observable Entity）

身体结构（Body Structure）

有机物（Organism）

物质（Substance）

药物 / 生物制品（Pharmaceutical/Biologic Product）

标本（Specimen）

限定值（Qualifier Value）

记录人工制品（Record Artifact）

物理物体（Physical Object）

物理力（Physical Force）

事件（Events）

环境 / 地理位置（Environments/Geographical Locations）

社会语境（Social Context）

具有不适宜显露内容的情况（Situation with Explicit Content）

分段法和比例（Staging and Scales）

连接概念（Linage Concept）

特殊概念（Special Concept）

（2）描述（Descriptions）

概念描述是与一个 SNOMED-CT 概念相关系的术语或命名。对于同一个医学概念，可能存在几个甚至十几个与之对应的术语，SNOMED-CT 中用描述表来指定术语与概念的关系，这也是考虑到每个临床医师使用的术语可能存在一定的个性化特征。

（3）关系（Relationships）

关系用来连接 SNOMED-CT 中的概念。有四种类型的关系，分别是定义、使具有资格、历史、附加。最常见的是定义关系，用于模型化概念和建立它们的逻辑定义。在 SNOMED-CT 中，每一个概念都是通过与其他概念的关系来逻辑定义的。

关系有两种，一种是"IS_A"关系，一种是属性关系。"IS_A"用来表示概念的父子关系，一个概念可以有多个父概念，但除了顶级层概念外，每个有效的概念至少有一个对"父概念"的"IS_A"关系。属性关系则关联两个概念，表示了两个概念间关系的类型。

（4）参考集（Reference Sets）

用于将 SNOMED 概念和描述组织成不同的集合，可以与其他术语或分类标准进行交叉映射。

4. SNOMED 的特点

（1）广泛性与全面性

SNOMED-CT 几乎涉及医学信息各个领域，其所包含的医学名词及代码具有最广的覆盖面，是当今最庞大的医学术语集。

（2）科学性与严谨性

在 SNOMED 中，分类科学、层次明确、结构严谨、简便适用。每一术语均依据自身特有的医学知识原理安排在确定的位置上，且任何一个概念只出现一次，避免了编码重复，维护了计算机处理时的唯一性。

（3）开放性与灵活性

SNOMED 的术语编码拥有其医学知识表达的许多特性，又具有开放式的数据结构，允许使用者用后组配的方式，灵活进行搭配、组装，以表达更为复杂的概念和关系，乃至合成新的术语。

（4）兼容性与关联性

SNOMED-CT 容纳了多个国际著名的医学分类系统，如 ICD-9、ICD-10、ICD-O、NANDA 护理诊断标准等。而且，SNOMED 在其系统相应章节中加上与其他医学分类系统有关的参考编码，这样将有利于通过层次结构进行交叉查询和转换。

（5）丰富的临床信息表达力

SNOMED 具有丰富而弹性的临床信息表达力，并将多种临床信息标准相对统一在一个标准框架下，使它可以更直接地应用于临床信息表达。

（六）美国通用过程术语（CPT）

通用过程术语（Current Procedural Terminology, CPT）是美国付账赔偿编码体系中使用的一套编码系统，是基于消费来定义诊断和治疗过程，提供了编码策略；是医院所使用的临床操作与提供服务的分类编码与术语体系，在美国的付款和应用评估方面广为使用；每年由美国医学会（American Medical Association, AMA）发布一次。

（七）美国诊断相关组（DRG）标准

诊断相关组（Diagnosis Related Groups, DRG）由美国卫生保健筹资管理局（Health Care Financing Administration, HCFA）制定，是用于美国医疗保险预付款制度的分类编码标准，也可用于预算。

该编码依据患者的年龄、性别、住院天数、临床诊断、病症、手术、疾病严重情况及转归等因素把患者分为 500 个左右的诊断相关组，以此为依据决定给医院的补偿费用。

该编码已被许多国家引进和修改。

（八）美国精神疾病诊断和统计手册编码系统（DSM）

美国精神疾病诊断和统计手册编码系统（Diagnostic and Statistical Manual of Mental Disorders, DSM）是由美国精神病学会（APA）设计、发展和维护的专用代码。1952 年出版了第一版，目前版本是第四版（DSM-IV）。它提出了在诊断、处方、研究、教育和管理方面使用的系列代码标准。

（九）美国观测指标标识符逻辑命名与编码（LOINC）

美国观测指标标识符逻辑命名与编码（Logical Observation Identifiers Names and Codes, LOINC）是由美国印度安娜大学和犹他大学开发的关于临床实验室检验、检查报告、项目标识、名称、代码的标准，由临床病理学家、化学家和实验室服务开发商组成的特别团体 the Community of Scholars of the Regenstrief Institute for Health Care 在哈特福德基金会、美国国立医学图书馆（NLM）和美国医疗法规研究署（AHCPR）的支持下发展而成。

此项目的目标是产生一个用于 ASTM E1238 和 HL7 第 2.2 版实验室结果和观察信息前后关联通用的检验代码系统。

LOINC 数据库包括化学、毒物学、血清学、微生物学和一些临床变量的实验室观察报告的记录。

目前，数据库中大约包含 32 000 观察术语（observation terms），其中 20 000 条与实验室试验相关。

（十）美国国家药品代码（NDC）

美国国家药品代码（National Drug Code, NDC）是由美国食品药品管理局（the Food and Drug Administration, FDA）维护，主要用于医疗保险（Medicare）、医疗补助（Medicaid）和保险公司的付款。

NDC 包括美国境内所有人使用的所有药品。NDC 是电子处方中使用的产品编码。

NDC 由共 10 位数字的 3 组数字组成。NDC 不由 FDA 授予，而由贴标者（贴标者指药品的生产企业、再包装机构、批发商等对该产品的上市负完全责任的厂商）根据 FDA 批准的产品和包装规格自定，每个药品都对应一个唯一的 NDC。NDC 由三部分组成：标签码：即贴标者在 FDA 的企业注册号，由 FDA 授予，适用于该贴标者的所有药品，由 4 ~ 5 位数字组成。产品码：由具体厂商在 FDA 制定的参数范围内自定，代表某特定配方的特定药品制剂，由 3 ~ 4 位数组成。包装码：即厂商在 FDA 制定的参数范围内自定的包装规格代号，由 1 ~ 2 位数组成。这 3 组数字以短横线相连，组成 10 位数的 NDC，如 12345-678-90 [30]。

FDA 签发的药品登记代码和 NDC 一致，NDC 最初由企业自愿编制，通过注册登记制度，实质上授权 FDA 参与 NDC 的全国整体性强制认证。

（十一）美国医学主题词表（MeSH）

1. 概述

医学主题词表（Medical Subject Headings, MeSH）是由美国国家医学图书馆（U.S. National Library of Medicine，NLM）开发和维护的，它是一部规范化的可扩充的动态性叙词表，是一套专门为医学文献标引所设计的词汇系统。MeSH 每年都有一些增减或修改，逐渐形成了统一医学语言系统（UMLS）的基础。

2. 结构

MeSH 由两大部分构成。第一部分是按主题词字顺排列的"字顺表"（Alphabetical List），第二部分是"树状结构表"（Tree Structures），又称"范畴表"（Categories and Subcategories）。

（1）字顺表

字顺表收词种类有主题词、款目词、类目词和副主题词。主题词构成主题词表的主体，由生物医学领域的经过规范化的名词术语构成，有独立检索意义。款目词也称入口词，其作用是将自由词引见到主题词。类目词是为保证分类表体系的完整性而设立的一类词汇，通常都是一些学科范围很大的词，它们不作为主题词使用。副主题词（Subheadings）对文献主题起限定作用，构成主题的一些通用性概念，本身无独立检索意义。

MeSH 的选词范围包括生物医学文献中能表达与医学或生命科学有关的概念，并具有检索意义的常用词或词组。大致可概括为以下十个方面：解剖学名词，包括器官、组织、细胞等；疾病名称；药物、化学物质、内源性物质等；操作技术，包括诊断、治疗、外科手术、麻醉等；行为医学、心理学及精神病学；有机体、微生物、动植物；生理、生物学；公共卫生、保健科学及事业；与医学相关的自然科学、社会科学、人文科学、情报科学等；地理区域。

在字顺表中，对每个范畴类目的主题词和副主题词的组配原则进行了严格规定，组配时要按照规则进行。副主题词与主题词进行组配，对某一主题词的概念进行限定或复分，使主题词具有更高的专指性。

（2）树状结构表

树状结构表是将字顺表中的主题词（主要叙词、次要叙词）按其学科性质、词义范围的上下类属及派生关系，分别划为 15 大类。在 15 个类目中，有 9 类又分若干子类目，子类目下面又分若干更小的类目，这就是通常供检索使用的主题词。目前，主题词数量有 2 万多个，都按其医学概念的性质分别列入各自所属的类目之下。

树状结构表是一种分类表。它将字顺表中的全部主题词（不包括款目词），按其词义范畴及学科属性，分门别类编排而成。共分 15 个大类（Categories），分别用 A-N, Z 表示：

A：Anatomy（解剖学名词）

B：Organisms（生物体）

C：Diseases（疾病）

D：Chemical & Drugs（化学物质和药品）

---

[30] 杨莉，陈玉文，连桂玉. 美国药品生产者注册登记制度的研究及启示. 中国药房，2011, 22(37): 3466-3468.

E：Analytical, Diagnostic & Therapeutic Techniques & Equipments（分析、诊断、治疗技术和设备）

F：Psychiatry & Psychology（精神病学和心理学）

G：Biological Sciences（生物学）

H：Physical Sciences（自然科学）

I：Anthropology, Education, Sociology & Social Phenomena（人种学、教育、社会学和社会现象）

J：Technology, Industry, Agriculture（工艺学，工业，农业）

K：Humanities（人文科学）

L：Information Science（信息科学）

M：Persons（人员）

N：Health Care（保健）

Z：Geographic Locations（地理位置）

其中 A-G、I、N 九个大类之下又分别划分出若干个次级类目（Subcategories），又称一级类目，用大类字母加阿拉伯数字表示。一级类目下再按需要划分出二级类目、三级类目……最多分至九级。每一级类目用一组数字表示，每组数字之间（级与级之间），用"·"号隔开，组成树状结构号（Tree Structure Number）。号码越长的主题词级位越低，不同级别的主题词采用逐级缩格的形式编排，同级类目下的主题词按字顺排列。

（十二）美国统一医学语言系统（UMLS）

1. 概述

美国统一医学语言系统（Unified Medical Language System, UMLS）是由美国政府投资，美国国立卫生研究院和国立医学图书馆自 1986 年起承担的重要项目。UMLS 是对生物医学科学领域内许多受控词表的一部纲目式汇编。UMLS 提供的是一种位于这些词表之间的映射结构，使这些不同的术语系统之间能够彼此转换；同时，UMLS 也被看做是生物医学概念所构成的一部广泛全面的叙词表和本体。UMLS 还进一步提供有若干适用于自然语言处理的工具。UMLS 主要供医学信息学领域的信息系统开发人员使用。

2. UMLS 组件 [31]

（1）超级叙词表

超级叙词表（Metathesaurus）构成了 UMLS 的基础。它收录 30 多万个医学术语，而所有这些术语都源自 UMLS 所收录的 100 多部受控词表和分类系统，如 ICD、MeSH、SNOMED、LOINC、RxNORM、WHO 药物不良反应术语（Adverse Drug Reaction Terminology）、基因本体（GO）、在线人类孟德尔遗传（Online Mendelian Inheritance in Man, OMIM）术语等。

（2）语义网络

语义网络（Semantic Network）用于对超级叙词表中的条目加以分类和关联。

UMLS 建立了 135 种语义类型，这些语义类型可分为实体（Entity）和事件（Event）两大类。实体指物理对象，如生物、解剖学结构、物质、制品等；事件是社会活动，如行为、活动、研究过程等。

UMLS 还建立了 54 种语义关系，这些语义关系可以分为两大类，一类是类属关系，是一种层级结构关系，用基本链接"isa"把两个语义类型联系在一起。另一类是关联关系，或者称为非层级结构关系，包括物理关联（physically related to）、空间关联（spatially related to）、时间关联（temporally related to）、功能关联（functionally related to）和概念关联（conceptually related to）五个类型。

（3）专家辞典及工具

专家词典（SPECIALIST Lexicon）收录常见的英语单词、生物医学术语和出现在 Medline、UMLS Metathesaurus 中的术语。每个词条记录均详细描述自然语言处理系统所需的词典信息，包括句法、形式和结构的拼写信息，同时提供词典工具和程序供超级叙词表和专家词典确定英语词汇的范围以及识别生物

[31] 白海燕, 王莉, 梁冰. UMLS 及其在智能检索中的应用. 现代图书情报技术, 2012, (4): 1-9.

医学术语和文本中词的词形变异，是进行检索、标引和词汇处理的有力工具。词条目可以是单个单词或多个单词组成的术语，相应的记录包括 4 个组成部分：基本形式、词类、唯一性标识符以及任何现成可用的拼写形式。专家词典提供的自然语言处理工具如表 10 所示.

表 10 专家词典工具

工具名称	主要用途
Lexical Access Tool	提供对专家词典的获取，输出格式为文本和 XML 格式
SPECIALIST Lexical Tools	使用专家词典中的信息和其他数据，生成适用于标引和自然语言处理的词或术语的词法变异
SPECIALIST Text Tools	帮助用户将自由文本分解为词、术语、短语、语句和段落
Text Categorization	提供范畴划分和较高层次聚类的工具，可用来划分文本、标引内容、检索记录和词句消歧
GSpell	拼写建议工具，使用多个词相似算法，为拼写错误提供正确拼写形式
BagOWordsPlus	使用 GSpell 的词相似性算法，执行基于短词层次的词相似性信息检索
dTagger	词性标注（Part of Speech, POS）工具
Visual Tagging Tool (VTT)	通过不同视觉风格显示被标注文本，便利人工标引工作

（4）支持性软件工具

1）UMLS 术语服务

UMLS 术语服务（UMLS Terminology Services, UTS）于 2010 年 12 月上线，通过基于浏览器和 Web 服务客户端提供对 UMLS 知识源的浏览、查询和数据获取，主要工具包括：超级叙词表浏览器、语义网络浏览器和 SNOMED-CT 浏览器。这些浏览器能够查询和获得 UMLS 的概念、语义类型、语义关系和 SNOMED-CT 的内容。

2）UMLS 的安装和定制工具 MetanorphoSys

MetanorphoSys 是对 UMLS 进行本地安装和对 UMLS 进行定制化裁减的工具。用户可以通过该工具选择安装超级叙词表、语义网络、专家词典中的一项或多项内容。当选择安装超级叙词表时，安装向导允许用户创建超级叙词表的子集，即可以选择去掉某些来源的数据文件，或者通过选项设置和过滤器进行定制和裁减，达到缩小容积、满足个性化要求的目的。

3）UMLS 概念的文本映射工具 MetaMap

MetaMap 是一个实现自由文本到 UMLS 概念映射的工具，即标记出生物医学文本中所含有的 UMLS 超级叙词表概念。MetaMap 的应用非常广泛，如 Medline 数据检索、数据挖掘等；此外，MetaMap 也是 NLM 自动标引系统的实现基础，用于为半自动和全自动标引生成推荐术语。

4）语义表达工具 SemRep

SemRep 应用自然语言处理技术和 UMLS 的专家词典工具，将生物医学文本进行语句切分和词性标注，对所获得的术语应用 MetaMap 映射，获得其在 UMSL 超级叙词表中的相应概念，以及概念在语义网络中对应的语义类型和语义关系，并通过概念共现获得文本信息的主要论点，即该文本主旨内容的主语 - 谓词 - 对象形式的语义表达。

3. UMLS 应用和意义

UMLS 跨越了不同的多种医学信息标准，搭建了一个统一的医学语言平台，提供了标准、其他数据和知识资源之间的交叉参照，从而将不同医学词汇系统整合为一。这样，医学工作者和研究者就能轻易地跨越病案、文献、数据库之间的屏障，从繁杂庞大的医学数据中提取所需的信息，而避免不同标准系统中类似概念不同表达而带来的困惑和困难。通过 UMLS，不仅可以直接使用超级叙词表中的 30 多万个医学词汇及代码，还可以使用后组（post-coordination）的方式另组新的医学词汇。UMLS 的重要意义还在于为医学上自然语言的结构化及电子病历的实现提供了新的途径。

（十三）北美护理诊断学会护理诊断标准

北美护理诊断学会（the North American Nursing Diagnosis Association, NANDA）护理诊断标准用来描述患者对疾病和健康问题反应。《NANDA护理诊断标准》于1994年通过，内容简洁，共有128项，分属于下列9个人体反应形态：交换（exchanging）、沟通（communication）、关系（relating）、价值（valuing）、选择（choosing）、移动（moving）、感知（perceiving）、认知（knowing）、感觉（feeling）。在每一个形态中又列出了1～4个子类和更明细的项目。

（十四）英国READ临床代码（RCC）

READ临床代码（Read clinical codes, RCC）是由英国全科医生Jams Read个人于20世纪80年代初开发的，1990年为英国国家医疗保健部所采用和进一步开发。RCC打算覆盖医疗卫生领域的所有范围。

RCC使用五位字母数字代码。每一代码代表一个临床概念和相关的"首选术语"。每一个代码可以与多个日常用语中使用的同义词、首字母缩写词、人名、简缩词等连接起来，并且这些概念以分级的结构顺序排列，每一层面的下一级表示更细分化的概念。

（十五）中国卫生信息数据元标准

2011年，我国发布了《WS 363-2011卫生信息数据元目录》《WS 364-2011卫生信息数据元值域代码》[32]，规定了卫生信息数据元目录内容结构、属性与描述规则、数据元目录格式和数据元索引的编制规则，适用于医药卫生领域卫生信息数据元目录的编制。

《卫生信息数据元目录》和《卫生信息数据元值域代码》的内容均分为17个部分，分别是：① 总则；② 标识；③ 人口学及社会经济学特征；④ 健康史；⑤ 健康危险因素；⑥ 主诉与症状；⑦ 体格检查；⑧ 临床辅助检查；⑨ 实验室检查；⑩ 医学诊断；⑪ 医学评估；⑫ 计划与干预；⑬ 卫生费用；⑭ 卫生机构；⑮ 卫生人员；⑯ 药品、设备与材料；⑰ 卫生管理。

（十六）中国卫生数据集标准

近年来，我国已陆续发布了多项卫生数据集标准。这些卫生数据集标准有[33-35]：

WS 365-2011城乡居民健康档案基本数据集。

WS 370-2012卫生信息基本数据集编制规范。

WS 371-2012基本信息基本数据集个人信息。

WS 372-2012疾病管理基本数据集，其中包括乙肝患者管理、高血压患者健康管理、重型精神疾病患者管理、老年人健康管理、2型糖尿病患者健康管理五个部分。

WS 373-2012医疗服务基本数据集，其中包括门诊摘要、住院摘要、成人健康体检三个部分。

WS 374-2012卫生管理基本数据集，其中包括卫生监督检查与行政处罚、卫生监督行政许可与登记、卫生监督检测与评价、卫生监督机构与人员四个部分。

WS 375-2012疾病控制基本数据集，其中包括艾滋病综合防治、血吸虫病患者管理、慢性丝虫病患者管理、职业病报告、职业性健康监护、伤害监测报告、农药中毒报告、行为危险因素监测、死亡医学证明九个部分。

WS 376-2013儿童保健基本数据集，其中包括出生医学证明、儿童健康体检、新生儿疾病筛查、营养性疾病儿童管理、5岁以下儿童死亡报告五个部分。

WS 377-2013妇女保健基本数据集，其中包括婚前保健服务、妇女常见病筛查、计划生育技术服务、

[32] 中华人民共和国国家卫生和计划生育委员会. 关于发布《卫生信息数据元目录》的通告（卫通201113号）. 2011. http://www.moh.gov.cn/fzs/s7852d/201108/05095b1b337d4576b3a1ac4d2094b21a.shtml.

[33] 中华人民共和国国家卫生和计划生育委员会. 关于发布《卫生信息基本数据集编制规范》等23项行业标准的通告（卫通〔2012〕5号）. 2012. http://www.moh.gov.cn/fzs/s7852d/201203/b48c3ce6c7504dfcac6640dd88c9fc9f.shtml.

[34] 中国卫生信息标准网.《儿童保健基本数据集》等12项强制性卫生行业标准发布通告（国卫通〔2013〕10号）. 2013. http://www.chiss.org.cn/hism/wcmpub/hism1029/notice/201401/t20140106_959.html.

[35] 中华人民共和国国家卫生和计划生育委员会. 关于发布《电子病历基本数据集第1部分：病例概要》等20项卫生行业标准的通告（国卫通〔2014〕5号）. 2014. http://www.moh.gov.cn/fzs/s7852d/201406/a14c0b813b844c9dbd113f126fa9cb17.shtml.

孕产期保健服务与高危管理、产前筛查与诊断、出生缺陷监测、孕产妇死亡报告七个部分。

WS 445-2014电子病历基本数据集，其中包括17个部分：①病历概要；②门（急）诊病历；③门（急）诊处方；④检查检验记录；⑤一般治疗处置记录；⑥助产记录；⑦护理操作记录；⑧护理评估与计划；⑨知情告知信息；⑩住院病案首页；⑪中医住院病案首页；⑫入院记录、⑬住院病程记录；⑭住院医嘱、⑮出院小结；⑯转诊（院）记录；⑰医疗机构信息。

二、医学信息交换标准

（一）HL7

1. HL7概述

HL7（Health Level Seven）是一种医疗卫生信息交换标准。

Health Level Seven组织成立于1987年，是美国的一个非营利性的、已被美国国家标准局（ANSI）认可的标准化开发组织。HL7汇集了不同厂商用来设计应用软件之间接口的标准格式，可以使各个医疗机构在异构系统之间实现数据交互。

HL7建立了概念标准［如HL7参考信息模型（Reference Information Model, RIM）］、文档标准［如临床文档架构（Clinical Document Architecture, HL7CDA）］、应用标准［如临床上下文对象工作组（Clinical Context Object Workgroup, HL7 CCOW）］、消息标准（如HL7 v2.x and v3.0）

HL7的宗旨是开发和研制医院数据信息传输协议和标准，规范临床医学和管理信息格式，降低医院信息系统互联的成本，提高医院信息系统之间数据信息共享的程度。

HL7的主要应用领域是HIS/RIS，主要是规范HIS/RIS系统及其设备之间的通信，规定了医疗卫生机构可能使用的临床和管理信息的交换格式、触发事件、信息形态及交换法则。它涉及病房和患者信息管理、化验系统、药房系统、放射系统、收费系统等各个方面。

2. HL7原理

（1）HL7构架基础

Health Level 7中的"Level 7"是指开放系统互连参考模型（ISO/IEC 7498-1:1994）OSI（the Open System Interconnection）模型中的第七层。OSI参考模型把网络通信的工作分为七层，它们由低到高分别是物理层（Physical Layer）、数据链路层（Data Link Layer）、网络层（Network Layer）、传输层（Transport Layer）、会话层（Session Layer）、表示层（Presentation Layer）和应用层（Application Layer）。第一层到第三层属于OSI参考模型的低三层，负责创建网络通信连接的链路；第四层到第七层为OSI参考模型的高四层，具体负责端到端的数据通信。每层完成一定的功能，每层都直接为其上层提供服务，并且所有层次都互相支持，而网络通信则可以自上而下（在发送端）或自下而上（在接收端）双向进行。

HL7用OSI参考模型来构成抽象数据类型和编码规则。

（2）HL7功能模块

1）发送/接收模块（Send/Receive module）

支持TCP/IP通信协议，HIS系统向数据中心发送电子病历信息，信息格式为符合HL7标准的字符串格式。数据中心接收并解析HL7信息，将解析后的信息存到数据中心的数据库中，完成后回复发送端一个ACK确认信息，确认信息已经发送成功。

2）转换模块（Adaptor module）

实现字符串格式数据与XML格式之间的相互转换，对信息格式进行检查验证，保证发送/接收病历数据的正确完整。

3）应用接口模块（API module）

提供符合HL7标准的应用接口，医疗应用系统可以调用接口函数，按照HL7标准格式填写参数，实现向其他医疗应用系统发送数据。该模块也可以调用符合HL7标准的Windows组件应用程序，将医疗信息数据传递给医疗应用系统，实现接收其他医疗应用系统的数据。

4）资源模块（Resource module）

支持各种实际应用的 HL7 医疗信息事件，如入院、检查、医嘱、转诊等。

5）映射模块（Mapping module）

提供翻译映射功能，可以按照医疗应用系统进行定制。

3. HL7 的主要组成

（1）消息（Message）

在 HL7 通信协议中，消息是数据交换的基本单位。由一组有规定次序的段组成。每个消息都是用一个消息类型来表示其用途。HL7 的消息是自动生成的，它将 HL7 标准文档自动转化为一个 HL7 规则数据库和部分程序数据结构代码。数据结构表现了标准中各个数据对象的相互关系。

（2）消息分隔符（Delimiter）

消息分隔符是指消息的构建中用于分隔各消息组成的一些特殊的字符。

（3）段（Segment）

HL7 对每一种消息类型都定义了相应的消息段，它是数据字段的一个逻辑组合。每个段都用一个唯一的三字符代码标志，这个代码称作段标志。一个消息中的第一个段总是消息头段（Message Head Segment），它指明了发送和接收的程序名、消息类型以及一个唯一的消息 ID 号码等，接下去的段的构成由消息的类型决定。如 PID 段（Patient Identification Data）包括姓名、地址、社会保险号等。

（4）字段（Field）

它是一个字符串，是段的最小组成单位。字段可再细分为"组件"（Component）和"子组件"（Subcomponent）。每一字段具有已定义的属性：位置、长度、类型、可选性、ID 号等。

（5）触发事件（Trigger Events）

当现实世界中发生的事件产生了系统间数据流动的需求，则称之为触发事件。HL7 将现实中的各种医疗行为或管理行为归纳为一些典型事件。如"患者入院"即为一个事件，对应了 HL7 中的 ADT 事件。HL7 实现机制是触发事件，消息总是根据事件被传输到接收方。

（二）医疗数字影像和通信标准（DICOM）

医疗数字影像和通信（Digital Imaging and Communications in Medicine, DICOM）标准是由美国放射学会（American College of Radiology, ACR）和国家电子制造商协会（National Electrical Manufactures Association, NEMA）为主制定的一个专门用于数字化医学影像传输、显示和存储的标准。其版本从最初的 1.0 版本（ACR-NEMA Standards Publications No.300-1985）到 1988 年推出的 2.0 版本（ACR-NEMA Standards Publications NO.300-1988），到 1993 年发布的《DICOM 标准 3.0》，已发展成为医学影像信息学领域的国际通用标准。

《DICOM 标准》涵盖了医学数字图像的采集、归档、通信、显示及查询等几乎所有信息交换的协议；以开放互联的架构和面向对象的方法定义了一套包含各种类型的医学诊断图像及其相关的分析、报告等信息的对象集；定义了用于信息传递、交换的服务类与命令集，以及消息的标准响应；详述了唯一标识各类信息对象的技术；提供了应用于网络环境（OSI 或 TCP/IP）的服务支持；结构化地定义了制造厂商的一致性声明（Conformance Statement）。

《DICOM 标准》的推出与实现，大大简化了医学影像信息交换的实现，推动了远程放射学系统、图像管理与通信系统（PACS）的研究与发展，并且由于 DICOM 标准的开放性与互联性，使其与其他医学应用系统（HIS、RIS 等）的集成成为可能。

（三）临床数据交换标准协会标准（CDISC Standards）

临床数据交换标准协会（Clinical Data Interchange Standards Consortium Standards, CDISC）成立于 1997 年，是一个开放的、包括各种学科的非盈利性标准开发组织（Standards Developing Organization, SDO）。该协会致力于开发行业标准，为医学和生物制药产品的开发提供临床实验数据和元数据的获得、交换、提交以及存档的电子手段。

2001 年，为了实现将在临床前和临床研究过程中采集的电子数据与在临床医疗保健过程中采集的电子数据进行连接，CDISC 与 HL7 签署协议以实现"形成基于标准的信息桥同时连接 HL7 和 CDISC 标准"的目标。

CDISC 引入了临床研究域分析模型——生物医学研究集成域组（BRIDG）模型——用于协调和连接整个构架。

CDISC 标准对临床前和临床研究全部过程的信息流均有推进作用，从试验方案设计和不同来源数据的收集，到分析和报告，直至向药政监管部门递交和电子数据归档。

（四）IHE

IHE 是 Integrating the Healthcare Enterprise 的缩写，目前国内还没有统一定名。IHE 是北美放射学会（RSNA）和医疗信息管理系统学会（HIMSS）等自 1999 年开始的一项规划，它定义了一个执行框架，其目的是集成不同的医学信息系统。IHE 框架是工作流程的标准，解决的是不同应用系统间的协同工作问题。

IHE 包含的内容有患者挂号、医生问诊检查、诊断医嘱、影像申请、拍摄阅片、形成报告等。因此，它将 HIS、RIS、PACS 等各自原有的简单的线性流程变为了互相交织的网状流程。

IHE 通过提高已有通信标准之间的协同使用水平，如 DICOM 和 HL7，来满足特殊临床需要，以便为患者提供最佳服务。用 IHE 技术框架统一起来的医疗系统可以更好地与其他系统通信、更易于实施，并且能使医疗服务人员更高效地使用相关信息。

IHE 定义的集成框架（Integration profiles）是由行为者（Actors）之间所发生的事务（Transaction）构成的。每个事务拥有一个名字和编码，并且在行为者之间传递指定信息。这样医院就可以利用 IHE 集成框架，遵循被严格定义的事务流程，协同一致地组织自己医院信息化的互联互通平台。

（五）ANSI X12

1979 年，美国国家标准委员会（ANSI）创立了认可标准委员会（the Accredited Standards Committee, ASC）X12，以便为行业间通过电子形式交换商业交易制定统一的标准，即电子数据交换（EDI）。X12 的标准与医疗保健行业密切相关，对医院跨系统的信息建设特别是对医疗保险制度的完善产生了重大影响。

X12 与医疗保健行业密切相关的标准有：

损伤性疾病或事故的首次报告（First report）（编码：148）

医疗保健的合理 / 有益咨询（编码：270）

医疗保健的合理 / 有益信息（编码：271）

患者信息（编码：275）

医疗保健申请状态请求（编码：276）

医疗保健申请状态应答（编码：277）

医疗保健服务认证信息（编码：278）

统一服务发票明细清单（编码：811）

付款单 / 汇款建议（编码：820）

（六）IEEE 相关标准

美国电子和电气工程师学会（the Institute of Electrical and Electronics Engineers, IEEE）是 ISO 和 ANSI 的国际成员组织。通过 IEEE，许多通信电子与电器应用、计算机的世界标准被制定和开发。

IEEE 有两大项目的医疗保健标准，一个是 IEEE P1157，即医疗数据交换标准（Medical Data Interchange Standard, MEDIX），MEDIX 的设计完全依照 ISO 的 OSI 标准架构分为七层。另一个是 IEEE 1073，是医疗设备通信标准（Standard for Medical Device Communications），它制定的整套文件明确了在整个 OSI 标准架构七层所需的医疗信息总线（Medical Information Bus, MIB），MIB 对于床边重症监护设备是一个强劲可靠的通信服务设计。

三、医学信息平台技术规范

（一）WS/T 447-2014 基于电子病历的医院信息平台技术规范

《中华人民共和国卫生行业标准：基于电子病历的医院信息平台技术规范（WS/T 447-2014）》由国家卫生标准委员会信息标准专业委员会提出。该规范提出了基于电子病历的意愿信息平台软件技术总体要求、平台基本功能要求、信息资源规范、交互规范、IT 基础设施规范、安全规范、性能要求。

（二）WS/T 448-2014 基于居民健康档案的区域卫生信息平台技术规范

《中华人民共和国卫生行业标准：基于居民健康档案的区域卫生信息平台技术规范（WS/T 448-2014）》由国家卫生标准委员会信息标准专业委员会提出。该规范提出了基于居民健康档案的区域卫生信息平台框架和建设要求、参考模型架构、功能和交易规范、数据采集规范、IT 基础设施规范、安全规范、机构接入规范要求、性能要求。

文献导读

文献 1

作者：Steindel SJ.

题目：Clinical modification and procedure coding system: descriptive overview of the next generation HIPAA code sets.//International classification of diseases, 10th edition.

出　处：Journal of the American Medical Informatics Association, 2010 May-Jun; 17(3): 274-82. doi: 10.1136/jamia.2009.001230.

摘要：Described are the changes to ICD-10-CM and PCS and potential challenges regarding their use in the US for financial and administrative transaction coding under HIPAA in 2013. Using author constructed derivative databases for ICD-10-CM and PCS it was found that ICD-10-CM's overall term content is seven times larger than ICD-9-CM: only 3.2 times larger in those chapters describing disease or symptoms, but 14.1 times larger in injury and cause sections. A new multi-axial approach ICD-10-PCS increased size by 18-fold from its prior version. New ICD-10-CM and PCS reflect a corresponding improvement in specificity and content. The forthcoming required national switch to these new administrative codes, coupled with nearly simultaneous widespread introduction of clinical systems and terminologies, requires substantial changes in US administrative systems. Through coordination of terminologies, the systems using them, and healthcare objectives, we can maximize the improvement achieved and engender beneficial data reuse for multiple purposes, with minimal transformations.

文献 2

作者：董燕，贾李蓉，朱彦，等.

题目：2013 版 SNOMED-CT 顶层概念调整及属性关系.

出处：中国医学创新，2014, 11(3): 106-108.

摘要：SNOMED-CT 是结构化的临床术语集。本文介绍 2013 年版的 SNOMED-CT 新增顶层概念"SNOMED-CT 模型组件"及其亚类"连接概念"。概念含义的逻辑表示通过"定义属性"定义，所有可用作"关系类型"的概念都归在"连接概念"下："lis al 关系"和"概念模型属性"中的 59 个"属性关系"。并详细说明"关系"如何完整定义概念，以期为构建中医临床术语系统的研究工作提供参考。

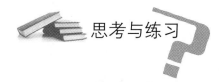思考与练习

1. 什么是标准化？标准化有哪些层次？

2. 什么是标准？如何对标准进行分类？

3. 标准的生命周期分为哪几个阶段？各个阶段的特征是什么？

4. 什么是标准体系？医学信息标准体系主要包括哪几类标准？

5. 近年来，我国颁布了哪些与数据元和数据集相关的卫生行业信息标准？

6.《WS 363-2011 卫生信息数据元目录》和《WS 364-2011 卫生信息数据元值域代码》的主要内容是什么？

7.《WS/T 447-2014 基于电子病历的医院信息平台技术规范》和《WS/T 448-2014 基于居民健康档案的区域卫生信息平台技术规范》的主要内容是什么？

8. 在我国，ICD 标准的使用情况如何？存在哪些主要问题？如何解决这些问题？

9. HL7 和 SNOMED 的应用和发展状况如何？

第四章

医学信息安全

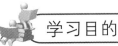 **学习目的**

　　了解信息安全问题的危害和原因；掌握海恩法则和墨菲定理的主要内容；掌握信息安全保障的定义；掌握信息安全保障评估的定义和基本流程；理解卫生行业信息安全等级保护工作的意义。

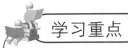 **学习重点**

　　海恩法则和墨菲定理的主要内容；信息安全保障的定义；信息安全保障评估的定义和基本流程。

第一节　医学信息系统自身安全

一、医学信息系统安全相关案例

（一）国内新闻报道中的 6 个案例

　　据媒体报道[36-38]，2005 年 10 月 9 日，同仁医院因为计算机系统出现故障，不能缴费拿药，门诊大厅里聚集了许多等待拿药的患者。2009 年 12 月 29 日，上海东方医院也因为计算机系统故障，导致医院从上午 9 时起出现"挂号、交费不畅"的情况，直到下午 1 时左右才恢复正常。2010 年 6 月 10 日，香港明爱医院一个存有 3 000 名患者资料的计算机硬盘被盗走；7 月 26 日，玛丽医院有超过 700 名患者资料失窃。2012 年 12 月 17 日至 12 月 19 日 3 天内，北京市两家三甲医院北京积水潭医院和北京友谊医院先后出现 HIS（医院信息系统）问题，导致医院门诊挂号、收费受到影响。2013 年 7 月 24 日，宁波市妇儿医院、宁波市中医院两家医院发生信息系统故障事件，引发了患者挂不了号、付不了费、拿不到药、医生开不了药等一系列连锁反应，导致挂号收费处排长队，门诊大厅人满为患。

　　医院的运行已经离不开信息系统的正常运转。一家大型三甲医院，每天的门诊量接近万人。信息系统一旦出现安全问题，对就医秩序影响巨大。对于医疗卫生机构信息系统安全需要进行针对性的分析，研究拟订周全的解决方案，建立健全信息安全事件应急处置预案，规范信息系统运行、维护制度，排查信息安全隐患。

[36] 刘永晓，靳雨恒. 北京三天两医院系统出故障医院信息安全受关注, 2012. http://finance.china.com.cn/industry/medicine/yyyw/20121221/1202535.shtml.

[37] 黄拯. 香港电子病历覆盖所有公立医院统一标准正在订立. 人民日报. 2010. http://www.chinanews.com/jk/2010/12-03/2697460.shtml.

[38] 何蒋勇，林波，施冬. 宁波两医院信息系统又现故障门诊大厅人满为患, 2013. http://www.chinanews.com/sh/2013/07-24/5081118.shtml.

（二）美国媒体报道中的 27 个案例

国外媒体对医学信息系统安全的案例报道较多，而且比较详细[39-42]。因为自从 2009 年美国《经济与临床健康信息技术法案》（Health Information Technology for Economic and Clinical Health Act，NITECH 法案）中的 2009 年 8 月《数据泄漏通知法》出台后，HIPAA（Health Insurance Portability and Accountability Act）管辖机构和相关企业必须在发生数据外泄后上报受保护健康信息（PHI）的受侵情况。对于这些机构报告的人数超过 500 的信息泄漏事件，美国卫生部（HHS）必须公布于众。

1. 田纳西州蓝十字蓝盾集团

2009 年 10 月 2 日，在田纳西州查塔努加市，健康保险公司报告了一起从这家公司的租赁设备中盗取 57 个未加密硬盘的事件。这些硬盘包含了人口学信息，还有社保号码、疾病编码和医疗计划识别码。影响人数：1 023 209。为此，田纳西州蓝十字蓝盾集团（BCBST）花费了 600 万美元完善了数据加密工作，又花费了 1 700 万美元进行保护、调查和会员通知工作，向美国健康与公民服务部缴纳 150 万美元罚款。这是《HITECH 法案》信息泄漏通知规定下达后的第一个向美国卫生部（HHS）缴纳罚金的案例。

2. 健康网集团

2011 年 1 月，位于加州伍德兰希尔斯市的医疗保险公司丢失了 9 台服务器，两个月后才上报。服务器包含医疗网员工、会员和供应商的社保号码、姓名、地址和健康信息等。影响人数：1 900 000。该公司补偿了两年的免费身份识别和欺诈保护以及信息失窃保险。

3. TRICARE 管理集团

2011 年 9 月 14 日，作为有史以来最大的 HIPAA 数据泄露事件，弗吉尼亚州福尔斯彻奇市的医疗保险公司报告，丢失的备份磁盘中包含军事受益人的电子健康记录中的个人可识别和受保护的医疗信息。影响人数：4 901 432。据官方称，备份磁盘中可能包含患者的地址、电话号码、社保号码和临床信息。此案集体诉讼要求赔款 49 亿美元。

4. AvMed 公司

2009 年 12 月 10 日，在佛罗里达州迈阿密市的医疗保险公司报告说，被盗的两个未加密的笔记本计算机包含会员的姓名、出生日期、地址、社保号码和个人健康信息。影响人数：1 220 000。官方称这些笔记本计算机都是在一个锁着的会议室中丢失的。2009 年 12 月就发生了信息泄漏事件，但是这家公司直到 2010 年 2 月才通知会员。最初受影响的患者数是 20.8 万；但是，到了 2010 年 6 月这个数字就上升到 122 万了。

5. 南岸医院

2010 年 2 月 26 日，位于马萨诸塞州韦茅斯市的南岸医院原本要将装在三个集装箱的 500 台未加密并带有患者信息的备用计算机磁盘运往归档数据处理中心。但是这些集装箱在中途丢了，目前只找回其中的一个。磁盘记录着患者姓名、社保号码和费用、临床诊治的各项信息。影响人数：800 000。医院向州政府缴纳了 75 万美元罚款，又因为医院在事件发生后及时更新了技术设备而减免了 27.5 万的罚款。

6. 纽约医疗与医院集团下属北部布朗克斯医疗网络

2010 年 12 月 23 日，纽约市布朗克斯区医疗网络报道，两个计算机系统的备份磁盘在停在曼哈顿街道上的供货卡车中被盗。这些磁盘存储着 20 年员工、供应商和患者的个人健康信息。影响人数：1 700 000。布朗克斯医疗网络包括雅可比医疗中心、北中央布朗克斯医院、冈希尔路医疗中心和特里蒙特医疗中心等多个分部。作为补偿，该公司向会员提供了一年的免费信用监控。

7. 艾森豪威尔医学中心

2011 年 3 月 11 日，据位于加利福尼亚州兰桥米拉日市的这家医院报告，一台未加密计算机被人偷走，在这台计算机中存储着患者的姓名、年龄、出生日期、社会保障号码和住院号。而直到 3 月 14 日，院方

[39] Erin McCann 著，王连美译 . 美国 HIPAA 信息泄漏十大事件，2012. http://news.hc3i.cn/art/201210/21482.htm.

[40] Michelle McNickle 著；方巍译 . 2012 年 10 大医疗数据被盗事件 . 2012. http://news.hc3i.cn/art/201206/20024.htm.

[41] Beth Walsh 著；付勖艳译 . 美国一家医院 EHR 系统崩溃 . 2013. http://news.hc3i.cn/art/201309/26416.htm.

[42] Kathleen Roney 著；方巍译 . 7 月份医院数据泄漏案发 6 起 7 招可预防 . 2012. http://news.hc3i.cn/art/201208/20829.htm.

才发现被盗的事。影响人数：514 330。

8. 内穆尔集团

2011 年 8 月 10 日，据内穆尔集团报告，三个被锁在一个存储柜中的未加密备份磁盘在特拉华州威尔明顿市分部失踪了。这些磁盘存储着患者的姓名、地址、出生日期、社保号码和个人健康信息。而且集团员工、供应商、和患者担保人的经济学和人口学信息也在里面。影响人数：1 055 489。事件发生后，该集团承诺向受害人提供一年免费信用监管和信用保护服务。

9. 萨特医疗集团

2011 年 10 月 15 日，加利福尼亚州萨克拉曼多市萨特医疗集团报告说，他们的一台桌面计算机被窃取了，里面有患者的门诊信息和医疗诊断信息。更重要的是，这里面还包括另外 330 万人的个人信息。影响人数：943 434。

10. 纪念医疗系统

2012 年 1 月 27 日，在南佛罗里达州纪念医疗系统了解到一名雇员访问了患者信息伙同另外一名雇员通过非法获取的信息来进行虚假的纳税申报。该医院称 9 497 名患者信息，包括姓名，出生日期，社会安全号码已经泄漏，但是，根据他们的说法，没有病历被盗。直到 4 月 12 日医院才通过邮件告知了受到影响的患者，为了不妨碍执法调查，两名员工已被解雇。

11. 堪萨斯州老年部门

2012 年 1 月，属于堪萨斯州人口老龄化部门的一台笔记本计算机，闪存驱动器和纸质文件在一辆雇员的汽车中被盗。约 100 名患者的社会安全号码被盗，而 7 000 名其他老人的信息也处于危险之中。被盗数据包括姓名、地址、出生日期、性别、家庭服务计划、参与信息、医疗身份证号码等。社会安全号码被盗的患者都参加了高级保健项目。医疗机构与这些患者通过电话联系，并发送了电子邮件通知所有受影响他人。

12. 印第安纳内科中心

2012 年 2 月初，一台被盗的笔记本计算机导致 20 000 名患者的病历在印第安纳内科中心被盗。大约一个月后该医疗机构上报了这一事件，最终医疗记录被找回。虽然有关案件的资料很少，检方仍然发起了诉讼，并有人因此被逮捕。

13. 圣约瑟夫医院

2012 年 2 月，位于加利福尼亚州的圣约瑟夫医院发现的一个可能的安全漏洞惊动了全国约 31 800 名患者。据查该系统的安全设置是"不正确的"，可能会发生潜在的数据入侵。泄漏的信息不包括社会安全号码、地址或财务数据，但患者的名字和医疗数据被认为是高风险的。受累患者大多是 2011 年 2 月至 8 月收入住院的患者。该医院称，已经通过互联网搜索引擎公布了从 2011 年初至 2012 年 2 月的泄漏的清单。

14. 犹他州卫生局

2012 年 4 月 2 日，犹他州的技术服务部门发现了一台个人健康信息存储服务器信息泄漏问题后，立即关闭了服务器。犹他州卫生部声称，这台服务器一个月以来一直受到黑客的持续攻击。这台服务器上存储着包括患者地址、出生日期、社会保障号码、疾病诊断代码、身份号码、收费单编号和纳税人识别号码等各类信息。影响人数：780 000。随后，每位受害者获得了一年的免费信用监控和身份盗窃保险作为补偿。

15. 圣母湖区域医疗中心

2012 年 3 月 16 日和 3 月 20 日之间，在圣母湖路易斯安那州地区医疗中心，当地医生办公室一台笔记本计算机失窃。笔记本计算机中包含有医疗信息，包括超过 17 000 名 ICU 患者的姓名、年龄、种族、入院和出院的重症监护病房的日期。该机构称，没有任何证据显示信息被滥用或有任何其他恶意用途。截至 2006 年 5 月，调查仍在进行中。

16. 霍华德大学医院

2012 年 3 月底，位于华盛顿的霍华德大学医院通知了部分患者其 PHI 失窃，据称 1 月下旬发生了约 34 503 例案件。一台设置密码保护的笔记本计算机从承包商的车辆被偷走，但是根据医院称，没有证据表明任何患者的文件被盗。许多受影响的被盗记录没有包含社会安全号码。医院已向霍华德大学健康部门的员工发出要求，需要将所有的笔记本计算机进行加密。

17. 南卡罗来纳州卫生署

2012年4月19日，南卡罗来纳州卫生和人类服务部的雇员被逮捕。据其供认，他窃取了超过228 000人的数据并将其发送到一个私人的电子邮件帐户。约22 600人的医疗身份证号码与他们的社会安全号码被盗。一些包含姓名、地址、电话号码和出生日期的数据也发现被盗。前任雇员莱克斯（Christopher Lykes）被控五项罪名，包括违反医疗保密法律和披露机密资料。

18. 犹他州卫生署

2012年3月30日，来自东欧的黑客侵入了犹他州技术部门的服务器，窃取了约78万医疗补助患者和儿童健康保险计划的相关个人信息。最初，政府估计有24 000人受到影响，但是根据UDOH称，这一数字已经增长到78万，约500 000人的社会安全号码（SSN）和约28个较敏感的个人数据被盗。为什么黑客能够访问这些信息呢？最终找到了原因——由于设置了一个"弱密码"。

19. 埃默里医院

2012年4月18日，亚特兰大埃默里医院在错误的更换了10张备份磁盘后发现数据失窃，并向外界宣布了事件。其中包含超过315 000名患者的信息数据被破坏。10张磁盘存储了1990—2007年间在埃默里大学城区医院和埃默里诊所门诊和手术中心进行手术治疗的患者资料。其中包括315 000份患者文件，约228 000个社会安全号码与其他敏感信息，包括姓名、日期、手术、诊断和程序代码。

20. 阿肯色州医科大学

2012年4月，阿肯色大学医学科学在调查某个文件违反存放制度后发现数据失窃。大约7 000名患者受到影响。一名身份不明的医生在2月中旬将患者的金融信息发送给UAMS办事处以外的机构时发生了数据失窃。该医生并没有消除患者所有的标识，如姓名、账户号码和服务日期等。受影响的大部分是在2009—2011年在UAMS行介入放疗的患者。受影响的患者已经通过电子邮件收到信息，获得信息的人称他没有将信息公布给其他任何人。

21. 斯坦福大学附属医院

2012年7月，斯坦福大学附属医院和医学院发生密码保护计算机失窃案件后，院方公布2 500位患者受到影响。这部计算机包含医疗和科研相关信息，涉及如患者的名字、医疗服务注册地点、病历号等。一些信息还包括患者治疗史、出生年月及社保号码。

22. 棕榈滩镇医疗行政部门

2012年7月，佛罗里达州棕榈滩镇医疗行政部门发布了一个通告，称其医疗中心至少有86名患者的个人信息可能遭到泄漏。这些信息被泄露给非授权人员的原因是，一名职员建立了一个包含姓名和社保号码的名单并曾试图通过邮件发送。

23. 哈特福德医院

2012年7月，一台包含康涅狄格州哈特福德医院2 097名患者和VNA医疗系统7 461名患者个人医疗信息的计算机，最近在哈特福德医院的供应商之一Greenplum的雇员家中被盗。该公司是EMC集团子公司，也是哈特福德医院的家庭医疗保健伙伴，在康涅狄格州设有办事处。Greenplum负责哈特福德医院再入院相关质量改进项目部分，主要对EMC的数据进行分析。失窃患者信息包括：姓名、地址、出生日期、婚姻状况、社会安全号码、医疗保险和医疗保险号码、医疗记录号码以及诊断和治疗的信息。

24. 纽约大学

2012年7月，纽约大学Langone医学中心一部存有8 400名患者个人健康信息的台式计算机失窃。患者信息包括姓名、地址、出生日期、电话号码以及保险和临床资料。其中5 000条丢失的个人记录中包含社会安全号码。

25. 俄勒冈健康科学大学患者

2012年7月，位于在波特兰的俄勒冈卫生与科学大学宣布，一个存储约14 300例病历信息，其中包括702儿科患者和大约200名OHSU的员工信息的U盘被OHSU的雇员携带回家后遭遇入室盗窃并丢失。

U 盘上的患者信息包括姓名、出生日期、电话号码、地址、OHSU 的病历号码、患者的医疗状况描述等。

26. 以色列贝斯医疗中心的患者受到影响

2012 年 7 月，总部位于波士顿的贝斯以色列医疗中心发布公告称，一名医生的个人笔记本计算机被盗后已经有 3 900 名患者个人健康信息可能已经遭到泄漏。个人健康信息泄漏的类别并未透露。

27. 美国萨特医疗集团

据加利福尼亚护士协会（CAN）一篇报道称，2013 年 8 月 26 日，加利福尼亚北部萨特医院的 EHR 系统全线黑屏，该系统在 7 月份就被曝存在问题，此次更是将广大患者置于附加危险境地。该医院的注册护士报告说上个月出现了多种问题以及登记了无数投诉。据 CNA 报道，该 EHR 系统是星期五晚上在惯常的升级中崩溃的，在长达 8 小时的升级中，护士和其他用户能够读取用药医嘱和患者病史，但不能输入新的病历数据，只好稍后重新输入计算机。在 8 月 26 日早上，系统就完全崩溃了，医护人员不能访问患者的任何信息，包括患者正在使用或需要的用药，患者既往史信息以及其他一切事关患者安全诊疗的信息。萨特医院的注册护士们报告说，在这次紧急事件期间，医院管理方几乎没有备份计划，而培训也不到位，相关支持甚少。无数报告显示，注册护士都曾面临不能进入该 EHR 系统所有变化的处罚威胁。

二、信息安全问题分析

（一）信息安全问题的危害

1. 导致业务中断

系统不能正常运行，导致系统承载的业务中断，医疗服务质量和患者安全大打折扣。

2. 患者隐私的泄露

系统内存储的患者隐私数据被非授权的第三方窃取，造成患者隐私数据处于随时被公开的危险状态中。

3. 医院内部数据的流失

系统内存储的医院内部数据很可能随着系统的瘫痪或被破坏而丢失，或者数据被非授权的第三方获取，然后公布到公众媒体中，造成内部数据不再为医院内部所有。

4. 引起法律纠纷

信息系统的无法正常运行将导致对患者的服务不能正常进行或患者隐私被泄露，引发法律纠纷。

5. 导致财务损失

医院业务系统不能正常运行或财务系统被入侵破坏，导致财务方面的损失。

6. 造成社会不良影响

因为系统故障导致医疗服务中断，会引起医院在社会舆论方面的负面影响。

7. 对其他组织和个人造成损失

对其他医院造成负面的影响，对患者的权益造成影响。

（二）信息安全问题的主要来源

1. 信息泄露

保护的信息被泄露或透露给某个非授权的实体。

2. 破坏信息的完整性

数据被非授权地进行增删、修改或破坏而受到损失。

3. 拒绝服务

信息使用者对信息或其他资源的合法访问被无条件地阻止。

4. 非法使用

某一资源被某个非授权的人或以非授权的方式使用。

5. 窃听

用各种可能的合法或非法的手段窃取系统中的信息资源和敏感信息。

6. 业务流分析

通过对系统进行长期监听，利用统计分析方法对诸如通信频度、通信的信息流向、通信总量的变化等参数进行研究，从中发现有价值的信息和规律。

7. 假冒

通过欺骗通信系统（或用户）达到非法用户冒充成为合法用户，或者特权小的用户冒充成为特权大的用户的目的。

8. 旁路控制

攻击者利用系统的安全缺陷或安全性上的脆弱之处获得非授权的权利或特权。

9. 授权侵犯

被授权以某一目的使用某一系统或资源的某个人，却将此权限用于其他非授权的目的，也称作"内部攻击"。

10. 抵赖

这是一种来自用户的攻击，涵盖范围比较广泛。例如，否认自己曾经发布过的某条消息、伪造一份对方来信等。

11. 计算机病毒

这是一种在计算机系统运行过程中能够实现传染和侵害功能的程序，行为类似病毒，故称作计算机病毒。

12. 信息安全法律法规不完善

由于当前约束操作信息行为的法律法规还很不完善，存在很多漏洞，很多人打法律的擦边球，这就给信息窃取、信息破坏者以可乘之机。

三、信息安全保障与评估

（一）海恩法则和墨菲定理

1. 海恩法则

海恩法则（Hein Rule）是指任何不安全事故都是可以预防的。海恩法则是由德国飞机涡轮机发明者德国人帕布斯·海恩提出的一个航空界关于飞行安全的法则。1947 年，海恩与美国空军签订合同，赴美进行空气喷气发动机的研究工作，后任俄亥俄州莱特 - 帕特森空军基地航空航天研究实验室的首席科学家。在美国期间，他提出了著名的"海恩法则"。海恩法则指出：每一起严重事故的背后，必然有 29 次轻微事故和 300 起未遂先兆以及 1 000 起事故隐患。

虽然这一分析会随着飞行器的安全系数增加和飞行器的总量变化而发生变化，但它确实说明了飞行安全与事故隐患之间的必然联系。当然，这种联系不仅仅表现在飞行领域，在其他领域也同样发生着潜在的作用。

按照海恩法则分析，当一件重大事故发生后，在处理事故本身的同时，还要及时对同类问题的"事故征兆"和"事故苗头"进行排查处理，以此防止类似问题的重复发生，及时解决再次发生重大事故的隐患，把问题解决在萌芽状态。

海恩法则的精髓在于两点：一是事故的发生是量的积累的结果；二是再好的技术，再完美的规章，在实际操作层面，也无法取代人自身的素质和责任心。

2. 墨菲定理

墨菲定理是一种心理学效应，是由美国爱德华兹空军基地上尉工程师爱德华·墨菲（Edward A. Murphy）提出的。它的主要内容是：任何事都没有表面看起来那么简单；所有的事都会比你预计的时间长；会出错的事总会出错；如果你担心某种情况发生，那么它就更有可能发生。

1949 年，墨菲和他的上司斯塔普少校参加美国空军进行的 MX981 火箭减速超重实验。这个实验的目的是为了测定人类对加速度的承受极限。其中有一个实验项目是将 16 个火箭加速度计悬空装置在受试者上方，当时有两种方法可以将加速度计固定在支架上，而不可思议的是，竟然有人有条不紊地将 16 个加速度计全部装在错误的位置。于是墨菲做出了这一著名的论断，如果做某项工作有多种方法，而其中有一种方法将导致事故，那么一定有人会按这种方法去做。

墨菲定理的要点是："凡是可能出错的事有很大概率会出错"，指的是任何一个事件，只要具有大于零的概率，就不能够假设它不会发生。

墨菲定理提示大家，对任何事故隐患都不能有丝毫大意，不能抱有侥幸心理，或者对事故苗头和隐患遮遮掩掩，而要想一切办法，采取一切措施加以消除，把事故案件消灭在萌芽状态。

现实中，人们往往等到出了问题之后才忙于做处理事故、案件的"事后"工作，召开各种会议进行反思，总结教训，最后得出"惨痛结论"。亡羊补牢，加强防范，这无疑是必要的。但安全工作最好的办法还是将着力点和重心前移，在找事故的源头上下工夫，见微知著，明察秋毫，及时发现事故征兆，立即消除事故隐患。

（二）信息安全保障

1.定义

信息系统安全保障是在信息系统的整个生命周期中，通过对信息系统的风险分析，制定并执行相应的安全保障策略，从技术、管理、工程和人员等方面提出安全保障要求，确保信息系统的保密性、完整性和可用性，降低安全风险到可接受的程度，从而保障系统实现组织机构的使命。

2.内容

信息系统安全保障涵盖以下几个方面：

（1）信息系统安全保障贯穿信息系统的整个生命周期，包括规划组织、开发采购、实施交付、运行维护和废弃五个阶段，以获得信息系统安全保障能力的持续性。

（2）信息系统安全保障不仅涉及安全技术，还应综合考虑安全管理、安全工程和人员安全等，以全面保障信息系统安全。

1）安全技术

不仅要考虑具体的产品和技术，更要考虑信息系统的安全技术体系架构。

2）安全管理

不仅要考虑基本安全管理实践，更要结合组织的特点建立相应的安全保障管理体系，形成长效和持续改进的安全管理机制。

3）安全工程

不仅要考虑信息系统建设的最终结果，更要结合系统工程的方法，注重工程过程各个阶段的规范化实施。

4）人员安全

要考虑与信息系统相关的所有人员包括规划者、设计者、管理者、运营维护者、评估者、使用者等的安全意识以及安全专业技能和能力等。

（3）信息系统安全保障是基于过程的保障。通过风险识别、风险分析、风险评估、风险控制等风险管理活动，降低信息系统的风险，从而实现信息系统安全保障。

（4）信息系统安全保障的目的不仅是保护信息和资产的安全，更重要的是通过保障信息系统安全保障信息系统所支持的业务的安全，从而达到实现组织机构使命的目的。

（5）信息系统安全保障是主观和客观的结合。通过在技术、管理、工程和人员方面客观地评估安全保障措施，向信息系统的所有者提供其现有安全保障工作是否满足其安全保障目标的信心。因此，它是一种通过客观证据向信息系统所有者提供主观信心的活动，是主观和客观综合评估的结果。

（6）保障信息系统安全不仅是系统所有者自身的职责，而且需要社会各方参与，包括电信、电力、国家信息安全基础设施等提供的支撑。保障信息系统安全不仅要满足系统所有者自身的安全需求，而且要满足国家相关法律、政策的要求，包括为其他机构或个人提供保密、公共安全和国家安全等社会职责。

（三）信息安全保障评估

1.定义

信息系统安全保障评估，就是在信息系统所处的运行环境中对信息系统安全保障的具体工作和活动进行客观的评估。通过信息系统安全保障评估所搜集的客观证据，向信息系统的所有相关方提供信息系统安全保障策略，将其所面临的风险降低到可接受程度的主观信心。

2.评估对象

信息系统安全保障评估的评估对象是信息系统。信息系统是用于采集、处理、存储、传输、分发和部署信息的整个基础设施、组织结构、人员等的总和。因此，信息系统不仅包含了信息技术，还包括同信息系统所处的运行环境相关的人和管理等领域。信息系统安全保障是一个动态持续的过程，涉及信息系统整个生命周期，因此，信息系统安全保障的评估也应该提供一种动态持续的信心。

3.内容

信息系统安全保障评估主要包括两方面的评估：

（1）信息系统的技术体系、管理控制和工程实施相对于信息系统在其运行环境下的符合性。这种符合性是同信息系统保护轮廓（ISPP）和信息系统安全目标（ISST）密切相关的。

信息系统保护轮廓是从信息系统的所有者角度来描述的信息系统安全保障的规范化需求描述。对信息系统保护轮廓的评估就是评估所编制的信息系统保护轮廓是否符合其规范化描述的要求以及评估它是否真正反映了信息系统所有者的真实的安全保障要求。

信息系统安全目标是从信息系统安全保障的建设方角度来描述的信息系统安全保障方案。信息系统安全目标的评估就是评估所编制的信息系统安全目标是否符合其规范化描述的要求，以及它是否能够真正解决和满足信息系统保护轮廓的信息系统安全保障要求。

（2）信息系统安全保障级（ISAL）是对信息系统所提供的各项安全技术保障、安全管理保障、安全工程保障的实施、正确性、质量和能力进行保障（或信心）的强度和程度的特征，是对信息系统安全保障持续改进的能力特征的描述。信息系统安全保障级（ISAL）是信息系统在其运行环境中，实施信息系统安全保障方案（即实施信息系统安全目标，ISST）的具体实施情况和实施能力的反映。

4.流程

信息系统安全保障评估的基本流程如图9所示。

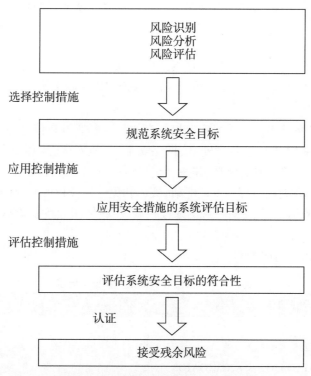

图9　信息系统安全保障评估的基本流程

四、信息系统安全保护等级

信息系统根据其在国家安全、经济建设、社会生活中的重要程度，遭到破坏后对国家安全、社会秩序、公共利益以及公民、法人和其他组织的合法权益的危害程度等，由低到高划分为五级（GB/T 22240-2008）。

（一）第一级安全保护能力

应能够防护系统免受来自个人的、拥有很少资源的威胁源发起的恶意攻击、一般的自然灾难以及其他相当危害程度的威胁所造成的关键资源损害，在系统遭到损害后，能够恢复部分功能。

（二）第二级安全保护能力

应能够防护系统免受来自外部小型组织的、拥有少量资源的威胁源发起的恶意攻击、一般的自然灾难以及其他相当危害程度的威胁所造成的重要资源损害，能够发现重要的安全漏洞和安全事件，在系统遭到损害后，能够在一段时间内恢复部分功能。

（三）第三级安全保护能力

应能够在统一安全策略下防护系统免受来自外部有组织的团体、拥有较为丰富资源的威胁源发起的恶意攻击、较为严重的自然灾难以及其他相当危害程度的威胁所造成的主要资源损害，能够发现安全漏洞和安全事件，在系统遭到损害后，能够较快恢复绝大部分功能。

（四）第四级安全保护能力

应能够在统一安全策略下防护系统免受来自国家级别的、敌对组织的、拥有丰富资源的威胁源发起的恶意攻击、严重的自然灾难以及其他相当危害程度的威胁所造成的资源损害，能够发现安全漏洞和安全事件，在系统遭到损害后，能够迅速恢复所有功能。

（五）第五级安全保护能力

该级安全保护能力的内容暂未公开。

五、信息安全保护能力的具体要求

信息系统安全等级保护应依据信息系统的安全保护等级情况保证它们具有相应等级的基本安全保护能力，不同安全保护等级的信息系统要求具有不同的安全保护能力。

（一）基本安全要求

基本安全要求是针对不同安全保护等级信息系统应该具有的基本安全保护能力提出的安全要求，根据实现方式的不同，基本安全要求分为基本技术要求和基本管理要求两大类。

（二）技术类安全要求

技术类安全要求与信息系统提供的技术安全机制有关，主要通过在信息系统中部署软硬件并正确的配置其安全功能来实现。基本技术要求从物理安全、网络安全、主机安全、应用安全和数据安全几个层面提出。

根据保护侧重点的不同，技术类安全要求进一步细分为（表11）：

1. 保护数据在存储、传输、处理过程中不被泄漏、破坏和免受未授权的修改的信息安全类要求（简记为 S）

2. 保护系统连续正常的运行，免受对系统的未授权修改、破坏而导致系统不可用的服务保证类要求（简记为 A）

3. 通用安全保护类要求（简记为 G）

表 11　不同安全等级的技术类安全要求

安全等级	信息系统顶级结果的组合
第一级	S1A1G1
第二级	S1A2G2, S2A2G2, S2A1G2
第三级	S1A3G3, S2A3G3, S3A3G3, S3A2G3, S3A1G3
第四级	S1A4G4, S2A4G4, S3A4G4, S4A4G4, S4A3G4, S4A2G4, S4A1G4
第五级	S1A5G5, S2A5G5, S3A5G5, S4A5G5, S5A4G5, S5A3G5, S5A2G5, S5A1G5

（三）管理类安全要求

管理类安全要求与信息系统中各种角色参与的活动有关，主要通过控制各种角色的活动，从政策、制度、规范、流程以及记录等方面做出规定来实现。

基本管理要求从安全管理制度、安全管理机构、人员安全管理、系统建设管理和系统运维管理几个方面提出。

（四）涉密信息系统的安全要求

对于涉及国家秘密的信息系统，应按照国家保密工作部门的相关规定和标准进行保护。对于涉及密码的使用和管理，应按照国家密码管理的相关规定和标准实施。

六、信息安全等级保护管理办法

（一）信息安全等级保护等级划分

为加快推进信息安全等级保护，规范信息安全等级保护管理，提高信息安全保障能力和水平，维护国家安全、社会稳定和公共利益，保障和促进信息化建设，2007年6月，公安部、国家保密局、国家密码管理局、国务院信息化工作办公室发布实行了《信息安全等级保护管理办法》（公通字[2007]43号），将信息系统的安全保护等级分为五个级别：

第一级，信息系统受到破坏后，会对公民、法人和其他组织的合法权益造成损害，但不损害国家安全、社会秩序和公共利益。

第二级，信息系统受到破坏后，会对公民、法人和其他组织的合法权益产生严重损害，或者对社会秩序和公共利益造成损害，但不损害国家安全。

第三级，信息系统受到破坏后，会对社会秩序和公共利益造成严重损害，或者对国家安全造成损害。

第四级，信息系统受到破坏后，会对社会秩序和公共利益造成特别严重损害，或者对国家安全造成严重损害。

第五级，信息系统受到破坏后，会对国家安全造成特别严重损害。

（二）办理信息系统安全保护等级备案手续应提交的材料

办理信息系统安全保护等级备案手续时，应当填写《信息系统安全等级保护备案表》，第三级以上信息系统应当同时提供：

1. 系统拓扑结构及说明

2. 系统安全组织机构和管理制度

3. 系统安全保护设施设计实施方案或改建实施方案

4. 系统使用的信息安全产品清单及其认证、销售许可证明

5. 测评后符合系统安全保护等级的技术检测评估报告

6. 信息系统安全保护等级专家评审意见

7. 主管部门审核批准信息系统安全保护等级的意见

信息系统运营、使用单位应当接受公安机关、国家指定的专门部门的安全监督、检查、指导，如实向公安机关、国家指定的专门部门提供：

1. 信息系统备案事项变更情况

2. 安全组织、人员的变动情况

3. 信息安全管理制度、措施变更情况

4. 信息系统运行状况记录

5. 运营、使用单位及主管部门定期对信息系统安全状况的检查记录

6. 对信息系统开展等级测评的技术测评报告

7. 信息安全产品使用的变更情况

8. 信息安全事件应急预案，信息安全事件应急处置结果报告

9.信息系统安全建设、整改结果报告

（三）涉及国家秘密信息系统的分级保护管理

涉密信息系统应当依据国家信息安全等级保护的基本要求，按照国家保密工作部门有关涉密信息系统分级保护的管理规定和技术标准，结合系统实际情况进行保护。非涉密信息系统不得处理国家秘密信息。

涉密信息系统按照所处理信息的最高密级，由低到高分为秘密、机密、绝密三个等级。

涉密信息系统建设使用单位应当在信息规范定密的基础上，依据涉密信息系统分级保护管理办法和国家保密标准 BMB17-2006《涉及国家秘密的计算机信息系统分级保护技术要求》确定系统等级。对于包含多个安全域的涉密信息系统，各安全域可以分别确定保护等级。

（四）信息安全等级保护的密码管理

信息系统安全等级保护中密码的配备、使用和管理等，应当严格执行国家密码管理的有关规定。

信息系统运营、使用单位应当充分运用密码技术对信息系统进行保护。

采用密码对涉及国家秘密的信息和信息系统进行保护的，应报经国家密码管理局审批。密码的设计、实施、使用、运行维护和日常管理等，应当按照国家密码管理有关规定和相关标准执行。

采用密码对不涉及国家秘密的信息和信息系统进行保护的，须遵守《商用密码管理条例》和密码分类分级保护有关规定与相关标准，其密码的配备使用情况应当向国家密码管理机构备案。

运用密码技术对信息系统进行系统等级保护建设和整改的，必须采用经国家密码管理部门批准使用或准于销售的密码产品进行安全保护，不得采用国外引进或擅自研制的密码产品；未经批准不得采用含有加密功能的进口信息技术产品。

信息系统中的密码及密码设备的测评工作由国家密码管理局认可的测评机构承担，其他任何部门、单位和个人不得对密码进行评测和监控。

七、卫生信息系统安全保护等级

（一）《卫生行业信息安全等级保护工作的指导意见》

2011 年 11 月，卫生部发布了《卫生行业信息安全等级保护工作的指导意见》，对卫生部门的等级保护工作提出了具体要求。

根据卫生部的要求，以下重要卫生信息系统安全保护等级原则上不低于第三级：

1.卫生统计网络直报系统、传染性疾病报告系统、卫生监督信息报告系统、突发公共卫生事件应急指挥信息系统等跨省全国联网运行的信息系统

2.国家、省、地市三级卫生信息平台，新农合、卫生监督、妇幼保健等国家级数据中心

3.三级甲等医院的核心业务信息系统

4.卫生部网站系统

5.其他经过信息安全技术专家委员会评定为第三级以上（含第三级）的信息系统

（二）卫生行业信息系统三级安全保护的技术要求和管理要求

1. 技术要求

（1）物理安全

物理位置的选择（G3）、物理访问控制（G3）、防盗窃和防破坏（G3）、防雷击（G3）、防火（G3）、防水和防潮（G3）、防静电（G3）、温湿度控制（G3）、医院供应（A3）、电磁防护（S3）。

（2）网络安全

结构安全（G3）、访问控制（G3）、安全审计（G3）、边界完整性检查（S3）、入侵防范（G3）、恶意代码防范（G3）、网络设备防护（G3）。

（3）主机安全

身份鉴别（S3）、访问控制（S3）、安全审计（G3）、剩余信息保护（S3）、入侵防范（G3）、恶意代码防范（G3）、资源控制（A3）。

（4）应用安全

身份鉴别（S3）、访问控制（S3）、安全审计（G3）、剩余信息保护（S3）、通信完整性（S3）、通信保密性（S3）、抗抵赖（G3）、软件容错（A3）、资源控制（A3）。

（5）数据安全及备份恢复

数据完整性（S3）、数据保密性（S3）、备份和恢复（A3）。

2. 管理要求

（1）安全管理制度：管理制度（G3）、制定和发布（G3）、评审和修订（G3）

安全管理机构：岗位设置（G3）、人员配备（G3）、授权和审批（G3）、沟通和合作（G3）、审核和检查（G3）。

（2）人员安全管理

人员录用（G3）、人员离岗（G3）、人员考核（G3）、安全意识教育和培训（G3）、外部人员访问管理（G3）。

（3）系统建设管理

系统定级（G3）、安全方案设计（G3）、产品采购和使用（G3）、自行软件开发（G3）、外包软件开发（G3）、工程实施（G3）、测试验收（G3）、系统交付（G3）、系统备案（G3）、等级测评（G3）、安全服务商选择（G3）。

（4）系统运维管理

环境管理（G3）、资产管理（G3）、介质管理（G3）、设备管理（G3）、监控管理和安全管理中心（G3）、网络安全管理（G3）、系统安全管理（G3）、恶意代码防范管理（G3）、密码管理（G3）、变更管理（G3）、备份与恢复管理（G3）、安全事件处置（G3）、应急预案管理（G3）。

（三）卫生行业信息安全等级保护工作的意义

卫生行业信息安全等级保护工作能够有效地提高医院信息系统安全建设的整体水平；有利于在信息化建设过程中同步建设信息安全设施，保障信息安全与信息化建设相协调；有利于为信息系统安全建设和管理提供系统性、针对性、可行性的指导和服务，有效控制信息安全建设成本；有利于优化信息安全资源的配置；有利于一定程度上避免系统遭到破坏引发的种种不良后果，避免经济损失和负面社会影响。

第二节　医学信息系统应用给健康带来的安全隐患

一、信息系统自身的副作用

如何减少医疗差错（Medical Error）是一个国际性的问题。医学信息系统的应用可以有效地避免医疗差错、提高医疗护理业务工作效率。但是，如同药物对人体的作用一样，医学信息系统在应用过程中，既有其"正作用"，同时，也可能有一些潜在的"副作用"。如果不能科学、正确、合理、规范地设计、测试、使用和维护，那么医学信息系统的作用可能就不再是减少医疗差错，而有可能增加医疗差错。

医学信息系统自身所带来的医疗差错出现在两个过程当中：一是输入和检索信息的过程；二是患者交流信息系统（Patient Communication Information System, PCIS）支持医疗沟通与协调的过程。

二、根据副作用风险对医学信息系统分类

（一）只提供信息的系统或通用的系统

此类信息系统只提供事实性内容或简单、通用建议（如秋季应给符合条件的患者注射流感疫苗）和通用程序（如电子表格和数据库）的医学信息系统。

（二）为解决特殊患者临床问题提供具有较低风险辅助的系统

此类信息系统提供简单建议（如在没有陈述偏好的情况下提出替代性的诊断或治疗）并且给予用户足够的机会以忽视或忽略这些建议。

（三）为特殊患者提供具有中度风险的支持以解决临床问题的系统

此类信息系统具有较高临床风险（如利用评分排序的一般性诊断或治疗）但是允许用户易于忽视或忽略建议的系统（如网络风险）。

（四）用于特殊患者、具有高风险的系统

此类信息系统具有大的临床风险、用户有较少或没有机会去干预（如闭环的自动调节呼吸机的装置）的系统。

三、对信息系统进行规制和监督的具体方案

由于医学信息系统自身具有一定的副作用，副作用的风险有不同的级别，因此，必须对其进行规制和监督。

医学信息系统的规制和监督（Regulation and Oversight）非常重要且非常复杂，必须采取用户、供应商、规制机构结合在一起的方法实施，每一方作为参与者在规制和监督过程中都有其作用，任何一方都无法独立完成。

规制（Regulation）是指政府依据法律、法规对市场活动所进行的规定和限制行为，其目的是最大化社会总福利，保护消费者和生产者。狭义上，规制是监管规则的制定，而监管是监管规则的落实。监管（Supervision）指监督（Oversight）和管理（Management）。

1996年，美国食品药品监督局（FDA）提出采用新的方法，如同对医疗设备一样，对临床软件系统进行规制。

美国医学信息学学会（the American Medical Informatics Association）、卫生保健信息管理中心（the Center for Health Care Information Management）、基于计算机的病案研究所（the Computer-Based Patient Record Institute）、美国健康信息管理协会（the American Health Information Management Association）、医学图书馆协会（the Medical Library Association）、美国健康科学图书馆协会（the Association of Academic Health Science Libraries）、美国护理协会（the American Nurses Association）共同起草并发布了《立场文件》（Position Paper）。

《立场文件》随后由上述所有组织董事会（the Boards of Directors of all the Organizations，不包括卫生保健信息管理中心）和美国医师协会董事会（the American College of Physicians Board of Regents）批准。

《立场文件》提出了针对四类不同风险等级的医学信息系统的不同的监控和规制建议方案（表12）。

表12　针对四类不同风险等级的医学信息系统的不同的监控和规制建议方案

	规制类别			
	A	B	C	D
FAD监管	免除规制	从规制中排除	样品注册必须登记；需要上市后监督登记、上市后监控	上市前批准；需要上市后监督
软件监督委员会角色	可选择的本地监控	本地强制性监控替代FDA监控	本地强制性监控和酌情向FDA报告问题	强制性地保证足够的本地监控，而不重复FDA的活动
软件风险类别				
1.只提供信息的系统或通用的系统	目录中的所有软件	—	—	—
2.解决特殊患者临床问题提供具有的系统	—	目录中的所有软件	—	—
3.为特殊患者提供具有中度风险的支持以解决临床问题的系统	—	本地开发或本地修改的系统	商业化开发系统，不能本地修改	—
4.用于特殊患者、具有高风险的系统	—	本地开发，非商业化	—	商业化的系统

文献导读

文献1

作者：Figg WC., Kam HJ.

题目：Medical Information Security.

出处：International Journal of Security, 2011, 5(1): 22-34.

摘要：Modern medicine is facing a complex environment, not from medical technology but rather governmentregulations and information vulnerability. HIPPA is the government's attempt to protect patient's information yet this only addresses traditional record handling. The main threat is from the evolving security issues. Many medical offices and facilities have multiple areas of information security concerns. Physical security is often weak, office personnel are not always aware of security needs and application security and transmission protocols are not consistently maintained. Health insurance needs and general financial opportunity has created an emerging market in medical identity theft. Medical offices have the perfect storm of information collection, personal, credit, banking, health, and insurance. Thieves have realized that medical facilities have as much economic value as banks and the security is much easier to crack. Mostly committed by insiders, medical identity theft is a well-hidden information crime. In spite of its covert nature, the catastrophic ramification to the victims is overt. This information crime involves stealing patients' records to impersonate the patients in an effort of obtaining health care services or claiming Medicare on the patients' behalf. Unlike financial identity theft, there is a lack of recourse for the victims to recover from damages. Medical identity theft undermines the quality of health care information systems and enervates the information security of electronic patient record.

文献2

作者：崔娟莲，王亚平．

题目：医疗安全之"墨菲定律"和"海恩法则"．

出处：医学与哲学，2012, 33(12B): 1-26.

摘要：医疗安全既是医学专业问题，也是人文社会问题。保证医疗安全，避免医疗意外、差错、事故的发生，是医务工作者的主要职责和面临的重大课题。"墨菲定律"和"海恩法则"是安全产生领域的重要安全法则，它揭示了事故发生的偶然性与必然性。本文结合"墨菲定律"和"海恩法则"探讨医疗安全问题，认为医疗安全问题是无法避免的，但又是可以预防的，这一看似矛盾的命题，给我们深深的思索和无穷的启迪。

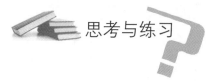 思考与练习

1. 医学信息安全问题有哪些原因和危害？

2. 信息系统安全保障的目标是什么？

3. 举例说明什么是海恩法则？

4. 举例说明什么是墨菲定理？

5. 医学信息系统安全保障的定义是什么？分为哪几个阶段。

6. 信息安全保障评估的定义是什么？

7. 简述信息系统安全保障评估的基本流程

8. 在2011年版的《卫生行业信息安全等级保护工作的指导意见》中，要求哪些重要卫生信息系统安全保护等级原则上不低于第三级？

9. 卫生行业信息安全等级保护工作的意义是什么？

10. 如何根据副作用风险的大小对医学信息系统进行分类？

第五章

医学信息伦理

学习目的

了解伦理学的定义、伦理和道德的关系和伦理学的基本类型；了解生命伦理学的定义、基本原则和内容层面；掌握信息伦理学的概念，了解信息伦理学产生的背景；掌握信息伦理的概念、信息伦理的结构、解决信息伦理问题的模式；掌握隐私、保密和数据共享的概念；掌握伦理角度的隐私和保密、数据共享的基本原则；理解医学信息相关人员承担的伦理义务和医学信息伦理守则；了解医学信息伦理的相关对策。

学习重点

信息伦理学的概念；信息伦理的概念、信息伦理的结构、解决信息伦理问题的模式；隐私、保密和数据共享的概念；伦理角度的隐私和保密、数据共享的基本原则。

第一节　伦理学、生命伦理学、信息伦理学

一、伦理学

（一）伦理学的定义

伦理学（Ethics）也称为道德哲学或道德学，是对人类道德生活进行系统思考和研究的学科，是关于道德问题的理论，是研究道德的产生、发展、本质、评价、作用以及道德教育、道德修养规律的学说。伦理学主要界定人们在不同环境中行动的对错。它试图从理论层面建构一种指导行为的法则体系，即"我们应该怎样处理此类处境""我们为什么且依据什么这样处理"，并且对其进行严格的评判。

（二）伦理和道德的关系

道德是社会与自然一切生存与发展的利益关系中，善与恶的行为规范及其相应的心理意识与行为活动的总和。

伦理学所研究的道德，作为社会意识形态之一，是通过一定社会经济关系为基础的社会物质生活条件来反映的；伦理则是通过善与恶、权利与义务、理想与使命，即人们的行为准则等一切范畴和体系来反映的。

道德是主观法，指个人的道德；伦理则是客观法，指客观的关系，指家庭、市民社会与国家等伦理实体。

（三）伦理学的基本类型

1. 元伦理学

元伦理学，有时称形式主义伦理学或科学主义伦理学。它认为伦理学是研究伦理术语（如"善""应当""正当"等）的意义和道德判断的逻辑及道德语言的结构和功能的科学；它否定传统伦理的经验主义或理性主义方法，主张用逻辑实证分析原则来分析道德，使伦理学成为像数学和逻辑学那样的"科学"。1903年摩尔发表的《伦理学原理》宣告了元伦理学（Metaethics）的诞生。

元伦理学对传统的批判强调道德语言和概念的研究，从而在使伦理学日益严密及科学化方面有积极的作用，但它否定道德的客观内容，难免走向主观主义和相对主义之中。

2. 美德伦理学

美德伦理学，是以品德、美德和行为者为中心的伦理学。在美德伦理学中，主要的、基本的目的则是成为善良人。20世纪60年代以来，脱离规范伦理学而企图独撑伦理学大厦的元伦理学开始走下坡路，代之而起的，一方面是以罗尔斯的《正义论》为代表的传统伦理学的复兴；另一方面则是反对规范伦理学的所谓美德伦理学（Virtue Ethics）的复兴。

美德伦理学以"我应该是什么样的人"为中心。美德伦理学家认为：做具有美德的人比做符合道德规范的事更为根本、更重要、更具有决定意义。因为人们如果没有美德，那么再好的道德规范也不可能被遵守，因而也就等于零。

3. 规范伦理学

规范伦理学（Normative Ethics）是关于义务和价值合理性问题的一种哲学研究。直至元伦理学在20世纪出现以前，规范伦理学一直都是西方伦理学的基本理论形式。规范伦理学的任务在于说明，人本身应遵从何种道德标准才能使行为做到道德上的善。

规范伦理学又被区分为两种不同的理论：目的论伦理学和非目的论伦理学。目的论伦理学（如"功利主义伦理学"）坚持一种行为是否道德，取决于该行为的结果。在这个意义上，目的论伦理学又称为结果论伦理学。非目的论伦理学（如"义务论伦理学"）则坚持一种行为是否道德，受其结果以外的东西决定。在这个意义上，非目的论伦理学又称为非结果论伦理学。

规范伦理学与元伦理学的区别在于：规范伦理学力求为人们的道德行为确立各种原则与规范，并从理论上或经验上证明其正当性和合理性；元伦理学立足于"严密的科学逻辑基础"，分析伦理学的各种概念、判断及命令表达的逻辑关系和功能，研究伦理学的语言意义。

二、生命伦理学

（一）生命伦理学的定义

生命伦理学是在跨学科和跨文化条件下应用伦理学方法探讨生命科学和卫生保健中伦理问题的一门学科。

生命伦理学着重探讨应该做什么和应该如何做，即个人层次的行动和机构层次的行动，包括政策和立法。

所以生命伦理学是生命科学和卫生保健领域政策和立法的基础。

（二）生命伦理学的产生原因和发展因素

1. 生命伦理学的产生原因

生命伦理学之所以产生于20世纪六七十年代，与第二次世界大战末期以及以后出现的三大事件密切相关。

第一是1945年广岛的原子弹爆炸。制造原子弹本来是许多科学家向美国政府提出的建议，其中包括爱因斯坦、奥本海默等人。他们的本意是想早日结束世界大战，以免旷日持久的战争给全世界人民带来无穷灾难。但是，他们没有预料到原子弹的爆炸会造成那么大的杀伤力，而且引起的基因突变会世世代代遗传下去。数十万人的死亡，许多受害人的家庭携带着突变基因挣扎着活下去，使许多当年建议制造原子弹的科学家改变了态度，投身反战和平运动。

第二是 1945 年在德国纽伦堡对纳粹战犯的审判。接受审判的战犯中有一部分是科学家和医生，他们利用集中营的受害者，在根本没有取得受害者本人同意的情况下对他们进行了惨无人道的人体实验，例如，在冬天将受害者剥光衣服在露天冷冻，观察人体内因冷冻引起的变化。更令人气愤的是，日本军国主义的"731"部队所进行的实验，由于美国政府急需细菌战人体实验资料而包庇下来，军国主义罪犯并没有被送上国际法庭。

第三是人们突然发现，在寂静的春天，人们看不到飞鸟在苍天游弋，鱼儿在江川腾越。1965 年，Rachel Carson 的《寂静的春天》一书向科学家和人类敲响了环境恶化的警钟，世界范围的环境污染威胁着人类在地球的生存以及地球本身的存在。当时揭露的主要是有机氯农药大量使用引起的严重后果，人们只考虑到有机氯农药急性毒性较低的优点，但忽略了它们的长期蓄积效应，结果使一些物种濒于灭绝，食物链发生中断，生态发生破坏，人类也受到疾病的威胁。

这三大事件迫使人们认识到，对科学技术成果的应用以及科学研究行动本身需要有所规范，这推动了科学技术伦理学的产生和发展。

2. 生命伦理学的发展因素

除了上述三大事件的大背景外，推动生命伦理学发展的因素还有以下方面：

（1）生物医学技术的进步使人们不但能更有效地诊断、治疗和预防疾病，而且有可能操纵基因、精子或卵子、受精卵、胚胎以至人脑和人的行为。这种增大了的力量可以被正确使用，也可以被滥用，对此如何进行有效的控制？而且这种力量的影响可能涉及这一代（如对生殖细胞的基因干预），也可能涉及下一代和未来世代。当这一代人的利益与子孙后代的利益发生冲突时怎么办？目前人们最担心的可能是对基因的操纵和对脑的操纵。这两方面的操纵可能都会导致对人的控制，以及对人的尊严和价值的侵犯。例如，是否允许人们通过改变基因来选择自己喜欢的性状，甚至为后代选择自己喜欢的性状？是否允许人们通过在脑内插入芯片来增强记忆和加速处理信息的能力？

（2）由于先进技术的发展和应用，人类干预了人的生老病死的自然安排，甚至有可能用人工安排代替自然安排，这将引起积极的和消极的双重后果，导致价值的冲突和对人类命运的担心。例如，现代的生殖技术一方面可用于避孕，另一方面也可以解决不育问题，那么，已经离异（单亲家庭）、不想结婚（同居者）、同性恋者以及过了生育期的男女是否可以利用辅助生殖技术？一个社会，如果大多数成员都是用辅助生殖技术产生，那会怎样？

（3）全世界蔓延的艾滋病向一些传统观念和现存的医疗卫生制度提出了严峻挑战。艾滋病在不少国家已经成为民族灾难，许多原来发病率较低的国家也很快进入了发病率快速增长期。全世界艾滋病感染者现在已经达 4 000 万人，而妇女、儿童在艾滋病面前更为脆弱。在预防和治疗艾滋病的层面以及有关防治艾滋病政策层面，都存在着一系列的伦理问题。国家是否有义务向艾滋病提供治疗？个人是否有义务改变自己的不安全行为？非感染者和社会是否有义务援助而不歧视艾滋病患者和感染者？对许多妨碍艾滋病防治的行动和做法是否应该用立法方式加以制止？

（4）医疗费用的大幅攀升导致卫生制度的改革。由于技术含量的提高以及市场化消极面的影响，促使医疗费用在全世界大幅攀升，严重冲击许多国家的公费医疗制度。各国都在改革卫生医疗制度，寻找让公民既负担得起又相对有效的医疗制度。但是这些改革提出了许多伦理问题，例如，在改革过程中，政府的卫生政策如何能够做到公正、公平？如何不致影响传统的互相信任的医患关系？医疗机构、医务人员与公司怎样协调关系才不致引起严重的利益冲突？发生的医疗纠纷如何能做到不致两败俱伤？

（5）丑闻的揭露和民权运动的高涨。在各国的医疗和研究工作中，违反伦理的事件总是存在的。对这些事件的揭露和思考，也推动了生命伦理学的发展。

（三）生命伦理学的基本原则

1. 有利原则

卫生保健工作应该维护和促进患者的健康、利益和福利。有利（Beneficence）原则包括"不伤害"（Nonmaleficence）的反面义务（不应该做的事）和"确有助益"的正面义务（应该做的事）。

2. 尊重原则

尊重患者的自主（Autonomy）权、知情同意（Informed Consent）权、保密（Confidentiality）权和隐私（Privacy）权。

3. 公正原则

对患者应该公平对待，不分性别、年龄、肤色、种族、身体状况、经济状况或地位高低，决不能进行歧视。希波克拉底誓言中有"无论至于何处，遇男或女，贵人及奴婢，我之唯一目的，为病家谋幸福"的内容。古代大医家孙思邈说："若有疾厄来求救者，不得问其贵贱贫富，长幼妍媸，怨亲善友，华夷愚智，普同一等，皆如至亲之想"（《大医精诚》）。

4. 互助原则

每个人都生活在与其他人的关系之中。必须与其他人团结互助，才能够生存发展，社会各成员才能和睦共处，社会才能稳定发展。个人、集体、社会的利益要兼顾，这一代人的利益与下一代或未来世代的人的利益要兼顾。医疗卫生资源有限，即使在同一病房，不同的医护人员和不同的患者都应该互相照顾、互相帮助。

（四）生命伦理学的内容层面

生命伦理学是一门应用规范伦理学。其主要内容有五个层面。

1. 理论层面

例如，后果论与道义论这两种最基本的伦理学理论在解决生命科学和医疗保健中的伦理问题时的相对优缺点如何，德性论、判例法和关怀论（尤其是女性主义关怀伦理学）的地位如何，伦理原则与伦理经验各起什么样的作用等。

2. 临床层面

各临床科室的医务人员每天都会面对临床工作提出的伦理问题，尤其是与生死有关的问题，例如，人体器官移植、辅助生殖、避孕流产、产前诊断、遗传咨询、临终关怀等问题。

3. 研究层面

从事流行病学调查、临床药理试验、基因普查和分析、干预试验以及其他人体研究的科学家都会面临如何尊重和保护受试者及其亲属和相关群体的问题，同时也有如何适当保护试验动物的问题。

4. 政策层面

应该做什么以及应该如何做的问题不仅发生在个人层次，也会发生在机构层次。医疗卫生改革、高技术在生物医学中如何应用和管理都涉及政策、管理、法律问题，但其基础是对有关伦理问题的探讨。

5. 文化层面

任何个人、群体和社会都有一定的文化归属，文化也影响哲学和伦理学，当然也会影响生命伦理学。如在某一文化环境中提出的伦理原则或规则是否适用于其他文化，是否存在普遍伦理学或全球生命伦理学，伦理学普遍主义或绝对主义以及伦理学相对主义是否能成立等。

三、信息伦理学

（一）信息伦理学的定义

信息伦理学是研究涉及信息开发、信息传播、信息的管理和利用等方面的伦理要求、伦理准则、伦理规约以及在此基础上形成的新型的伦理关系的学科。

（二）信息伦理学产生的背景

随着数字电子媒介的蓬勃兴起、计算机与国际互联网的日益普及以及种种信息处理技术的不断发展和应用，各种不断涌现的信息技术正在迅速地影响和改变着我们传统的认知渠道、思想观念和生活方式。信息化带给我们的不仅仅是一种技术层面的影响，它同时也以技术负载伦理的方式对社会产生广泛而深远的文化层面的影响，因为表层的技术所掩盖的恰恰是深层的人与人之间的关系。为了满足信息社会的伦理需要，作为信息技术与伦理学交叉学科的信息伦理学（Information Ethics）应运而生[43]。

信息伦理学是由信息学、计算机科学、哲学、社会学、传播学和传统伦理学等学科相互交叉、融合，在信息技术和信息社会的土壤中产生的。它以传统伦理学的基本理论为基础，研究现代迅猛发展的信息技术在当代社会中产生的伦理问题。它涉及信息开发、信息传播、信息管理和利用等方面的伦理要求、伦理准则、伦理规约以及在此基础上形成的新型的伦理关系。自20世纪70年代美国沃尔特·曼纳（Walter Maner）教授首先提出并使用了"计算机伦理学"这个术语以来，信息伦理学一直受到发达国家学者的重视。

信息伦理学的研究是全球性的。各个国家的反映本国国情的信息伦理都能够在本国内起到有效的规范作用，但它未必能为处于不同文化背景的其他国家的人们所接受。信息伦理尽管是一种新伦理，但它的出现却并不意味着传统伦理的断裂，而是传统伦理在以信息技术为基础的现代社会中的发展。

（三）信息伦理的定义

信息伦理又称信息道德，它是调整个人和个人之间以及个人和社会之间信息关系的行为规范的总和。

信息伦理不是由国家强行制定和强行执行的，是在信息活动中以善恶为标准，依靠人们的内心信念和特殊社会手段维系的。

网络伦理和计算机伦理是信息伦理最为重要的组成部分。

（四）信息伦理结构

信息伦理结构的内容可以概括为两个方面和三个层次。

1.信息伦理结构的两个方面

（1）主观方面

信息伦理结构的主观方面指人类个体在信息活动中以心理活动形式表现出来的道德观念、情感、行为和品质，如对信息劳动的价值认同，对非法窃取他人信息成果的鄙视等，即个人信息道德。

（2）客观方面

信息伦理结构的客观方面指社会信息活动中人与人之间的关系以及反映这种关系的行为准则与规范，如扬善抑恶、权利义务、契约精神等，即社会信息道德。

2.信息伦理结构的三个层次

（1）第一层次

信息伦理结构的第一层次是信息道德意识，包括与信息相关的道德观念、道德情感、道德意志、道德信念、道德理想等。

（2）第二层次

信息伦理结构的第二层次是信息道德关系，包括个人与个人的关系、个人与组织的关系、组织与组织的关系。

（3）第三层次

信息伦理结构的第三层次是信息道德活动，包括信息道德行为、信息道德评价、信息道德教育和信息道德修养等。

（五）信息伦理问题

信息伦理问题主要包括：

1.信息生产中的伦理问题：包括信息正确性、知识产权保护、知识和信息的共享等。

2.信息搜集与组织中的伦理问题：包括信息审查制度、知识自由等。

3.信息传播中的伦理问题：包括信息获取的自由与平等、隐私和保密、误传信息等。

（六）互联网信息伦理问题和原因

1.互联网信息伦理问题

随着个人、企业、政府及其他社会组织在互联网上的各类活动迅速增加，活动过程中所产生的伦理问题也在不断增加。这些问题不但涉及个人行为主体，也涉及包括企业、政府在内的组织行为主体。这些伦

---

[43] 曹淑霞.信息伦理学研究的现状及其思考.现代情报，2005，(12): 39-41.

理问题大致可以划分为两大类，一类是违反法律的行为，另一类是尚未突破法律底线但却属于不道德的行为。法律条文对于前者一般有比较明确的界定，但是对于后者的界定却常常比较模糊，甚至存在争议。

目前，互联网的伦理问题主要有网络黑客、网络病毒、侵犯知识产权、侵犯个人隐私、人肉搜索、网络谣言和诽谤、网络欺诈、网络洗钱、网络色情、网络出位炒作、网络游戏、网络水军、网络语言粗俗偏激、网络造新词等。随着互联网的发展，还会出现新的问题。

2. 互联网信息伦理问题产生的原因

计算机与互联网技术的出现使传统社会的伦理价值观念面临空间的挑战，互联网打破了不同地区、不同国家人们之间的空间隔离，以血缘、亲缘、地缘或近距离业缘关系为基础的传统社会结构正在逐渐瓦解，不同的文化传统、道德观念在互联网世界里同时呈现，相互作用，逐渐趋同。

互联网信息伦理问题产生的原因可以从两个方面来分析，一是互联网伦理是人类社会长期以来一直经受的伦理考验在新兴网络环境中的投射，它与具体技术无关，而是由人的社会性活动中固有的利益和价值取向的冲突所决定的；二是由互联网自身发展的特点和外在约束机制的不健全性造成的，包括网络世界的虚拟性易于滋生大量反道德行为，网络世界的开放性使伦理主体无所适从，立法滞后导致对网络不良行为的约束不力。

3. 解决互联网信息伦理问题的模式

（1）信息自律

自律的最基本形式就是大家普遍遵守的网络礼仪（Netiquette）。随着网络社会的成长和约束机制的成熟，出于功利主义考虑、义务责任或本能美德的伦理诉求，人们将会重新回归人类最基本的伦理价值轨道。

（2）伦理守则（Codes of Ethics）

即制定各个行业的信息伦理守则，针对各自不同的业务活动制定专门的伦理守则以约束各个机构、组织、企业人员的信息行为。

（3）技术手段

即通过过滤软件、分级系统等信息技术手段来维护健康的信息环境。

（4）信息立法

法律是伦理的底线，对于突破人类伦理底线的行为，需要依靠法律加以惩戒。通过立法来规范人们在信息活动中的行为，有助于保障正常的网络信息交流秩序。

第二节　医学信息学中的伦理问题

一、隐私、保密和数据共享

（一）隐私和保密

1. 定义

隐私（Privacy）是一种与公共利益、群体利益无关，当事人不愿他人知道或他人不便知道的个人信息，当事人不愿他人干涉或他人不便干涉的个人私事，以及当事人不愿他人侵入或他人不便侵入的个人领域。

保密（Confidentiality）：保护秘密（隐蔽不为人知的事情或事物）不被泄露。

2. 对隐私和保密的威胁的主要来源

在医学诊疗过程中，对隐私和保密的威胁主要来自：第三方付款人、雇主、掌握数据者，这些人会考虑其自身的经济利益；间接参与患者护理的工作人员，这些人可能出于好奇或勒索的心理；黑客，或者通过网络或其他方式对信息进行复制、删除、更改的人，这些人往往居心叵测。

（二）数据共享

1. 数据共享概述

数据是人类及全社会共有的财富，应通过分级、分类有条件地向社会公开，实现共享。医学科学数据既是医学科学研究的成果，又是一种重要的研究资源。医学科学数据的共享能使研究结果加速转化为医学知识、医疗产品、流程及可以考核的成果，提高医学科学数据资源的利用率，促进人类健康和社会发展[44]。

科学数据共享的目的之一是为了避免科学数据重复投资开发，提高现有科学数据资源的利用率，但实际应用中又表现出伦理的二重性。医学科学数据的共享并不排斥医学科学数据的保密，而保密也不是拒绝共享的理由。

信息技术的发展使医学科研数据的保护界限越来越模糊。哪些是合理使用，哪些是受知识产权保护的权利，哪些是不受保护的范畴，它们之间存在着一条不明显的界限。恰当地解决伦理学问题有助于医学科学数据共享向着健康有益的方向发展。

2. 数据共享的原则

（1）共享是原则，不共享是例外。

（2）既要鼓励创新又要保护知识产权，更应对医学科学数据的共享和知识产权保护这一矛盾做出伦理决策。

（3）应该在平等互利、成果共享、保护知识产权、尊重国际惯例的原则下，一方面通过国际合作，充分利用全球医学科学数据资源，解决健康、社会发展中的重大问题；另一方面，要充分警惕合作过程中潜在的国家安全等隐患。

3. 案例分析

2013 年 4 月 24 日，《自然》（Nature）杂志发表社论，赞扬中国应对疫情速度，称中国应对 H7N9 禽流感疫情的行动是"典范性的"。

这篇题为《与禽流感之战》的文章说，中国在 2013 年 3 月中旬仅凭少数肺炎病例就意识到疫情异常，"这已经令人钦佩"；疫情发生后，中国反应迅速，在及时报告和分享相关数据方面表现出的开放性也值得称道。

《自然》杂志说，中国早在 3 月 31 日就向 WHO 通报了这次疫情，距首例患者发病仅 6 周时间。同日，中国公布了从 3 名患者体内提取的新病毒的基因测序结果，并被"全球共享禽流感数据倡议"（the Global Initiative on Sharing All Influenza Data, GISAID）组织数据库认证。

GISAID 组织建立于 2006 年 8 月 24 日，是由全世界一些权威的医学科学家组建，该组织致力于改善流感数据的共享。为了增加透明性，该组织书写了一份提议，该提议以通信信件的形式发表在《自然》杂志上。共有包括 7 位诺贝尔奖得主在内的超过 70 位顶尖科学家签署了这份协议。

GISAID 组织提供了一个包含可以让公众免费访问的数据库的平台。

GISAID 组织数据库的用户必须注册，并且同意共享他们自己的数据，尊重他人的数据，共同分析数据并合作发表文章，并且保持从数据获得的新技术可以让所有人使用从而使新技术不仅可以用来进行研究工作，而且可以用来开发诊断试剂或疫苗。

GISAID 组织是一个促进以更透明的方式共享流感数据的科学家国际联盟。更多的透明性和更及时的序列信息共享一直是许多研究者和支持者的目标。

GISAID 平台跨越国家和科学学科，其领导者由兽医学、人类医学、生物信息、流行病学和知识产权学等不同学科背景的人组成。这种交叉学科的努力提供了一种新的通信和共享信息的手段。

美国财政部已经接受了 GISAID 组织提出的申请，至此确立了 GISAID 组织是一个美国注册免税的非盈利性组织。

在其他各领域，GISAID 组织享有特别的、独立的筹款方式，以满足该组织的短期、中期及长期的资金需求，如自主捐赠。

GISAID 已经得到了广泛的国际支持，其目的是为使人们更好地理解流感病毒的传播、进化、遗传及发病机制。

GISAID 组织也致力于为发展中国家的科学研究和潜在流感流行病疫苗的开发提供更好的数据支持，

---

[44] 曹新明 . 知识产权制度伦理性初探 . 江西社会科学 , 2005, (7): 39-40.

从而减小其对国外援助的依赖。这为未来的行动树立了一个良好的典范。

中国还与 WHO 共享了全部测序结果，与该组织和其他实验室共享了活体病毒。这使科学家能够及时识别病毒的变异情况，追踪其来源并寻找关键的诊断方法。

二、医患关系的数字化现象

随着信息技术应用于医学领域的不断深入，医患关系也更加陷入了医学技术主义所导致的医患关系冷漠的困境中。

医生似乎面对的不再只是患者而更多的是计算机，使本来已经处于困境的医患关系更加雪上加霜。例如，在许多大型综合性医院，面对排的长长的门诊队伍，医院为了提高效率和规范治疗而开发了门诊诊疗系统。医生可以直接在计算机上书写每个患者的病情，给患者开药，制作电子病历并打印。但这样一来医生就没更多的有时间精力对患者进行问诊，倒像是在做计算机作业和熟悉系统应用。许多患者竟然想不起来给自己看病的医生长什么样。在住院区，医生每天都要花大量时间精力书写电子病历，而忽视了查房的重要性。医生摒弃了感情，把患者当作客体来审视，不能深切体会到患者的痛苦。信息化技术使医患关系的物化进一步走进了没有人文精神润泽的、贫瘠的、被冷冰冰的物所包围的困境。

中医学讲求"望闻问切"。"望闻问切四字，诚为医之纲领（《古今医统》）"。"望而知之者，望见其五色，以知其病。闻而知之者，闻其五音，以别其病。问而知之者，问其所欲五味，以知其病所起所在也。切脉而知之者，诊其寸口，视其虚实，以知其病，病在何脏腑也（《难经》）"。西医学中有"医生五感"（Five senses of the doctor）的说法，即视（sight, ophthalmoception）、听（hearing, audioception）、尝（taste, gustaoception）、闻（smell, olfacoception）、触（touch, tactioception）。

在医学诊疗过程中，实验室检查永远不能完全替代认真、仔细、全面的观察。信息技术和信息系统在临床上的应用，能够有效地降低成本、减少差错，拉近医患之间的"物理距离"，但不能增加医生和患者之间的"心理距离"。

医学信息学，像其他医学专业一样，从伦理学角度强调要注意各种医学信息行为是否适当、是否体面、是否正确。

医学的发展已经离不开信息化技术的支持。应以一种现实的态度和超前的意识来重视医学信息化条件下的伦理建设；应该把是否有利于医学信息化的发展和是否有利于提高人类健康水平作为判断道德合理性的标准。不管信息技术如何发展，医学信息化水平如何提高，医生都要保持对生命的敬畏感，把人的价值放在第一位。医学信息化是一个长期发展，不断完善的过程，只有符合医学伦理学原则的医学信息化，才具有现实的生命力。

第三节　解决医学信息伦理问题的相关对策

信息技术的应用不仅给医学带来了新的认知渠道、思想观念和工作方式，同时也不可避免地给医学界提出了许多新的伦理问题[45]。医院是隐私侵权的密集领域，一方面医院要考虑效率，另一方面医院也应该考虑在信息化过程中如何保护患者隐私权不被侵害。信息化意味着更快的传播和公开，而这一点与医学伦理要求保守患者的个人隐私相互矛盾。解决医学信息伦理问题的相关对策包括技术规范、系统评估、教育培训、制度约束和法律保障五个方面。

一、技术规范

医学信息化固然带来诸多的伦理问题，但通过规范的管理，这些问题是可以解决的。医院一方面通过

---

[45] 马格，杨放，常运立. 医学信息化伦理问题初探. 中国医学伦理学，2008, (3): 125-127.

使用过滤软件、分级系统来维持健康的信息环境，做好网络管理工作；通过软硬件技术，尽量将木马、病毒挡在内网外，时时监控网络入侵的破坏；另一方面对医院内患者信息的查阅要分级进行。应根据医院内固定的工作流程和要求，对有必要接触患者信息的人员设定工作权限；同时对患者的信息依据敏感程度进行分级，如患者的家庭地址、联系电话等基本信息，应与其诊疗信息分离。基本信息应严格查阅权限，做到负责诊疗的部门或人员看不到患者的基本信息，而负责联系患者的部门及人员也看不到患者的诊疗信息等。

二、系统评估

对医学信息系统必须进行安全性和有效性的评估，对其完成设计功能时能否在可接受的时间和成本范围内进行评价。系统评估过程中，通常需要回答以下问题：

1. 系统是否按设计运行？
2. 系统是否按预期使用？
3. 系统是否产出预期结果？
4. 系统是否比先前被替换的系统运行得更好？
5. 系统的成本效益是否满意？
6. 使用者接受培训的效果如何？
7. 对于部门交互，系统的可预期的、长期的效果如何？
8. 系统在医疗护理服务过程中的长期效果如何？
9. 系统对于医疗机构的管控是否产生了影响？
10. 医院信息系统在实际情况中还有那些影响？

三、教育培训

伦理学的教育和培训对象、内容、形式多种多样。

（一）教育培训的对象

在医学信息系统的需求分析、选型、设计、研发、销售、供应、使用、维护过程中，参与的人员包括：医护人员、医疗机构管理者、第三方付费者、政府部门工作人员、医药领域研究人员、患者、系统研发和维护人员、供应商等。在医学信息化环境中，不同种类的人员具有不同的信息伦理义务。

（二）教育培训的内容

医学信息伦理的教育培训内容主要包括：隐私、保密、数据共享、网络行为规范；责任、诚信与职业道德；医学信息系统的功能和质量标准；风险和局限性；误用、滥用和拒用的防范；医患关系。

（三）教育培训形式信息化、多样化

应不遗余力的加大教育力度，利用信息技术化解或避免医患纠纷或伦理问题。可以将医学临床或科研遇到的医学伦理问题以虚拟游戏场景的形式进行展现，在模拟的伦理场景、境遇中接触、处理伦理问题，增加感性认识。还可以在医院的信息化系统特别是医院管理信息化系统中加入提示，提醒医生面对患者要问候，多沟通、谈话等。利用互联网开展医学信息伦理知识的普及教育。

四、制度约束

目前医学的伦理道德规范已经比较成熟，但用于指导具有信息化背景的医学伦理问题显然有些苍白无力。而信息伦理的道德规范还处于研究探讨中，成形的规范也还比较零散、不系统，特别是可用于医学信息化的伦理规范就更少。只有提供了伦理准则，医学界才能比较容易地做出是非评判。

2011 年，美国健康信息管理协会（the American Health Information Management Association）提出了《健康信息管理职业道德守则》（Code of Ethics）。其主要内容有：

1. 在使用和披露信息过程中，倡导、坚持、捍卫个人的隐私权利和保密原则。

2.把服务和他人的健康和福利放在自身利益之前，在专业实践中修炼自己，以便给自己、同事以及卫生信息管理专业带来荣誉。

3.保存、保护以任何形式或媒体存在的个人健康信息，保障其安全，以最高的重视程度保守以官方身份获得的、具有保密性质的健康信息和其他信息，同时考虑到适用的法规和规章。

4.拒绝参与或掩盖不道德的行为或程序，并报告这样的做法。

5.通过继续教育、研究、出版物和演示文稿促进健康信息管理知识水平和实践能力。

6.招募和指导学生、同行和同事以发展和加强专业队伍。

7.以积极的态度向公众表现本行业。

8.无论是被任命还是被选举，都能够深感荣耀地执行卫生信息管理协会的职责，并保守通过官方身份知晓的特权信息。

9.如实、准确地陈述个人资历、专业学历和经历。

10.在支持健康信息实践的情况下促进跨学科合作。

11.尊重每个人的固有尊严和价值。

五、法律保障

无论是信息伦理还是医学伦理更趋向于软性控制手段。但在医学信息化问题上，许多情况更复杂，后果更严重，仅靠伦理手段将显得软弱无力。如果将一些成熟的、共性的伦理规范适时转化为法律法规，就可以构筑一道安全底线，有力的打击、威慑造成严重后果的人，为医学信息化创造较好的内外部环境。

伦理和法律有明显的区别。伦理考虑的是：什么是好的或有功用的，以更高的标准衡量哪些行为是理想或正确的；法律的原则用于处理人类本性中的不足和欠缺以及个人或群体的差强人意的行为。

伦理提供理念上的工具来评价和指导道德决策；法律直接告诉人们在不同的环境下，如何去做、什么样的事情不要做，为那些未按照法律形式的人们提供去补偿或受惩罚的方法。

文献导读

文献1

作者：Schwartz PH, Meslin EM.

题目：The ethics of information: absolute risk reduction and patient understanding of screening.

出处：Journal of General Internal Medicine, 2008 Jun; 23(6): 867-70. doi: 10.1007/s11606-008-0616-y. Epub 2008 Apr 18.

摘要：Some experts have argued that patients should routinely be told the specific magnitude and absolute probability of potential risks and benefits of screening tests. This position is motivated by the idea that framing risk information in ways that are less precise violates the ethical principle of respect for autonomy and its application in informed consent or shared decision-making. In this Perspective, we consider a number of problems with this view that have not been adequately addressed. The most important challenges stem from the danger that patients will misunderstand the information or have irrational responses to it. Any initiative in this area should take such factors into account and should consider carefully how to apply the ethical principles of respect for autonomy and beneficence.

文献2

作者：龙艺，田宗远，陈龙.

题目：现代医学信息化中的伦理问题研究.

出处：中国医学伦理学，2013，26(3)：279-281．

摘要：医学信息化技术广泛地应用于现代医疗各个环节之中，其具有高效、私密和功利性等特征，同时也产生了一些伦理问题。这些伦理问题折射了部分医务工作者对此缺乏足够的重视、对信息化技术的特点缺乏应有的认识、医疗机构对此缺少防范技术和监管等问题。对于信息技术所导致的伦理问题，应当从加强立法、强化和规范医院的管理、加强医疗机构和医务工作者的教育等方面抓起，化解现代医学信息化中的伦理问题。

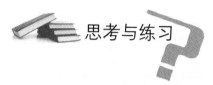 思考与练习

1. 伦理学有哪几种基本类型？

2. 生命伦理学的基本原则是什么？

3. 生命伦理学主要内容的五个层面是什么？

4. 什么是信息伦理学？

5. 什么是信息伦理？

6. 简述信息伦理结构。

7. 信息伦理方面主要存在那些问题？

8. 解决互联网信息伦理问题的模式是什么？

9. 美国健康信息管理协会 2011 年发布的《伦理守则》有哪些具体内容？

第六章

医学信息法律

 学习目的

了解法律、法规、规章的定义和相互关系；了解信息法律的定义和主要内容；了解信息法律和信息政策关系；了解信息法学的定义；掌握信息法律关系；了解信息法律的主要内容；掌握隐私权的定义、主体和客体、涉及的权利；了解隐私权的内容；掌握证据的定义和种类；了解签名的用意和功能；了解数据电文的定义；掌握电子签名的相关概念和可靠的电子签名应符合的条件；理解远程医疗的法律关系与法律责任；了解《HIPAA》和《HITECH法案》的目标和作用；了解医学信息相关法律及其条款。

 学习重点

信息法律关系、信息法律主要内容；隐私权的定义、主体和客体、涉及的权利；证据的定义和种类；电子签名的相关概念和可靠的电子签名应符合的条件。

第一节　法律和信息法律

一、法律

（一）法律的定义

法律是一套由社会机构强制执行以控制人们行为的规则与指导方针的体系。法律由政府及其立法机构制定，用于调节人们之间的政治、经济与社会关系。

法律有广义、狭义两种理解。广义上讲，法律泛指一切规范性文件；狭义上讲，仅指全国人大及其常委会制定的规范性文件。在与法规等一起谈时，法律是指狭义上的法律。

（二）法规的定义

在法律体系中，法规主要指行政法规、地方性法规、民族自治法规及经济特区法规等。法规即指国务院、地方人大及其常委会、民族自治机关和经济特区人大制定的规范性文件。

（三）法律和法规的区别

法律和法规制定机关不同。法律的制定机关是全国人大及其常委会，法规的制定机关是国务院或地方人大等机构。

法律和法规效力层次不同，法律的效力大过法规的效力。

（四）规章的定义

规章主要指国务院组成部门及直属机构，省、自治区、直辖市人民政府及省、自治区政府所在地的市和经国务院批准的较大的市和人民政府，在它们的职权范围内，为执行法律、法规，需要制定的事项或属于本行政区域的具体行政管理事项而制定的规范性文件。

二、信息法律

（一）信息法律的定义

信息法律指在调整信息活动中所产生的社会关系的法律规范的总称。这里的社会关系主要涉及利益、权益的安全问题。

（二）信息法律的主要内容

信息法律的主要内容包括：知识产权法（专利法、著作权法、商标法等）、信息安全法、信息公开法、新闻出版与传播法、电信法、电子商务法（电子签名与数字认证法等）、有关计算机犯罪的法律等。

（三）信息法律和信息政策的关系

1.信息政策的定义

信息政策是一个国家为开发信息资源，发展信息产业，协调信息利用而采取的措施和战略。

2.信息法律与信息政策的联系

一项信息政策经过实践证明在现在的将来的一段时间内是正确的、有效的情况下，往往会以法律的形式被固定下来，即信息政策的法制化，也即信息法规的建立过程。从本质上看，信息政策与信息法律都是国家管理信息事业的调控手段，两者有着相当紧密的联系，主要体现在：

（1）信息政策是信息法律的基础，信息法律是信息政策的升华

信息政策对信息立法有指导作用，信息法律是以信息政策为内容，但不是照搬信息政策文本，而是需要把一般信息政策执行过程中出现的各种具体问题予以总结和系统化，即以法律的形式将信息政策具体化、规范化和定型化。因此可以说，信息法律是信息政策的一种特殊形式。信息政策一旦形成法律，即成为所有公民在信息活动领域必须遵循的行动准则。由于信息法律是以信息政策内容为根据的，所以信息法律和信息政策在本质和内容上不存在任何矛盾。

（2）信息政策受到信息法律的制约

在信息法律条文中应规定信息政策的制定机构和制定过程，信息政策可能造成的负面效应应当受到法律的控制。另外，信息政策只有借助于法律才能更为有效地予以实施。

3.信息政策与信息法律的区别

信息政策代表的是政治组织的利益和意志，一般是采取行政控制的手段，不具备强制力的属性；信息法律代表的国家利益和意志，是一种法律手段，具有强制力的属性。

信息政策具有一定的动态性和针对性，其作用和作用时效一般比信息法律要小，而信息法律具有相当的稳定性。

信息政策的基本功能是导向，信息法律的基本功能是制约。信息法律通过合理准确地规定信息主体和对象的具体权利与义务，往往比信息政策具有更强的可操作性。

三、信息法学

（一）信息法学的定义

信息法学以研究各种信息关系和信息法规的性质、任务、体系、原则、方法以及信息立法的动向为特定对象的学科。

（二）信息法学的研究内容

信息法学主要研究信息法的基本属性、表现形态、信息法律关系和信息法的规范。

1. 信息法的基本属性

信息法的基本属性包括信息物质的反应性、信息运动的传递性、信息客体的确定性。

2. 信息法的表现形态

信息法的表现形态包括物质形态信息关系和非物质形态信息关系。前者有计算机、电视、温度计以及各种自动化仪器和仪表等，这些信息形态人们称之为硬件形态信息关系。后者有设计、运筹、计划、情报、决策、指令、工作程序、工艺流程等，这些信息形态人们称之为软件形态信息关系。

3. 信息法律关系

信息法律关系包括信息占有、信息流通和信息消费的法律关系。

（1）信息占有关系

信息占有关系的主体分为个人、组织或国家。无论是哪一种形式的占有关系，其同其他产品一样，都具有一定的价值。

（2）信息流通关系

在产品生产的条件下，专利的使用、科学技术的咨询、知识的传授等，都是属于信息流通关系的活动形态。

（3）信息消费关系

信息的消费关系是指对信息的使用。

4. 信息法的规范

国家为了调整和保护各种信息关系，不断扩大信息立法范围。

第二节　隐　私　权

一、隐私权的定义

隐私权是指自然人享有的私人生活安宁与私人信息秘密依法受到保护，不被他人非法侵扰、知悉、收集、利用和公开的一种人格权，而且权利主体对他人在何种程度上可以介入自己的私生活，对自己的隐私是否向他人公开隐私以及公开的人群范围和程度等具有决定权。

二、隐私权的主体和客体

隐私权的主体应为自然人，不包括法人，尤其是企业法人的秘密（实际上即商业秘密）。商业秘密不具有隐私所具有的有公共利益，群体利益无关的本质属性。

隐私权的客体是隐私。包括个人活动、个人信息和个人领域。

三、隐私权的目标

隐私权是一种基本人格权利，是存在于权利人自身人格上的权利，亦即以权利人自身的人格利益为标的之权利。隐私权的目标是保持人的心情舒畅、维护人格尊严。

四、隐私权涉及的权利

（一）隐私隐瞒权

隐私隐瞒权指权利主体对自己的隐私进行隐瞒，不为人所知的权利。

（二）隐私利用权

隐私利用权指自然人对自己的隐私权积极利用，以满足自己精神、物质等方面需要的权利。

（三）隐私维护权

隐私维护权指隐私权主体对自己的隐私权所享有是维护其不可侵犯性，在受到非法侵犯时可以寻求公力与私力救济。

（四）隐私支配权

隐私支配权指公民对自己的隐私有权按照自己的意愿进行支配。

五、隐私权的内容

（一）个人生活自由权

权利主体按照自己的意志从事或不从事某种与社会公共利益无关或无害的活动，不受他人干预、破坏或支配。

（二）个人信息保密权

权利主体有权禁止他人非法使用个人信息或个人数据，如对公民身体的隐秘部分、日记等不许偷看，未经他人同意不得强制披露其财产状况、社会关系以及过去和现在的其他不为外界知悉传播或公开的私事等。

1. 个人信息

个人信息包括：身高、体重、女性三围、病历、身体缺陷、健康状况、生活经历、财产状况、婚恋、家庭、社会关系、爱好、信仰、心理特征等。

2. 个人数据

在网络环境中，用来标识个人基本情况的数据资料称为"个人数据"。个人数据包括：

（1）个人登录的身份、健康状况

网络用户在申请上网开户、个人主页、免费邮箱以及申请服务商提供的其他服务（购物、医疗、交友等）时，服务商往往要求用户登录姓名、年龄、住址、居民身份证编号、工作单位等身份和健康状况，服务商有义务和责任保守个人秘密，未经授权不得泄露。

（2）个人的信用和财产状况

个人的信用和财产状况包括信用卡、电子消费卡、上网卡、上网帐号和密码、交易账号和密码等。个人在上网、网上消费、交易时，登录和使用的各种信用卡、账号均属个人隐私，不得泄露。

（3）个人邮箱地址

个人邮箱地址同样是个人隐私，用户大多数不愿将之公开。掌握、搜集用户的邮箱并将之公开或提供给他人，致使用户收到大量的广告邮件、垃圾邮件或遭受攻击而不能正常使用，使用户受到干扰，显然也侵犯了用户的隐私权。

（4）个人网络活动踪迹

个人在网上的活动踪迹，如 IP 地址、浏览踪迹、活动内容，均属个人的隐私。

（三）个人通信秘密权

权利主体有权对个人信件、电报、电话、传真及谈论的内容加以保密，禁止他人非法窃听或窃取。

隐私权制度的发展在很大程度上是与现代通信的发达联系在一起的，信息处理及传输技术的飞速发展，使个人通信的内容可以轻而易举地被窃听或窃取，因而，保障个人通信的安全已成为隐私权的一项重要内容。

（四）个人隐私利用权

权利主体有权依法按自己的意志利用其隐私，以从事各种满足自身需要的活动。如利用个人的生活信息撰写自传、利用自身形象或形体供绘画或摄影的需要等。对这些活动不能非法予以干涉，但隐私的利用不得违反法律的强制性规定，不得有悖于公序良俗，即权利不得滥用。

第三节 证据和电子签名

一、证据和签名

（一）证据

1.证据的定义

证据是法官在司法裁判中认定过去发生事实存在的重要依据，在任何一起案件的审判过程中，都需要通过证据和证据形成的证据链再现还原事件的本来面目。可以用于证明案件事实的材料，都是证据。证据必须经过查证属实，才能作为定案的根据。

诉讼证据与科学研究或日常生活中的证据不同之处在于，前者是纳入国家诉讼活动的范围，并受国家的诉讼法规范所调整和制约。

2.证据的种类

证据包括：当事人的陈述、书证、物证、视听资料、电子数据、证人证言、鉴定意见、勘验笔录。

（1）当事人的陈述

当事人的陈述是指当事人向执法人员所做的关于案件真实情况的叙述和承认。

（2）书证

书证是能够证明案件真实情况的文件或其他文字材料。

（3）物证

物证是以物品或文字为表现形式的实物证据。物证的特点是，不具有任何主观的东西，而只以其客观存在来证明案件的事实。对物证必须妥善地加以保管，以保持物证的原有的形态。如果不能保持原来形态或物证有可能灭失的，行政机关必须采取措施予以保全。

（4）视听资料

视听资料是以模拟信号的方式在介质上进行存储的数据，例如，录像、录音资料等。

（5）电子数据

电子证据又被称为计算机证据，是指在计算机系统运行过程中产生的以其记录的内容来证明案件事实的电磁记录物[46]。通过电子邮件、电子数据交换、网上聊天记录、博客、微博客、手机短信、电子签名、域名等形成或存储在电子介质中的信息都可以作为电子证据[47]。存储在电子介质中的录音资料和影像资料，适用于电子数据的规定。

（6）证人证言

证人证言是指知道案件真实情况的人，就其所了解的案件情况，向司法机关或有关人员做的陈述。民事诉讼法规定[42]，凡是知道案件情况的人，都有义务出庭作证。刑诉法对知道案件真实情况的人向司法机关作证规定了义务，即凡是知道案件情况的人，都有作证的义务。证人不能随意指定，也不能由他人代替。行政处罚法规定，在行政机关对行政处罚案件进行调查时，"被调查人应当如实回答询问"。

（7）鉴定意见

鉴定意见是鉴定人运用自己具有的专门知识对案件中专门性问题所进行的分析、鉴别和判断。它是一种独立的证据。如法医鉴定、指纹鉴定、笔迹鉴定、化学物品鉴定、精神病鉴定等。

（8）勘验笔录

勘验笔录是人民法院指派的勘验人员对案件的诉讼标的物和有关证据，经过现场勘验、调查所做的记录。

---

[46] 常怡，王健.论电子证据的独立性.法学，2004，(3)：85-93.

[47] 最高人民法院.关于适用〈中华人民共和国民事诉讼法〉的解释.2015年1月30日.http://court.gmw.cn/lawdb/show.php?file_id=148914.

（二）签名

签名是认证的一种主要手段。签名的用意表明签名者接纳该文件为自己所有并受该文件约束的意图表示，是一种身份的证明和一种不允许也不能假冒的符号，但必须由签名者做出认同的宣告或明显意图表示。

签名有两个功能：即标识签名人和表示签名人对文件内容的认可，当事人一方在商业文件上的签字（在没有欺诈、伪造、误解或其他抗辩的情况下），能有效地禁止签名者否认或拒绝文件产生的法律效力。

在传统方式下，一份书面合同或公文要由当事人或其负责人签字、盖章，根据所签之名就可以推知签名者的身份，保证签字或盖章的人认可文件的内容，在法律上才能承认这份文件是有效的。即使有当事人否认签名的情况发生，也可以通过笔迹鉴定及调查取证等方式辨别，这种对传统签名的判断更多的是缘于经验。

二、数据电文和电子签名

（一）数据电文

数据电文，是指以电子、光学、磁或类似手段生成、发送、接收或储存的信息。能够有形地表现所载内容，并可以随时调取查用的数据电文，视为符合法律、法规要求的书面形式。

审查数据电文作为证据的真实性，应当考虑生成、储存或传递数据电文方法的可靠性，保持内容完整性方法的可靠性，用以鉴别发件人方法的可靠性以及其他相关因素。

（二）电子签名

电子签名，是指数据电文中以电子形式所含、所附用于识别签名人身份并表明签名人认可其中内容的数据。电子签名是为了将传统交易中的法律观念移植到电子商务领域，力图替代传统签名而形成的。

将电子签名视为"可靠的电子签名"，需要同时符合以下条件：

电子签名制作数据用于电子签名时，属于电子签名人专有；签署时电子签名制作数据仅由电子签名人控制；签署后对电子签名的任何改动能够被发现；签署后对数据电文内容和形式的任何改动能够被发现。所谓"电子签名制作数据"，是指在电子签名过程中使用的，将电子签名与电子签名人可靠地联系起来的字符、编码等数据。

当事人也可以选择使用符合其约定的可靠条件的电子签名。

可靠的电子签名与手写签名或盖章具有同等的法律效力。

电子签名人，即指持有电子签名制作数据并以本人身份或以其所代表的人的名义实施电子签名的人，应当妥善保管电子签名制作数据。电子签名人知悉电子签名制作数据已经失密或可能已经失密时，应当及时告知有关各方，并终止使用该电子签名制作数据。

电子签名需要第三方认证的，由依法设立的电子认证服务提供者提供认证服务。提供电子认证服务，应当具有与提供电子认证服务相适应的专业技术人员和管理人员，具有与提供电子认证服务相适应的资金和经营场所，具有符合国家安全标准的技术和设备，具有国家密码管理机构同意使用密码的证明文件以及法律、行政法规规定的其他条件。

第四节 远程医疗的法律关系与法律责任

一、传统医疗就诊模式的法律关系

与远程医疗相比，传统医疗的医患之间关系要简单得多。在传统的医学诊疗过程中，患者一旦到医院就诊，医患双方就形成了法律关系，医疗机构和医务人员就必须严格遵守卫生法律法规、规章、诊疗护理规范和常规为患者提供安全的医疗服务。如果由于医疗机构或医务人员违法、违规、过失造成医疗事故，医疗机构和医务人员就应当承担法律责任。

二、远程医疗就诊模式的法律关系

（一）一般远程医疗模式的法律关系

在远程医疗的过程中，患方除了与就诊的医院、医务人员形成法律关系外，还与网络远端的医务人员、网络经营者以及通过其他途径进入网络的第三人等形成法律关系。

而患者就诊的医疗机构和医务人员除了与患方形成法律关系外，还与远端医疗机构医务人员、网络经营者形成法律关系。

（二）多国医患之间的远程医疗法律关系

如果医疗行为发生在多国医生之间，其法律关系更为复杂。

在多国医生会诊、治疗情况下，如果是多国医生共同过错造成的或最远端国外医生过失造成的后果，是依照中国的法律还是依照他国法律？各国的病历等医学文书书写习惯不一致，如何举证？如果要承担赔偿责任，赔偿数额比例的确定及法律如何适用等问题，都是不可忽视的，只有统一的规定和标准，才能保障各方的合法权利。

（三）特殊情况下远程医疗模式的法律关系

网络经营者、网络访问者、擅自侵入远程医疗过程的网上黑客的行为造成对医患双方的权力损害，也形成一种与传统医患关系中所不同的法律关系。

在远程医疗的过程中，由于各种人为因素或技术因素，可能会发生诊疗文档"传输不能"和"错误传输"等情况。"传输不能"主要是指中间商不能及时将信息资料传出，从而造成远程治疗不能顺利进行。"错误传输"是指由于技术过失、传输系统本身或病毒侵害等原因，服务商在传输文档时发生错误；或是第三者侵入后修改或篡改这些文档，错误的信息被传输到近端医生或患者处。这些特殊情况的出现，非常造成严重的医疗后果。

三、远程医疗法律规范的适用原则

远程医疗法律关系复杂，法律责任难以认定。因此，制定统一的远程医疗法律规范应适用过错责任原则。即无论是远端医生还是接诊医生，或者是网络经营者，其法律责任都是相同的。

医疗侵权行为是远程医生过错造成的，应由其承担赔偿责任；如果是近处医务人员造成的，则由近处医务人员承担责任；如果是因为网络过错造成的，则由网络经营者承担责任。赔偿标准则应按照其所在国的标准。

第五节　医学信息相关法律

一、隐私保护相关法律

（一）美国

1.概况

一百多年以来，美国法理学一直将隐私视为民主、社会关系和人类尊严的必要条件。美国联邦层面涉及个人信息保护的法律有近40部，如《信息自由法》（1967年）、《联邦监听法令》（1968年）、《公平信用信息披露法》（1971年）、《隐私权法》（1974年）、《家庭教育权和隐私法》（1974年）、《财务隐私权利法》（1974年）、《电缆通信法》（1984年）、《电子通信隐私法》（1986年）、《录像隐私保护法》（1988年）、《计算机匹配和隐私保护法》（1988年）、《驾驶员隐私保护法》（1994年）、《健康保险可携带与责任法案（HIPPA）》（1996年）、《电讯法》（1996年）、《患者权利和义务法案》（1997年）、《有效保护隐私权的自律规范》（1998年）、《儿童网上隐私保护法》（2000年）、《公平披露规则》（2000年）、《个人可识别健康信息的隐私标准》（2000年）、《美国爱国者法案》（2001年）、《反网络欺诈法》（2005年）、《社会安全号码保护法》（2005年）、

《个人可识别健康信息交换的国家隐私与安全框架》(2008 年)、《个人数据隐私与安全法案》(2009 年)、《经济与临床健康信息技术法案》(《HITECH 法案》)(2009 年)、《数据泄露事件通报法案》(2009 年)。

近些年来,美国个人信息保护立法越来越多地着手规制私人领域的信息收集与利用。而在"9·11 事件"后,美国的个人信息保护因《爱国者法案》的通过而有了新的立法趋势。出于国家安全的考虑,美国从公权力角度加强了对个人信息的监控力度。正是由于灵活多样的分散立法保护,美国的个人信息保护一直都处于变化与扩张之中。

通过多年的逐步完善,构建起一个相对完整的从上至下、政府与民间团体相结合的医疗信息隐私保护法律体系。

2.《健康保险可携带和责任法案》(*Health Insurance Portability and Accountability Act, HIPAA*)

(1)《HIPAA》起源和发展

1991 年,美国卫生部(HHS)组建了电子数据交换工作组(the Workgroup on Electronic Data Interchange,WEDI)研究电子数据的交换问题。

1992 年,WEDI 提交了一份关于医疗保险电子数据交换标准化的研究报告,并于 1993 年发表。

1996 年,克林顿政府签署了经过参议院和众议院通过的《HIPAA》(1996,Public Law 104-191)。

1997 年,HHS 要求生命与健康国家统计委员会(the National Committee of Vital and Health Statistics,NCVHS)提出标准草案建议。

2000 年 8 月,HHS 公布第一批标准和实施指南。

2000 年 12 月,公布了个人健康信息的隐私保护标准和实施指南。

2001 年 5 月 7 日,美国第 107 届国会通过修正案,将标准化工作延期到 2004 年 10 月 16 日,并要求联邦审计总署对《HIPPA》实施及电子数据交换标准的实施效果进行评估,于 2003 年 10 月 31 日前向议会提交报告。

2003 年,《HIPAA》中涉及 IT 安全的"隐私条例"得以实施。该条例所针对的是那些拥有公民医疗记录或其他个人健康信息的公司和机构。其中包括医院、医生办公室甚至护士住所、健康维护组织(Health Maintenance Organization, HMO)、保险公司、提供医疗和健康服务的社会服务代理机构以及为员工提供统一体检的公司。所有的个人医疗信息都必须按照《HIPAA》的规则保存或转换为电子档案。

2010 年,美国卫生部对《HIPAA》隐私安全规则的进行了一系列修改以加强对患者的隐私保护。除了进一步明确增加患者的权利,对卫生相关企业也进一步加强了患者的隐私保护的要求。

(2)《HIPAA》的目标

《HIPAA》的目标是通过让医疗服务商和保险公司接触健康信息,控制、确定健康记录是否得到了正当使用,以保护患者的权利;通过恢复人们对医疗保健体系的信任来改进医疗服务的质量;改进在各州及卫生系统建立起来的卫生保健途径的效率和效力。

(3)《HIPAA》的内容

《HIPAA》是医疗信息隐私保护的典型成文法,该法案制定了一系列安全标准,就保健计划、供应商以及结算中心如何以电子文件的形式来传送、访问和存储受保护的健康信息做出详细的规定。

《HIPAA》指明了一系列关于管理的、技术的和物质的安全程序由授权部门执行,以保护受保护的电子医疗信息的安全。同时要求为每位患者提供唯一的识别符,采用电子签名在一致性、不可抵赖性和用户认证等方面起到重要作用。

《HIPAA》要求企业和机构必须确保这些电子化的个人健康信息的安全性,完整性以及可用性,保护这些信息不受任何安全威胁的影响,不被任何非法用户访问或利用。

《HIPAA》所包含的信息包括医疗保健提供者(包括医院)、保健计划部门、保健服务票据交换所、商业伙伴的医疗记录及其他个人健康信息;限制未经同意而使用与发布个人隐私信息;赋予患者利用其医疗记录的新权利,如有权追查这些记录的使用情况;对于不符合规定的使用与发布,确定了相关刑罚与民事赔偿;规定了研究者申请使用医疗记录的条件等。

《HIPAA》中患者医疗信息的使用和披露的三种类型：一是无须经本人同意或授权的使用和披露；允许对患者本人和以治疗、支付、相关运作以及以公共利益为目的的个人卫生信息的使用和披露。二是患者可表示拒绝的使用和披露；患者不明确表示拒绝，即视为同意使用和披露；或在患者丧失能力及紧急情况时，医疗机构根据自己的职业判断，这种使用和披露符合患者的最大利益，如果患者没有明确反对使用或披露，则也可以使用和披露信息。三是不得进行信息的使用和披露。

（4）《HIPAA》的作用

《HIPAA》的作用主要在于：保证劳动者在转换工作时，其健康保险可以随之转移；保护患者的病例记录等个人隐私；促进国家在医疗健康信息安全方面电子传输的统一标准。

（二）欧洲

1.欧盟

欧盟将隐私作为基本人权，注重于严格的立法保护。对医疗信息隐私更多的是从个人数据隐私立法的角度进行全面保护。

1995年10月，欧盟出台了《关于在个人数据处理过程中保护当事人及此类数据自由流通的指令》，在保护隐私权方面将欧盟国家作为一个整体纳入了法律调整的范围内，并要求各成员国在3年之内各自制定出有关个人信息保护的法律。在保护网络隐私方面，欧盟理事会、欧盟部长会议先后通过了《电子通信数据保护指令》《私有数据保密法》《互联网上个人隐私保护的一般原则》《关于互联网上软件、硬件进行不可见的和自动化的个人数据处理的建议》《信息高速公路上个人数据收集、处理过程中个人权利保护指南》等法令法规，对网上个人信息或数据的收集、处理和利用等做出明确规定。

2.德国

德国个人数据保护立法较早，信息保护法律较为完备。

1970年,德国黑森州颁布的《个人资料保护法》是最早的国内个人信息保护的法律。1977年生效的《防止个人资料处理滥用法》，旨在消除个人信息处理过程中对"个人隐私"所造成的侵害，以法律的手段来保护个人隐私。1977年和1981年,适用于德国联邦政府层面的《联邦数据保护法》和所有州政府层面的《州数据保护法》先后出台。1983年,立法机关又全面修订了当时的《数据保护法》,提出了"信息自决权"概念,即个人原则上有权自主决定个人信息的透露和使用。进入新世纪后，德国立法机关为适应时代变化，又相继于2001年和2006年根据欧盟的新规定再次修订了《联邦数据保护法》，并在联邦数据保护法中明确了组建个人数据保护机构，由专员负责隐私相关检查、诉讼、保障等工作。

3.英国

1984年，英国议会通过了《数据保护法》，并于1998年对该法进行修订。此后，英国陆续通过了《调查权法》《通信管理条例》《通信数据保护指导》等一系列旨在保护公民个人信息的法律。此外，英国贸工部和计算机协会还制定了专门的信息安全认证计划，得到了全球主要软件商的承认。

4.法国

法国通过立法保护个人信息，并对违规者处以重罚，此外医疗信息保护也相对完善。法国曾颁布法令，强调个人信息优先的权利，禁止在未经许可的情况下采集和利用私人资料，其中包括诸如个人姓名、身份、电话、住址等相关信息。

根据社会进入信息化时代的特点，2006年，法国将原有相关法令进行了修改、细化，并成立了全国信息管理委员会，对使用私人信息的社会团体或个人进行严密的监管。如果利用行业之便掌握了他人信息，在未经本人同意的情况下，将隐私信息泄露出去，按照法国刑法可判处一年监禁和15 000欧元罚款。

而电子健康记录的隐私保护主要是通过法律对医疗信息保护来实现。在这个方面，《医疗隐私法》（*Medical Privacy Act*, 2002）明确提出患者对自身数据的所有权，只有患者授权后才能操作。《医疗保险法》（*Healthcare Insurance Act*, 2004）明确了电子病历的保密要求和医疗机构中共享信息系统的管理机构。随后相继出台了《关于医疗信息存储于计算机的形式和电子传输的保密法令》（*Decree on the confidentiality of medical information stored in computerized form or transmitted electronically*, 2007）、《药品记录法》（*Decree on Pharmaceuticals Record*, 2008）、《医院、患者、健康和本土法》（*Hospitals, Patients, Health, Territories Las*, 2009）、《社会保障财务法》（*Social Security Finance Law*, 2009），通过这一系列的立法，明确了患者医疗隐私保密原则、强调了居民许可权的应用和保护、数据存储和传输的安全要求要求、对药品记录管理要求等，构建了对医疗信息隐私保护相对完善的体系。

（三）日本

对于信息保护和隐私相关保护，日本最早主要依靠行业自律和各民间团体的规约，而没有明确的法律条款保障。但随着不断发生个人信息泄露事件，政府通过明确立法，建立专职个人信息保护相关立法管理机构，逐渐走向了法制化历程。目前对个人信息隐私也形成了政府与民间共同保护的方式。

自 1975 年东京都国立市制定第一个条例以来，越来越多的地方公共团体就保护个人信息制定了有关条例。1987 年 3 月，财团法人日本信息处理系统中心制定了《关于金融机构等保护个人数据的指导方针》（1999 年 4 月进行了修改）。1988 年 3 月，财团法人日本信息处理开发协会制定了《关于民间部门个人信息保护指导方针》等。1988 年 12 月，日本政府制定了《关于行政机关电子计算机处理和保护个人信息的法律》。1989 年制定了《关于民间部门电子计算机处理和保护个人信息的指导方针》。1991 年制定了《关于电气通信事业保护个人信息的指导方针》。1998 年 11 月制定的《向高度信息化通信社会推进的基本方针》中，又具体规定了保护个人隐私的条款。1999 年 8 月，通过了《居民基本注册改正法》。同年 12 月，为确立个人信息保护的基本法规，高度信息通信社会推进战略本部又设置了个人信息保护法制化专门委员会。2000 年 9 月，提出了《关于个人信息保护基本法大纲草案》，在涉及处理个人信息方面确定了 5 大原则：限制利用目的的原则；以正当方式获取的原则；确保内容正确性的原则；实施安全保护措施的原则；确保透明性的原则。该大纲草案还制定了处罚规定，凡是违反政府和地方公共团体的政策法规以及违反主管大臣的相关政令者，都要受到处罚。

2003 年，日本政府颁布《个人信息保护法》。其基本思想是正确对待个人信息保护和利用之间的关系。在保护个人信息安全的前提下，对滥用个人信息等不法行为进行事前防范和约束。其最大的特点是直接确定国民权利和利益，对企事业单位进行有效约束，企事业单位在利用个人信息时必须告知"使用用途"并且要履行公告、发布义务。

（四）中国

1. 法律法规

在我国，涉及个人信息保护的法律法规主要有：《宪法》《民法通则》，最高人民法院关于贯彻执行《中华人民共和国民法通则》若干问题的意见（试行），最高人民法院《关于审理名誉权案件若干问题的解答》，最高人民法院《关于确定民事侵权精神损害赔偿责任若干问题的解释》，《合同法》《居民身份证法》《档案法》《民事诉讼法》《刑事诉讼法》《行政诉讼法》《商业银行法》《互联网电子邮件服务管理办法》《关于信息安全等级保护工作的实施意见》《个人信用信息基础数据库金融机构用户管理办法》《短信息服务规范》《计算机信息网络国际联网安全保护管理办法》《侵权责任法》《未成年人保护法》《中华人民共和国计算机信息系统安全保护条例》《公证档案管理办法》《中华人民共和国执业医师法》《中华人民共和国护士管理法》《护士条例》《医务人员医德规范及实施办法》《医疗机构病历管理规定》《传染病防治法》《艾滋病防治条例》《乡村医生从业管理条例》《医疗美容服务管理办法》《中医医院信息化建设基本规范（试行）》《医疗卫生服务单位信息公开管理办法（试行）》《基于健康档案的区域卫生信息平台建设指南（试行）》《健康档案基本数据集编制规范（试行）》《个人信息基本数据集标准（试行）》《健康档案公用数据元标准（试行）》《电子病历基本规范（试行）》《电子病历基本架构与数据标准（试行）》《全国卫生统计工作管理办法》《卫生部关于规范城乡居民健康档案管理的指导意见》《关于建立农村居民健康档案的工作方案（征求意见稿）》。

1995 年，香港制定了《香港个人资料（隐私）条例》，其制定受到欧盟个人数据保护指令的影响，成立专员制度，规定个人数据隐私专员任期为 5 年，属于独立的法定机构，用以监察个人资料（隐私）条例的施行，确保个人资料隐私信息得到保护。

2005 年，澳门制定《个人数据保护法》，规定对基于医学上的预防、诊断、医疗护理、治疗或卫生部门管理所必需处理的有关健康、性生活和遗传的资料，必须由负有保密义务的医务人员或其他同样受职业保密义务约束的人进行，并通知相关部门和采取适当措施确保信息安全。

台湾居民针对相关隐私信息侵权，主要依靠《民法》《计算机处理个人资料保护法》（1995年）、《医疗资讯安全与隐私保护指导纲领草案》（2004年）等相关法律进行保障。按照台湾的相关法律，患者不可拒绝一家医院的医生如需要调阅该患者过去在其他医院同科疾病的病历。但若医师评估认为需要调阅该患者过去在其他医院其他科别的病例时，因事关患者隐私，一定要获得病患或家属的同意。同时居民若因资料外泄，有实质困扰或损失，可提交相关证明，想消费者文教基金会投诉。《医疗资讯安全与隐私保护指导纲领草案》内容的订立遵照9个原则，包括：最小需求原则、直接取得源自、尊重及告知原则、公平正义原则、符合现行法规原则、合理范围内之最大安全原则、患者权利保障原则、不可揭露原则、生命权及公共利益保障原则。2010年，台湾颁布了《电子病历检查案》和《电子病历安全强化案》。

2. 相关条款

（1）《宪法》

第三十八条　中华人民共和国公民的人格尊严不受侵犯。禁止用任何方法对公民进行侮辱、诽谤和诬告陷害。

第三十九条　中华人民共和国公民的住宅不受侵犯。禁止非法搜查或非法侵入公民的住宅。

第四十条　中华人民共和国公民的通信自由和通信秘密受法律的保护。除因国家安全或追查刑事犯罪的需要，由公安机关或检察机关依照法律规定的程序对通信进行检查外，任何组织或个人不得以任何理由侵犯公民的通信自由和通信秘密。

（2）《民法通则》

第一百条　公民享有肖像权，未经本人同意，不得以盈利为目的使用公民的肖像。

第一百零一条　公民、法人享有名誉权，公民的人格尊严受法律保护，禁止用侮辱、诽谤等方式损害公民、法人的名誉。

（3）关于贯彻执行《民法通则》若干问题的意见

第一百四十条　以书面、口头等形式宣扬他人的隐私，或者捏造事实公然丑化他人人格，以及用侮辱、诽谤等方式损害他人名誉，造成一定影响的，应当认定为侵害公民名誉权的行为。

以书面、口头等形式诋毁、诽谤法人名誉，给法人造成损害的，应当认定为侵害法人名誉权的行为。

第一百四十一条　盗用、假冒他人姓名、名称造成损害的，应当认定侵犯姓名权、名称权的行为。

（4）《刑法》

第二百四十五条　非法搜查他人身体、住宅，或者非法侵入他人住宅的，处三年以下有期徒刑或拘役。

第二百五十三条　国家机关或金融、电信、交通、教育、医疗等单位的工作人员，违反国家规定，将本单位在履行职责或提供服务过程中获得的公民个人信息，出售或非法提供给他人，情节严重的，处三年以下有期徒刑或拘役，并处或单处罚金。

窃取或以其他方法非法获取上述信息，情节严重的，依照前款的规定处罚。

单位犯前两款罪的，对单位判处罚金，并对其直接负责的主管人员和其他直接责任人员，依照各该款的规定处罚。

（5）《未成年人保护法》

第三十一条　任何组织或个人不得披露未成年人的个人隐私。

对未成年人的信件、日记、电子邮件，任何组织或个人不得隐匿、毁弃；除因追查犯罪的需要，由公安机关或人民检察院依法进行检查，或者对无行为能力的未成年人的信件、日记、电子邮件由其父母或其他监护人代为开拆、查阅外，任何组织或个人不得开拆、查阅。

（6）《中华人民共和国执业医师法》

第二十二条　第三款：医师应当关心、爱护、尊重患者，保护患者隐私。

第三十七条　医师在职业活动中，泄露患者隐私，造成严重后果的，由县级以上人民政府卫生行政部门给予警告或责令暂停六个月以上一年以下职业活动；情节严重的，吊销其职业证书；构成犯罪的依法追究刑事责任。

（7）《护士条例》

第十八条：护士应当尊重、关心、爱护患者，保护患者的隐私。

（8）《传染病防治法》

第十二条　在中华人民共和国领域内的一切单位和个人，必须接受疾病预防控制机构、医疗机构有关传染病的调查、检验、采集样本、隔离治疗等预防、控制措施，如实提供有关情况。疾病预防控制机构、医疗机构不得泄露涉及个人隐私的有关信息、资料。

（9）《艾滋病防治条例》

第三十九条　疾病预防控制机构和出入境检验检疫机构进行艾滋病流行病学调查时，被调查单位和个人应当如实提供有关情况。未经本人或其监护人同意，任何单位或个人不得公开艾滋病病毒感染者、艾滋病患者及其家属的姓名、住址、工作单位、肖像、病史资料以及其他可能推断出其具体身份的信息。

二、电子病历和数字签名相关法律

（一）联合国

联合国国际贸易法委员会成立于 1966 年，是联合国系统国家贸易法领域的核心法律机构。20 世纪 80 年代以来，该组织在解决电子商务活动遇到的电子证据法律难题方面做出了卓越贡献，对世界各国产生了深远影响。1998 年，联合国国际贸易法委员会制定了《电子签字统一规则草案》，2000 年起草了《电子签字示范法》，为世界各国的电子签名发展和互认打下了基础。

电子签名虽然是由电子商务领域发起，但也在卫生领域，特别是电子病历方面得到了应用。

（二）美国

1. 概况

美国是最早开展电子病历研究的国家，技术水平处于国际前列，是目前电子病历应用及发展最发达的国家之一，其迅速发展主要源于其完善的法律保障及政策支持方面。

电子签名法起源于美国。美国在电子证据、电子商务、电子签名、电子合同等方面都有比较成熟的立法。虽然没有专门的电子证据法，但与电子证据有关的法律体现在证据法中，散见于电子商务法等法律规范中。

1991 年，美国律师协会（the American Bar Association, ABA）信息安全委员会就开始着手拟定《电子签名示范法》。

1995 年，《犹他州电子签名法》颁布，成为世界上第一部电子签名专门性法律。

1996 年，《HIPAA》作为立法参考，它主要规范信息的安全保密性、患者隐私权的保护和电子数据交换的标准化。它承认了电子病历的法律地位，指出电子签名过程中的关键要素是：签名者身份的认证；根据系统设计和软件指令进行的签名过程；签名与文档的绑定；签名附加到文档后的不可更改性。

1999 年，《统一电子交易法案》颁布，创制、生成、发送、传播、接收或存储的电子记录或电子签名适用本法案。

2000 年，《全球及国内商业法的电子签名法案》在电子签名方面做了具体的规定，不仅承认电子病历作为数据电文的合法地位，也保障了电子病历电子签名作为证据的合法性，为电子病历的应用与发展提供了立法保障，赋予电子签名与传统手写签名形式相同的法律效力和可执行力等。

2004 年，《联邦证据规则》公布。此规则自 1975 年制定后，历经数年的修正，其中影响较大的是 2001 年的修正，2004 年公布的文本基本上就是 2001 年修正的结果。

2007 年，明尼苏达州通过了《明尼苏达州卫生信息法》，强制规定州内所有的医院和诊所必须使用电子病历，并且加入医疗信息交换（HIE）系统。

2.《经济与临床健康信息技术法案》（《HITECH 法案》）

2009 年，《经济与临床健康信息技术法案》（*Health Information Technology for Economic and Clinical*

Health Act）（《HITECH 法案》）要求美国卫生部（HHS）针对受保护的医疗信息未经授权而取得、侵入、使用或公开外泄的情形发布《暂行最终规则》（Interim Final Regulations），课以特定主体较《HIPAA》既有的隐私权保护政策更为积极且明确的告知义务。

制定《HITECH 法案》是为了鼓励医疗服务人员使用数字技术。这项法案为那些改为使用电子医疗档案的医院和那些使用健康信息技术来提高其服务质量的医生提供大量财政激励措施。

通过《HITECH 法案》，美国医疗保险制度准备为那些转向使用电子档案的医院在第一年提供高达 200 万美元的资助；而且，医生通过更好医疗技术的使用证明改善患者状况后，每年可以获得 6.3 万美元。

2015 年，《HITECH 法案》不仅对经费资助负责，而且也要对处罚负责——在电子化更新方面没有取得进展的医疗机构将不得不支付罚款。

《HITECH 法案》属《2009 美国经济振兴暨再投资法案》（the American Recovery and Reinvestment Act of 2009, ARRA）所包裹法案之一。

（三）加拿大

1998 年，加拿大的《统一电子证据法》直接以"电子记录"和"电子记录系统"来界定电子证据，突破了传统最佳证据规则对"原件"的要求，新创设"系统完整性"标准来解决电子证据中有关最佳证据的问题。

1999 年，加拿大国会通过了世界上第一部单独为电子证据制定的法律《统一电子证据法》。它以独立于加拿大《证据法》单行法的形式出现，体现了立法者对电子证据这一新证明方法的重视。

2001 年，加拿大颁布了《个人信息保护与电子文件法》。

（四）欧盟

欧盟是在欧洲共同体、欧洲煤钢共同体、欧洲原子能共同体基础上，通过 1992 年《欧洲联盟条约》组建起来的。在电子商务方面，欧盟的《电子商务指令》要求成员国法律确立电子合同的法律效力，扫除电子缔约的法律障碍；在电子签名方面，欧盟的《电子签名指令》则进一步确认了电子缔约相关的功能等同原则，赋予了电子签名与手写签名同等的法律效力；在电子证据方面，欧盟通过了关于网络犯罪的公约，成为明确提出设立电子形式证据保护措施的第一个国际组织。

（五）日本

日本的电子病历系统建设相对比较成熟，日本厚生劳动省 1999 年 4 月就发布了用电子媒介保存诊疗记录的相关规定，承认了数字病历的合法地位，要求医院在自己保证真实性、可读性和安全性的基础上实现电子病历的应用。

日本《关于医疗记录等电子媒体保存的通知》明确了电子病历信息须有"真实性""认证性"和"保存性"，同时还提出了保密要求及患者信息保护等要求。此外，日本还制定了《医疗信息系统的安全管理之道（4.1）》，对电子签名最低准则、公钥基础设施（Public Key Infrastructure, PKI）服务、时间戳服务、数字认证服务等关键内容进行指导；对电子病历真实性、认证性、保存性的具体要求进行规范；提出了电子病历网络外部存储基准等内容。

在电子证据方面，日本没有单独的证据法，其有关证据法的规范主要规定于宪法、诉讼费及有关法律中，如日本《刑事诉讼法》《民事诉讼法》《刑事诉讼规则》《民事诉讼规则》。日本《电子签名及认证服务法》为电子签名规定了一项证据法上的推定法，规定"如果某人以电子签名表明记录于电磁记录之信息属其所为，则该用于表达信息之电磁记录得推定为真实。"这在一定能够程度上丰富了民事诉讼中电子证据规则。此外，日本《电子签名及认证服务法》涉及电子签名的立法原则、宗旨、电子签名的种类与效力、认证机关的智能及其认定条件以及对电子签名犯罪的惩罚等，旨在规范日本电子签名活动并提供法律依据。

（六）中国

在我国，电子病历立法不仅涉及电子签名相关法律法规，也涉及卫生行业诸多法律法规，还涉及《侵权责任法》《民事诉讼法》《刑事诉讼法》《行政许可法》《最高人民法院关于民事诉讼证据的若干规定》等法律法规。目前，与电子病历和电子签名紧密相关的法律法规主要有：

1.《医疗事故处理条例》

2002 年颁布的《医疗事故处理条例》提出了对病历书写和保管等方面的要求：

（1）医疗机构应当按照国务院卫生行政部门规定的要求，书写并妥善保管病历资料。因抢救急危患者，未能及时书写病历的，有关医务人员应当在抢救结束后 6 小时内据实补记，并加以注明。

（2）严禁涂改、伪造、隐匿、销毁或抢夺病历资料。

（3）患者有权复印或复制其门诊病历、住院志、体温单、医嘱单、化验单（检验报告）、医学影像检查资料、特殊检查同意书、手术同意书、手术及麻醉记录单、病理资料、护理记录以及国务院卫生行政部门规定的其他病历资料。患者依照前款规定要求复印或复制病历资料的，医疗机构应当提供复印或复制服务并在复印或复制的病历资料上加盖证明印记。复印或复制病历资料时，应当有患者在场。

（4）发生医疗事故争议时，死亡病例讨论记录、疑难病例讨论记录、上级医师查房记录、会诊意见、病程记录应当在医患双方在场的情况下封存和启封。封存的病历资料可以是复印件，由医疗机构保管。

2.《中华人民共和国电子签名法》

2005 年颁布的《中华人民共和国电子签名法》确立了电子签名的法律效力，并对不适用电子签名的文书加以明确，第三条规定：民事活动中的合同或其他文件、单证等文书，当事人可以约定使用或不使用电子签名、数据电文。

由于电子病历相关方为患者及医护人员，也就是说，要使用电子病历及电子签名，医患双方须达成协议约定使用，且一旦约定，电子病历及电子签名具有法律效力，未约定者，则不具有法律效力。

3.《处方管理办法》

2007 年颁布的《处方管理办法》规定：

（1）处方是由注册的和执业助理医师在诊疗活动中为患者开具的、由取得药学专业技术职务任职资格的药学专业技术人员审核、调配、核对，并作为患者用药凭证的医疗文书。

（2）经注册的执业助理医师开具的处方须经所在执业地点执业医师签字或加盖专用签章后方有效。

（3）试用期的医师开具处方须经所在医疗机构有处方权的执业医师审核、并签名或加盖专用签章后方有效。

（4）医师利用开具普通处方时，需同时打印纸质处方。其格式与手写处方一致，打印的处方经签名后有效。

（5）药师完成调剂后，在处方上签名或加盖专用签章。

4.《电子认证服务管理办法》

2009 年颁布《电子认证服务管理办法》。办法所称电子认证服务，是指为电子签名相关各方提供真实性、可靠性验证的活动。工业和信息化部依法对电子认证服务机构和电子认证服务实施监督管理。

（1）电子认证服务机构应当保证提供下列服务：

制作、签发、管理电子签名认证证书。确认签发的电子签名认证证书的真实性。提供电子签名认证证书目录信息查询服务。提供电子签名认证证书状态信息查询服务。

（2）电子认证服务机构应当履行下列义务：

保证电子签名认证证书内容在有效期内完整、准确。保证电子签名依赖方能够证实或了解电子签名认证证书所载内容及其他有关事项。妥善保存与电子认证服务相关的信息。

5.《电子病历基本规范（试行）》

2010 年颁布的《电子病历基本规范（试行）》，针对医疗机构电子病历的建立、使用、保存和管理提出了相关规定。规范中的电子病历是指医务人员在医疗活动过程中，使用医疗机构信息系统生成的文字、符号、图表、图形、数据、影像等数字化信息，并能实现存储、管理、传输和重现的医疗记录，是病历的一种记录形式。电子病历包括门（急）诊电子病历、住院电子病历及其他电子医疗记录。规范要求电子病历内容应当按照卫生部《病历书写基本规范》执行，使用卫生部统一制定的项目名称、格式和内容，不得擅自变更。电子病历系统应当为操作人员提供专有的身份标识和识别手段，并设置有相应权限；操作人员对本人身份标识的使用负责。医务人员采用身份标识登录电子病历系统完成各项记录等操作并予确认后，系统应当显示医务人员电子签名。电子病历系统应当为患者建立个人信息数据库（包括姓名、性别、出生日期、民族、婚姻状况、职业、工作单位、住址、有效身份证件号码、社会保障号码或医疗保险号码、联系电话等），授予唯一标识号码并确保与患者的医疗记录相对应。电子病历系统应当具有严格的复制管理功能。同一患者的相同信息可以复制，复制内容必须校对，不同患者的信息不得复制。电子病历系统应当满足国家信息安全等级保护制度与标准。严禁篡改、伪造、隐匿、抢夺、窃取和毁坏电子病历。

6.卫生系统电子认证服务和数字证书相关规范

2010 年颁布了《卫生系统电子认证服务管理办法（试行）》《卫生系统电子认证服务规范（试行）》《卫生系统数字证书应用集成规范（试行）》《卫生系统数字证书格式规范（试行）》《卫生系统数字证书介质技术规范（试行）》《卫生系统数字证书服务管理平台接入规范（试行）》。

台湾医疗信息化建设历经了 20 多年，在电子病历技术方面发展相对比较成熟，医疗卫生主管机关高度重视，相关立法比较完善。2001 年颁布《电子签章法》。2004 年修改的《医疗法》第六十九条指出：医疗机构以电子文件方式制作及储存之病历，得免另以书面方式制作；其资格条件与制作方式，来源及其他应遵行事项之办法，由中央主管机关制定。同年，公布《制定及推动电子病历内容基本格式案》，规划电子病历内容基本格式。2008 年颁布《医疗机构电子病历制作及管理办法》，对医疗机构电子病历系统的建置、电子病历制作储存要求、电子病历电子签章规定等进行明确。2010 年颁布《医院实施电子病历及互通补助计划》。

三、远程医疗相关法律

（一）美国

美国远程医疗虽然起步早，但其司法制度曾一度阻碍了远程医疗的全面发展，因为各州远程医疗规范由各州自行制定。佛罗里达州和亚利桑那州的法律规定，任何医生提供远程医疗服务，必须同时具备医师所在州和患者所在州的行医执照；堪萨斯州有一个特定的远程医疗法，不允许外州医师在本州内进行远程医疗服务；蒙大拿州和俄勒冈州禁止不具备由州医学考试委员会签发远程医学执照者进行远程医疗服务。

近 20 年来，美国逐渐加大了对相关法律法规及管理细则的重视程度并取得了一定的成效。

1996 年，美国联邦州医生协会（FSMB）于 1996 年颁布了一套示范管理办法来规范远程医疗中跨州医学行为。该管理办法明确了跨州行医的定义、跨州行医执照要求、跨州行医执照的发放、跨州行医执照的作用、患者医疗记录保密及违反本法的制裁等，指出任何人不得跨州进行远程医疗，除非他取得了由国家医学委员会发发的特别许可证，并且跨州行医的医生行为必须符合患者所在州的法律法规。

1997 年，《平衡预算法案》也把远程医疗纳入补偿范围，指出在农村地区居民的远程医疗咨询服务补偿方面，为其提供公共医疗保险（Medicare）的 B 项补偿，这部分补贴由当地医生和远程被咨询医生共同享有。

2000 年以后，美国公共医疗保险、医疗补助（Medicaid）、福利改善和保护法中扩大了对远程医疗的报销范围并且删除了之前立法中的一些报销限制内容。

2002 年颁发《在医疗行为中正确使用互联网的标准指南》明确医生进行远程医疗必须遵守与"面对面"发生的医疗行为相同的标准规范。在军队不存在这种情况，所以在一段时间美国的军用远程医疗系统得到了良好的发展。

2011 年，美国医疗保险和医疗补助服务中心（Centers for Medicare and Medicaid Services, CMS）颁布了远程医疗服务新规则，简化远程医疗医生的资格审查过程以及医院间开展远程医疗合作的审核过程。

（二）欧洲

在一些领域中，欧洲的远程医疗发展水平已经成为世界远程医疗技术发展的风向标。尽管远程医疗在欧洲的应用越来越普遍，但是，就整个欧洲而言，远程医疗的发展是不均衡的，其相关法律法规也存在很大差异。

法国已颁布远程医疗法律——"电子医生"法令，法国医生可合法利用信息和通信技术开展远程医疗服务，该法案 2011 年开始实行。2004 年，法国《医疗保险法案》中提出了远程医疗的定义。2010 年，《法国社会保障财政法》中允许卫生专业人员接受远程医疗的薪酬。

德国相关法律明确规定，如果医生没有亲自对患者进行检查不能进行诊断及实施治疗方案。违反此法规的医生，根据专业标准规定，不能行医。

（三）日本

日本远程医疗在亚洲为远程医疗建设的引领者。

1997 年，日本卫生福利部下属卫生政策局下发了《关于在医疗中使用信息通信设备的通知》（2003 年和 2011 年进行了两次修订），指出远程医疗监测在符合规定的条件下是合法的医疗行为。

1998 年，日本卫生福利部下属药品和医疗安全局下发《关于"使用传真的处方接收及在病患家里发放药品的机制"的通知》，指出允许医生远程开处方。

2000 年，日本"社会保险诊疗报酬支付基金"同意向医诊方支付远程诊断中的费用。

2011 年，日本远程医疗学会远程医疗政策制定工作组制定《远程家庭诊疗准则（2011 年版）》，对远程诊疗的开展、远程医疗的同意和道德风险、记录保存、远程诊疗的质量保证及责任等方面做了说明。

（四）马来西亚

1996 年，马来西亚开始实施"多媒体超级走廊"计划，其中远程医疗是该计划的重点任务之一。为给该计划的发展营造良好的法律制度环境，马来西亚政府从一开始就非常注重法律制度建设。1996 年以来，先后颁布了一系列电子管理法令，其中 1997 年 6 月 18 日出台《远程医疗法》（Telemedicine Act）被认为是一个世界性的先例。该法案承认电信技术在医学实践中的应用，并提供远程医疗实践的架构，包括如下内容：

1. 定义 / 范围

远程医疗被定义为使用音频、视频和数据通信进行的医学实践。

2. 监督 / 管理局

马来西亚医学会和卫生理事会（the Malaysian Medical Council and Director General of Health）监督远程医疗实践活动。

3. 认证

马来西亚境外注册或持牌医师在申请远程医疗执业证书时，需要在马来西亚医学会注册并支付规定的费用。马来西亚卫生理事会颁发的执业证书有效期不超过 3 年。具体年限以及需遵守的条款有理事会制定，如果违反条款则取消医师注册证书。

4. 执照

持有当地有效远程医疗执业证书的医师（包括已被马来西亚医学会认证的允许开展远程医疗的外国持牌 / 注册医师）可开展远程医疗。持有传统医疗资格证书的医师酌情允许在马来西亚卫生理事会监督下开展远程医疗服务。

5. 医患关系

该法案规定在为患者提供远程医疗服务之前，必须让患者签署书面的知情同意书。非书面形式的知情同意无效。

6. 责任

该法案明确未经认证擅自开展远程医疗服务的人员（包括马来西亚境外的医务人员）所需承担的法律责任，同时规定未获得患者同意擅自开展远程医疗属违法行为，将受到罚款和监禁。

7. 技术标准、质量控制、记录保存

依据该法案，卫生部有权订立相关规范，包括：远程医疗设备设施、远程医疗服务质量保证和质量控制的最低标准以及远程医疗记录保存等。

（五）中国

在我国，远程医疗作为医疗服务的一种，应当遵循已有的医疗法律法规，包括《中华人民共和国执业医师法》《医疗机构管理条例》《护士条例》《医疗技术临床应用管理办法》等，一旦出现医疗事故，按照《中华人民共和国侵权责任法》《医疗事故处理条例》认定医患双方的法律责任及责任程度大小。

目前，我国在远程医疗方面虽然还没有具体的立法，但相继出台了一些相关规范性文件：

1999 年，卫生部颁布《关于加强远程医疗会诊管理的通知》，该通知对开展远程会诊的医疗机构及医疗卫生专业技术人员的资质、患者知情同意及会诊医师与申请会诊医师之间的关系做了简要的规定。通知明确指出，远程医疗要遵循"统筹规划、加强调控、统一标准、互联互通、分级管理、逐步发展"的原则；对远程医疗会诊系统要实行分级管理；提供远程医疗会诊、咨询服务的人员需具有医疗卫生专业技术副高职称以上；远程医疗会诊前须向患者或其亲属解释远程医疗会诊的目的，并征得患者及其亲属的同意后方可进行；会诊医师与申请会诊医师之间的关系属于医学知识的咨询关系，而申请会诊医师与患者之间则属于通常法律范围内的医患关系，对患者的诊断与治疗的决定权属于收治患者的医疗机构，若出现医疗纠纷需由申请会诊的医疗机构负责。

2001 年，卫生部根据国务院发布的《互联网信息服务管理办法》及有关卫生法律法规，制定了《互联网医疗卫生信息服务管理办法》。该办法对医疗卫生信息服务及远程医疗会诊服务有明确的界定，它指出医疗卫生信息服务只能提供医疗卫生信息咨询服务，不得从事网上诊断和治疗活动；利用互联网开展远程医疗会诊服务，属于医疗行为，必须遵守卫生部《关于加强远程医疗会诊管理的通知》等有关规定，只能在具有《医疗机构执业许可证》的医疗机构之间进行，并承担一定的法律责任。

2002 年，卫生部下发了《医院信息系统基本功能规范》，提出远程医疗咨询系统接口功能规范，指出接口程序主要任务是保证远程医疗咨询系统所需的信息能及时、迅速地从医院信息系统中直接产生并读取，使对方医院能够调阅到原始的没有因各种处理带来误差的真实数据与信息。同时，指出该接口的运行要求是必须保证传输中保存的资料的安全性、可靠性，并且必须做到及时准确地信息交换、满足临床诊断的要求。

2009 年，卫生部颁布《互联网医疗保健信息服务管理办法》指出"开展远程医疗会诊咨询、视频医学教育等互联网信息服务的，按照卫生部相关规定执行"。

2011 年 8 月，刑事诉讼法修正案草案首次明确了电子数据的证据形式，在原有的物证、书证、证人证言等传统证据基础上，增加了"电子数据"这一新的证据种类，这意味着远程医疗责任认定中作为重要依据的电子病历，其证据属性将被法律予以肯定，实践中对此认定不一的局面也有望得到统一。

2014 年 8 月，国家卫计委发布《关于推进医疗机构远程医疗服务的意见》，明确要求，医疗机构在开展远程医疗服务过程中严格遵守相关法律、法规、信息标准和技术规范，确保医疗质量安全，维护患者合法权益。非医疗机构不得开展远程医疗服务，并且医务人员向本医疗机构外的患者直接提供远程医疗服务的，应当经其执业注册的医疗机构同意，并使用医疗机构统一的信息平台。

文献导读

文献 1

作者：Rosenbaum S., Abramson S., MacTaggart P.

题目：Health Information Law in the Context of Minors.

出处：Pediatrics, 2009, (123): S116-S121.

摘要：This article presents a legal overview of privacy and autonomy considerations related to children in the context of health information technology adoption and use. All uses of health-related technologies take place within a legal framework that guides health care generally; the privacy laws and autonomy principles long predate health information technology and can be expected to shape its design and use. Furthermore, it is a legal tenet that technology advances shape the law, and this can be expected as health information technology use evolves. Most laws related to health care, medical practice, and the right to privacy are state-based and subject to high variability. As the health information revolution increasinglyeliminates the importance of geographic boundaries to health care, interstate tensions can be expected to grow. Health information privacy law is even more complex in the case of children, because the relationship between privacy law and children is itself complex. The law considers minor children to be deserving of special protection against harm and risk exposure, and this concern extends to privacy. Regardless of whether minors can shield health information from parents, it is clear that parents and children have the power to control the flow of information to and among entities. Although information protections may pose a higher standard where information about children is concerned, this fact should not overshadow the extent to which information can be used under existing legal principles. Over time, as the security and safety of information sharing are established, the law may yet evolve to permit a freer flow of information.

文献 2

作者：李国炜，丁春艳.

题目：信息科技语境下的个人健康信息立法保护——以 I v. Finland 案和《HIPAA》为切入点.

出处：中国卫生法制，2012, (5): 32-41.

摘要：信息科学技术的蓬勃发展，使个人健康信息遭受侵害的可能性骤然上升。为消除公众不安全感，欧美不但将个人信息保护提升至宪法意义上的人格权的层面，而且努力构建既能有效预防、减少侵害事故的发生，又能充分、及时补偿受害者的综合性法律体系。个人健康信息等敏感信息的收集、存储、传输正犹如达摩克利斯之剑悬挂在我们每一个人的头顶。个人信息保护包含很高的技术成分，不仅是一部宏观意义上个人信息保护法，更要求构建起一个微观性的法律法规体系，如此才能为公民个人信息权提供全面而细致入微的保障，而这亟须我们在信息技术进步的足音中与时俱进，深入探索。

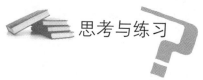 思考与练习

1.法律、法规、规章的相互关系是什么？

2.简述信息法律、信息法学和信息政策的相互关系。

3.信息法学的定义是什么？

4.信息法律关系有哪些？

5.简述隐私权的定义、主体和客体、涉及的权利？

6.隐私权的内容是什么？

7.什么是证据？证据有哪些种类？

8.签名的用意和功能是什么？

9.什么是数据电文？

10.什么是电子签名？

11.可靠的电子签名需要具备哪些条件？

12. 传统医疗就诊模式和远程医疗就诊模式的法律关系与法律责任有哪些不同？

13. 简要介绍《健康保险可携带和责任法案（HIPAA）》。

14. 简要介绍《经济与临床健康信息技术法案（HITECH）》。

第七章

医学决策分析

 学习目的

　　掌握决策的定义、基本原则和种类；了解决策分析的发展过程；掌握决策分析的概念、目的、基本要素和常用方法；理解不确定性情况决策分析依据的准则；了解决策的基本步骤；掌握临床决策分析的定义；理解先验概率和后验概率、主观先验概率和客观先验概率的关系；了解临床决策分析中不确定因素的来源；掌握临床决策分析的步骤、意义及其局限性；掌握工具软件 TreeAge Pro 的使用。

学习重点

　　临床决策分析的定义、步骤、意义及其局限性；临床决策分析中不确定因素的来源；利用软件绘制决策树；工具软件 TreeAge Pro 的使用。

第一节 决 策 分 析

一、决策

（一）决策的概念

　　决策是个人或集体为了达到或实现某一目标，借助一定的科学手段和方法，从若干备选方案中选择一个或将其综合成一个满意合理的方案并付诸实施的过程。决策是人类固有的行为之一，是人类社会实践活动的一个重要环节。

（二）决策的基本原则

　　1. 系统原则

　　应用系统理论进行决策，是现代科学决策必须遵守的首要原则。

　　2. 信息原则

　　信息是决策的基础。决策是在相关信息的收集、整理、加工、分析基础上进行的。信息选择的过程贯穿决策活动的始终。决策者把从不同渠道得到的信息，逐一分解加以考察，然后把分解开的信息再综合，这是一个信息分析综合决策的过程。通过这个过程对信息进行筛选过滤，去粗取精，去伪存真，抓住信息的本质或内在联系，并以这些真实的、有用的信息为依据进行决策。

信息与决策是有始有终、表里如一的共生关系。

3. 外脑和经济原则

在决策的全过程中，必须运用外脑和经济原则。外脑，是指在决策过程中必须重视利用参谋、顾问、智囊团等，发挥集体智慧，防止个人专断，要把决策建立在科学的基础上。经济，是指决策全过程要求节约人力、财力、物力。

4. 可行性原则

决策能否成功，取决于主客观等方面条件的成熟。科学决策不仅要考虑市场的组织发展的需要，还要考虑到组织外部环境和内部条件各方面是否有决策实施的可行性。

5. 满意原则

由于决策者不可能掌握很充分的信息和做出十分准确的预测，未来的情况也不是完全肯定的，因此，决策者不可能做出"最优化的"决策。

6. 差距、紧迫和"力及"原则

在确定决策目标时，需要运用差距、紧迫和"力及"原则。差距，是指现实与需要之间的差距。紧迫，是指决策目标不但要解决差距性问题，并且具有紧迫性。"力及"，是指解决方案要力所能及，主客观条件允许，有一定的可行性。

7. 瞄准和差异原则

在准备备选方案时，需要运用瞄准和差异原则。瞄准，是指方案必须瞄准决策目标。差异，是指备选方案所采取的路线、途径和实施必须是互不相同的。

8. "两最"、预后和时机原则

方案选优时，需要运用"两最"、预后和时机原则。两最，即利益最大、弊失最小和可靠性最大、风险最小。预后，是指有应变性的预防措施，对可能出现的威胁要有预测和对策。时机，是指决策应该在信息充分或根据充足的时机做出。

9. 跟踪和反馈原则

在决策实施过程中，需要运用跟踪和反馈原则。跟踪，即决策实施后要随时检验查证。反馈，是指决策与客观情况一旦有不适应，要及时采取措施，进行必要的修改和调整。

（三）决策的种类

1. 按决策所处的条件

按决策所处的条件，可以将决策分为不确定型、风险型和确定型。

不确定型决策也称为"无知型"决策，是一种无概率资料的风险型决策。不确定型决策的特点是：在已知某种自然状态下必然会发生。不确定性是缺乏足够信息的条件下所造成的实际值和期望值的差异，其结果无法用概率分布规律来描述。

风险型决策的特点是：虽然不知道今后在哪种自然状态下会发生，但今后在各种可能的自然状态下发生的概率可以知道。风险是由于随机的原因而造成的实际值和期望值的差异，其结果可用概率分布规律来描述。

确定型决策也称标准决策或结构化决策，是指决策过程的结果完全由决策者所采取的行动决定的一类问题，它可采用最优化、动态规划等方法解决。

2. 按目标决策的数量

按决策目标的数量，可以将决策分为单目标决策和多目标决策。

3. 按决策的影响程度

按决策的影响程度不同，可以将决策分为两大类：一类是战略决策，另一类是战术决策。

4. 按决策的主体

按决策的主体不同，可以把决策分为个人决策和集体决策。

5. 按决策的动态性

按决策的动态性不同，可以把决策分为静态决策和动态决策。

6.按决策问题的量化程度

按决策问题的量化程度不同，可以将决策分为定性决策和定量决策。

7.按决策的层面

按决策的层面不同，可以将决策分为宏观决策和微观决策。

8.按决策的领域

按决策的领域不同，可以将决策分为科技、工程决策，政治、经济决策，军事决策，以及医学决策等。

二、决策分析

（一）决策分析的概念

决策分析（Decision Analysis）一般指从若干可能的方案中，如期望值法或决策树法等，选择其一的决策过程的定量分析方法。

（二）决策分析的目的

决策分析是研究不确定性决策问题的一种系统分析方法。其目的是改进决策过程，从一系列备选方案中找出一个能满足一定目标的合适方案。

（三）决策分析的基本要素

决策分析的四个基本要素是方案、结局、效用和偏好。

（四）决策分析的发展过程

早在1738年，伯努利就已提出了决策分析中的效用概念。1763年，贝叶斯发表了条件概率，自此出现了统计推断理论的萌芽。1815年，拉普拉斯又将其推向一个新的阶段。统计推断理论实际上是在风险情况下的决策理论。

1931年，拉姆齐基于效用和主观概率两个基本概念来研究决策理论。1944年，J·冯·诺伊曼和O·莫根施特恩在著名的《竞赛理论与经济行为》一书中，独立地研究了在不确定情况下进行决策所用的近代效用理论。1950年，沃尔德提出的统计决策函数是决策理论的又一重要进展。1954年，萨维奇为决策方法提供了公理系统和严格的哲学基础。

20世纪60年代初期，美国哈佛商学院开始运用统计决策理论解决商业问题，并将其定名为应用统计决策理论。1966年，美国霍华德首先应用了决策分析这个术语。后来，决策分析又有许多新的发展，广泛吸取了有关的决策方法，并形成了一个内容广泛、实用性很强的学科分支。

目前，决策分析在理论和基础方法上已经超出了单纯的统计学领域，涉及规划、优化、数据挖掘分析和行为科学等领域，在应用方面也在概率和非概率支配的领域得到了极大的发展。

现代决策分析的发展动向是研究人们决策的行为思想和研制与计算机结合的决策支持系统等。

三、决策分析的常用方法

在决策分析过程中，根据确定性情况、随机性情况、不确定性情况、多目标情况、多人决策情况、模糊性情况、序贯性情况等不同，采用不同的方法。

（一）确定性情况

确定性情况是一个方案只引起一个结局。当方案个数较少时，可以用穷举法；当方案个数较多时，可以用一般最优化方法。

（二）随机性情况

随机性情况也称为风险性情况，即一个方案可能引起几个结局中的一个，且各种结局以一定的概率发生。未来可能状态不止一种,究竟出现哪种状态,事先不能肯定,事先只知道各种状态出现的可能性大小（如概率、频率、比例或权等）。通常在能用某种估算概率的方法时，就可使用随机性决策。

常用的风险型决策分析技术有期望值法和决策树法。期望值法是根据各种可行方案在各种自然状态下收益值的概率平均值的大小，决定各方案的取舍。决策树法有利于决策人员使决策问题形象化，可把各种可以更换的方案、可能出现的状态、可能性大小及产生的后果,简单地绘制在一张图上,以便计算、研究与分析,同时还可以随时补充和在不确定性情况下进行决策分析。

(三)不确定性情况

不确定性情况是一个方案可能引起几个结局中的某一个结局,但各种结局的发生概率未知。这时可使用不确定型决策来取舍方案。因为各种"自然状态"发生的概率信息缺失,所以不确定型决策分析的结果主要依赖于决策者的经验、偏好、对未来"自然状态"分析判断的能力以及审时度势的胆略和精确程度。不确定性情况决策分析可依据不同的准则。

1. 乐观准则

比较乐观的决策者愿意争取一切机会获得最好结果。

决策步骤是从每个方案中选一个最大收益值,再从这些最大收益值中选一个最大值,该最大值对应的方案便是入选方案。

2. 悲观准则

比较悲观的决策者总是小心谨慎,从最坏结果着想。

决策步骤是先从各方案中选一个最小收益值,再从这些最小收益值中选出一个最大收益值,其对应方案便是最优方案。这是在各种最不利的情况下找出一个最有利的方案。

3. 折中原则

采用折中原则的决策者往往表现为积极审慎,既不是盲目乐观,也不是过度悲观,而是介于乐观和悲观之间。

折中的方法是:如设定乐观系数为 α($0 < \alpha < 1$),不乐观系数则为 $1 - \alpha$。

然后计算 α 系数准则收益。计算公式为:α 系数准则收益=各方案最大收益 $\times \alpha$ +各方案最小收益 $\times$($1 - \alpha$)。

4. 遗憾准则

在决策过程中,当某一种状态可能出现时,决策者必然要选择使收益最大的方案。但如果决策者由于决策失误而没有选择使收益最大的方案,则会感到遗憾和后悔。遗憾准则的基本思想是在于尽量减少决策者的遗憾,使决策者不后悔或少后悔。

决策过程是:先确定后悔值,即最大收益与其他方案收益值之差。然后从最大后悔值中选择一个最小的作为备选的最优方案。这实际上是一种悲观准则的应用。

5. 等可能性准则

等可能性准则又称为拉普拉斯准则。决策者对状态信息毫无所知,在没有充足理由可以证明客观自然状态的可能性大小的情况下,没有理由认为它们出现的概率是不同的,所以对它们一视同仁,即认为它们出现的可能性大小相等。这时就可按风险性情况下的方法进行决策。

(四)多目标情况

多目标情况是一个方案同时引起多个结局,它们分别属于不同属性或所追求的不同目标。这时一般采用多目标决策方法。例如,化多为少的方法、分层序列法、直接找所有非劣解的方法等。

(五)多人决策情况

多人决策情况是在同一个方案内有多个决策者,他们的利益不同,对方案结局的评价也不同。这时采用的方法有:对策论、冲突分析、群决策等。

(六)模糊性情况

结局评价等有模糊性时采用模糊决策方法。常用的模糊决策方法有:模糊排序、模糊寻优和模糊对策等。

(七)序贯性情况

序贯决策(Sequential Decision)是用于随机性或不确定性动态系统的最优化决策方法。决策分析阶段序贯进行时采用序贯决策方法。

在序贯决策过程中，从初始状态开始，每个时刻做出最优决策后，接着观察下一步实际出现的状态，即收集新的信息，然后再做出新的最优决策，反复进行直至最后。

如果系统下一步可能出现的状态的概率分布是已知的，可用客观概率的条件分布来描述。相应的序贯决策称为马尔可夫决策过程。其过程是：从初始状态开始，每个时刻做出最优决策后，接着观察下一步实际出现的状态，即收集新的信息，然后再做出新的最优决策，反复进行直至最后。

如果系统下一步可能出现的状态的概率分布是未知的，则只能用主观概率的条件分布来描述。

四、决策分析的步骤

决策分析一般分为四个步骤。

（一）形成决策问题

决策分析的第一步就是形成决策问题，包括提出方案和确定目标及其效果量度。

（二）判断自然状态及其概率

决策分析的第二步是用概率来定量地描述每个方案所产生的各种结局的可能性。

（三）拟定多个可行方案

决策分析的第三步是决策者对各种结局的价值进行定量化，结局一般用效用来表示。效用可以用效用值来定量。效用值是各决策人根据个人的意志和经验及其所处环境条件等因素，对各种结局的价值所做的定量估计。有了效用就能给出偏好。

（四）评价方案并做出选择

决策分析的第四步是综合分析和评价各方面信息，以最后决定方案的取舍；有时还要对所取方案做敏感性分析。

第二节 临床决策分析

一、临床决策分析的定义

临床决策分析就是针对临床医生在临床诊疗中经常遇到的问题，采用科学的统计分析方法，利用决策树等分析工具来解决临床实践中遇到的实际问题。

二、临床决策分析的基本原理

（一）临床诊疗的过程

从疾病的发生概率的角度来看临床诊疗的过程，基本上是：对疾病的发生有一个测试前概率（pretest probability），经过各种检查检验（perform test）之后，可以获得疾病发生的测试后概率（post-test probability）；或者更加复杂一些，在测试前概率（pretest probability）基础上，经过各种检查检验（perform test 1），获得第一个测试后概率（post-test probability after test 1），之后再进行更多的检查检验（perform test 2），从而得到第二个测试后概率（post-test probability after test 2）。

（二）先验概率和后验概率

1.先验概率

（1）先验概率的定义

先验概率（prior probability）是指根据以往经验和分析得到的概率，如全概率公式，它往往作为"由因求果"问题中的"因"出现的概率。

（2）先验概率的分类

先验概率分为两类：一类是利用过去历史资料计算得到的先验概率，称为客观先验概率；另一类是当历史资料无从取得或资料不完全时，凭人们的主观经验来判断而得到的先验概率，称为主观先验概率。

主观先验概率与客观先验概率的区别是相对的，因为任何主观概率总带有客观性。不能把主观概率看成为纯主观的东西。另一方面，任何客观概率在测定过程中也难免带有主观因素，因为实际工作中所取得的数据资料很难达到大数规律的要求。

2. 后验概率

后验概率（posterior probability）是指在得到"结果"的信息后重新修正的概率，是"执果寻因"问题中的"因"。

3. 先验概率与后验概率的区别

先验概率不是根据有关自然状态的全部资料测定的，而只是利用现有的材料（主要是历史资料）计算的；后验概率使用了有关自然状态更加全面的资料，既有先验概率资料，也有补充资料；

先验概率的计算比较简单，没有使用贝叶斯公式；而后验概率的计算要使用贝叶斯公式，而且在利用样本资料计算逻辑概率时，还要使用理论概率分布，需要更多的数理统计学知识。

（三）基于贝叶斯推理的决策树模型

1. 什么是贝叶斯决策？

贝叶斯决策就是在不完全信息下，对部分未知的状态用主观概率估计，然后用贝叶斯公式对发生概率进行修正，最后再利用期望值和修正概率做出最优决策。

2. 贝叶斯定理（Bayes' Theorem）

事件 A 在事件 B（发生）的条件下的概率，与事件 B 在事件 A 的条件下的概率是不一样的；然而，这两者是有确定的关系的，贝叶斯定理就是对这种关系的陈述。

贝叶斯公式如下：

$$p[D|R] = \frac{p[R|D]}{p[R]}$$

$$p[D|R] = \frac{p[D] \times p[R|D]}{p[D] \times p[R|D] + p[-D] \times p[R|-D]}$$

其中，p[D] 为某种疾病发生的概率，p[-D] 为某种疾病不发生的概率；p[R] 为某种诊断结果发生的概率；p[D|R] 为某种诊断结果发生的条件下某种疾病发生的概率；p[R|D] 为某种疾病发生的条件下某种诊断结果发生的概率，p[R|-D] 为某种疾病不发生的条件下某种诊断结果发生的概率；p[R,D] 为某种诊断结果和某种疾病同时发生的概率。

贝叶斯公式的用途在于：通过已知三个概率函数推出第四个。

例 1：已知某人群男性色盲的构成比为 0.025。假定该人群男女比例 8∶7。现从此人群的男性中随机抽取一人，问他是色盲的概率是多少？

解：

用 A 表示"男性"，B 表示"色盲"，所求概率即为 P(B|A)。

由题意可知：

P(AB) = 0.025；P(A) = 8/（8+7）= 0.533；P(B|A) = P(AB)/P(A) = 0.025/0.533 = 0.047。

例 2：已知某种疾病的发病率是 0.001。有一种试剂可以检验患者是否得病，它的准确率是 0.99，即在患者确实得病的情况下，它有 99% 的可能呈现阳性。它的误报率是 5%，即在患者没有得病的情况下，它有 5% 的可能呈现阳性。现有一名患者的检验结果为阳性，请问他确实得病的可能性有多大？

解：

假定 A 事件表示得病，那么 P(A) 为 0.001。这就是"先验概率"，即没有做试验之前我们预计的发病率。

再假定 B 事件表示阳性，那么要计算的就是 P(A|B)。这就是"后验概率"，即做了试验以后对发病率

的估计。

$$p[A|B] = 0.001 \times \frac{0.99}{0.99 \times 0.001 + 0.05 \times 0.999} = 0.019$$

说明：即使检验呈现阳性，患者得病的概率也只是从0.1%增加到2%。这就是所谓的"假阳性"，即阳性结果完全不足以说明患者得病。原因与它的误报率太高有关。

3．应用贝叶斯定理的注意事项

（1）测试前概率是不精确的估计。

（2）各项研究都具有一定的偏倚(Bias)。这些偏倚有：选择偏倚(Selection Bias)、实施偏倚(Performance Bias)、失访偏倚（Attrition Bias）、测量偏倚（Detection Bias）和报告偏倚（Reporting Bias）。

（3）贝叶斯公式中假设各项条件是彼此独立的，但有一些情况是违反这种条件独立假设的。

（4）贝叶斯公式中假设各项条件是相互排斥的，但有些情况是违反这种条件相互排斥假设的。

（四）临床决策分析中的不确定因素

在疾病诊疗环境中，医生必须在限定的时间和地点做出一些决策。即使选择了不加以干预，例如，不做任何检查或特殊治疗，医生还是做出了一项要承担其后果的决策。

临床决策不仅不可避免，而且在很多情况下都是在不确定的情况下做出的。这种不确定性来自以下四个方面：临床资料的错误、临床资料的模糊和解释的多样性、临床信息和疾病表现间关系的不确定性、治疗效果的不确定性。

在医学用语上，描述不确定性时，经常会用到的中文词汇有：可能、好像、也许、很大的可能性、很少、不太像、不太可能、差不多、不可能等；相应的英文词汇有：Probable、Likely、Unlikely、High probability、Low probability等。

这些词汇表达的可能性到底有多大？对于这种可能性，是否有所共识呢？国外有文献报道了各种表达可能性的词汇所对应的概率值或概率值范围的研究。这些研究的结果并不是完全一致的（图10[48]、表13[49]和图11[50]）。

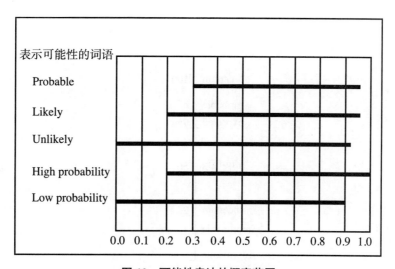

图10 可能性表达的概率范围

[48] Bryant G. D., Norman, G. R. Expressions of probability: Words and numbers. New England Journal of Medicine. 1980, 302: 411.

[49] Bernie J. O' Brien. Words or numbers? The evaluation of probability expressions in general practice. Journal of the Royal College of General Practitioners. March 1989, 98-100.

[50] Renooij S, Witteman C. Incernat. J Approx Reason, 1999, 22: 169-194.

表 13　可能性描述用语的概率表达（对 52 名全科医生的调查）

		中位数	平均值	四分位范围 (%)	四分位距 (%)	平均模糊度 [a]
1	Never	0[b]	6	0 ~ 0.5	0.5	1.1
2	Almost never	3	14	1 ~ 5	4	1.4
3	Very rare	5	11	2 ~ 7	5	1.2
4	Low probability	10	14	5 ~ 20	15	1.9
5	Low risk	10	15	5 ~ 18	13	1.9
6	Small chance	10	16	5 ~ 15	10	2.0
7	Unlikely	13	19	10 ~ 20	10	2.1
8	There is a chance	15	23	10 ~ 30	20	2.5
9	Sometimes	23	28	10 ~ 50	40	2.6
10	Possible	25	30	20 ~ 40	20	2.6
11	Perhaps	28	31	18 ~ 50	32	2.6
12	Could be	30	35	23 ~ 50	27	2.7
13	Moderate risk	40	39	30 ~ 50	20	2.5
14	Not certain	50	42	20 ~ 50	30	2.6
15	Reasonable chance	50	49	33 ~ 60	27	2.6
16	Significant chance	60	49	23 ~ 70	47	2.3
17	Reasonable to assume	70	61	50 ~ 80	30	2.6
18	Likely	70	69	60 ~ 80	20	2.2
19	Proble	75	70	60 ~ 80	20	2.1
20	Most likely	80	72	67 ~ 86	19	2.0
21	Expected	80	75	70 ~ 90	20	1.7
22	Almost certain	90	86	90 ~ 95	5	1.6
23	Certain	95	84	90 ~ 100	10	1.4

[a] 分级：3 = 高，2 = 中，1 = 低。
[b] 约为 1×10^{-6}，73% 的受访者认为是 0。

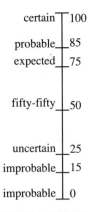

图 11　可能性与概率的对应关系

三、临床决策分析的步骤

（一）识别并确定待决策的问题

临床决策分析的第一步是要识别并确定待决策的问题。这些问题包括：患者的临床状态、患者个体或患者群体利益、各种行动方案、已获得的临床信息、其他应考虑的问题。

（二）按照问题的逻辑和时间顺序构建问题

临床决策分析的第二步是要按照问题的逻辑和时间顺序构建问题。构建的顺序要能清楚地表达出必须对可选方案做出选择的点以及获得信息或披露结果的点。每一个可能方案和事件产生的结果也要在结构中详细表达出来。其结果是得到一棵决策树，实际上是一个流程图。

（三）找出完成问题结构所需信息的特征

临床决策分析的第三步是要找出每个不确定因素的特征。找到能阐明此不确定因素性质的资料来源；医学文献、同事商讨和个人经历都要适当考虑。用概率来量化信息，即可能性的量化估计。对不同的健康状态、不同的生命质量和不同的死亡率加以权衡。使用正规的评估方法了解患者对涉及生存、死亡和生命质量的折中方案的个人评价。如果成本与特定决策有关，也要加以明确。

（四）选择优先行动方案

临床决策分析的第四步是当一个正规的树结构和各种量化评估完成后，要进行敏感性分析。敏感性分析是指从众多不确定性因素中找出对效用指标有重要影响的敏感性因素，并分析、测算其对效用指标的影响程度和敏感性程度。如果在合理范围内改变数据而结论不发生明显变化，则决策分析是可靠的。如果结论随评估值的改变而改变，就需要认真考虑概率和效用值的估计是否准确，并尽量考虑原先排除在分析之外但可能影响结果的某些因素。既然决策不可避免，就应该根据考虑到的显著因素做出最正确的估计并据此决策。

四、临床决策分析实例

图 12 表示的是进行膝关节置换术决策分析后的决策树。图中方框表示决策节点，圆圈表示机会节点。结局用术后存活十年的功能状态转换值表示。

对应转换的方法是：

1. 术后存活第十年膝关节运动功能完全（full mobility），表示手术成功，对应的结局为 10

2. 术后存活第十年膝关节运动功能较差（poor mobility），表示现状不好或手术不成功，对应的结局为 6，相当于手术成功存活到第六年的膝关节运动功能完全的状态

3. 术后存活第十依靠轮椅（wheelchair-bound），表示是否考虑做第二次手术，对应的结局为 3，相当于手术成功存活到第 3 年的膝关节运动功能完全的状态

4. 术后存活第十年已死亡，对应的结局为 0

然后用各种可能发生的概率乘以转换值，得到质量调整生命年（Quality-adjusted Life Year, QALY），即各种结局的期望值。

通过比较，手术的结局为：QALY 为 7.7，不手术的结局为：QALY 为 6 。因此，选择膝关节置换术作为决策方案。

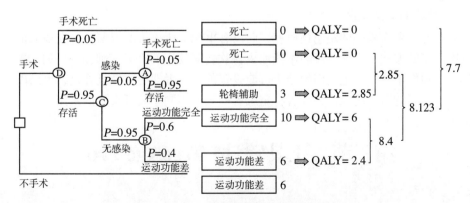

图 12　膝关节置换术决策分析后的决策树

五、临床决策分析的意义

在临床病例讨论或会诊过程中，经常会听到以下这些问题：

我们的意见是一致的吗？

我们对问题的结构认可吗？

我们对那些争议的问题能达成一致吗？

它是一个概率评价或价值判断吗？

哪些进一步的信息可使我们意见较接近并能达成共识？

我们同意接受哪些临床研究作为目前争论的概率评价基础？

决策分析的方法为临床医生提供了一种能阐明所关注的临床问题的语言，使用概率和效用这样的术语有助于交流，量化描述避免了使用像很少、有时、几乎、总是等半定量术语带来的模糊。

通过决策分析，可以帮助临床医生将观察到的事件和决策顺序系统化，确定关键的不确定因素和相关证据的来源，关注关键的折中方案，并从不确定因素的角度分别考虑各个方案。这些将问题分解再组合的特点使临床医生能逐一关注复杂决策问题的某一方面。

用决策分析的框架来构建有争议的问题，争议的本质就会变得比较明了。

使用决策分析工具，将统计学、流行病学、经济学与临床知识和人文概念结合起来，可以提高医生的决策水平和利用现有资源提供最佳医疗保健的能力。

六、临床决策分析的局限性

（一）临床复杂性和紧迫性的问题

一名患者如果同时患有多种疾病，那么可选择的措施和事件会有复杂多变的排列方式，医生必须在有限的时间内做出决策。

除非进行简化的假设，否则纵使是单一问题，经过深思熟虑后也会复杂到形成繁琐的决策树。例如，心脏手术后延长生命和提高生活质量的可能性是否值得去冒其所带来的死亡风险？再如，抗高血压药的不良反应能被用药后可能防止脑卒中和心肌梗死所弥补吗？这样的决策问题如果用决策树的方式来表达，就是非常复杂的。

临床表现内在的复杂性对于直觉决策者和专业分析者而言一样令人烦恼。患者的效用以及效用随时间或环境变化而发生的改变都是难以确定的。

（二）分析方法的技术问题

决策分析的质量依赖为临床情况设计的结构正确性以及随机信息的适当应用。全新治疗方案的发现或其他方面的发展，要求分析结构做重大的变化。在正规分析中，有时要做各项检查相互独立的简化假设，但实际上，这些检查并非相互独立。

（三）临床决策分析的应用问题

传统的医学教育充斥着对疾病的定论性解释，而没有重视临床决策所依据的绝大多数信息的随机特征。医生可能不愿意用概率的方式来思考，可能本能地更喜欢普遍使用的临床准则和明确的选择。

在诊疗过程中，他们很容易忘记他们的分析可能是错的，或者即使曾经正确过，也已出现了新的方案；忘了原来的概率已被更好的数值所取代；或者特定患者的效用不同于公开案例的效用。

第三节　工具软件：TreeAge Pro

一、简介

TreeAge Pro 系列软件（http://www.treeage.com/）是用于构建、分析决策树、模型和影响图表的专业分析软件。这一系列软件在很多行业都有应用，如进行风险评价，研究其中的不确定性，进行决策分析、成本效果分析、拟和等[51]。

TreeAge Pro 界面（以 TreeAge Pro 2011 为例，图 13）主要包括位于左上角的模型预览窗口（Model overview window），在此可以看到所建立模型的全貌；位于界面中间的模型是编辑窗口（Model editor window），在此窗口中，通过选择右侧的控制板（Palette）可以控制决策树模型的形状大小，通过选择树节点（Tree Nodes）可以绘制相应的决策树；位于右下角的是模型参数输入、编辑、查看窗口（Model input, editor and view window），在此窗口中可以输入、编辑、查看决策树中的参数，定义参数的类型、变动范围等项目。

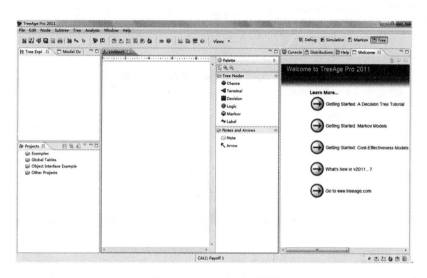

图 13　TreeAge Pro 界面

二、演示

进入 TreeAge Pro 界面。在左下角 Projects 窗口下，TreeAge Pro 提供了大量的决策树实例。通过 Examples，Turorial Trees 进入到 Healthcare 之下的 Infarction Treatment.trex。打开该文档，就可以见到一棵完整的梗死治疗（Infarction Treatment）决策树（图 14）。

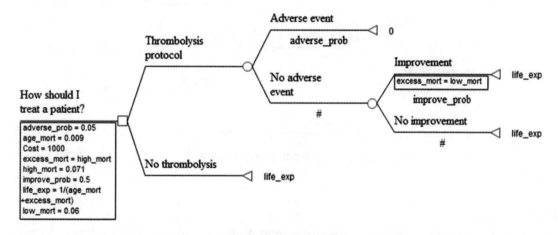

图 14　梗死治疗决策树

点击界面上方命令栏中的 Analysis → Roll Back，完成决策树各项指标值的计算，得到的决策方案是溶

[51] 李倩，马爱霞 . TreeAge Pro 软件在医药卫生决策分析中的应用 . 中国药物经济学 , 2014, (1): 15-18.

栓方案（Thrombolysis protocol），见图 15。

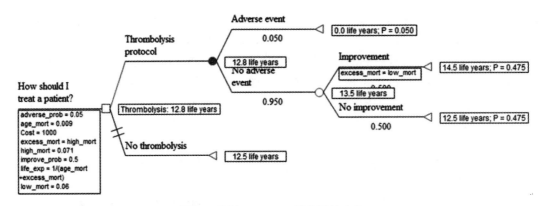

图 15 经过 Roll Back 选择溶栓方案

三、操作

（一）任务

现有 1 000 美元用来投资，投资的方式有两种：一种是有风险的股权投资，年收益为 500 美元的概率为 30%，年收益为 100 美元的概率为 40%，投资持续贬值的概率是 30%，即年损失 600 美元；另一种是无风险的银行存款，银行存款年利率为 5%，即存一年获得 50 美元的收益。要求构建投资决策树。

（二）决策树的构建

1. 新建 trex 文档

进入 TreeAge Pro 界面，点击界面上方命令行中的 File、New 和 OK，建立新的 trex 文档。

用鼠标将 Palette 中 Tree Nodes 下的决策节点（Decision）拖拽到模型编辑窗口，然后依次建立分支（Chance）和结局（Terminal）。在决策节点左侧横线上方输入模型的名称，在决策分支上方输入方案名称，在结局处输入收益值（图 16）。

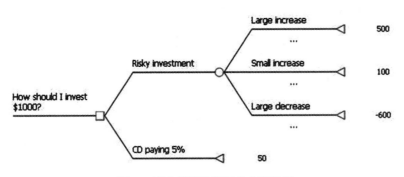

图 16 建立投资决策树分支和结局

2. 模型参数的输入

完成决策树分支的绘制后，需要进行参数输入。在概率分支下方输入事件发生的概率。需要注意，每个机会节点发出的所有分支的概率之和应该为 1（图 17）。最后一个分支的概率值可以用"#"代替。

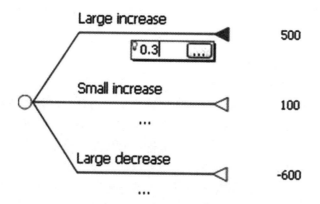

图 17　输入事件发生概率值的投资决策树

3.模型运行结果分析

点击界面上方命令栏中的 Analysis、Roll Back，完成决策树各项指标值的计算，得到的决策方案是将 1 000 美元作为银行存款（图 18）。因为银行存款的年收益是 50 美元，而风险投资者的年收益仅为 10 美元，所以选择银行存款为决策方案。

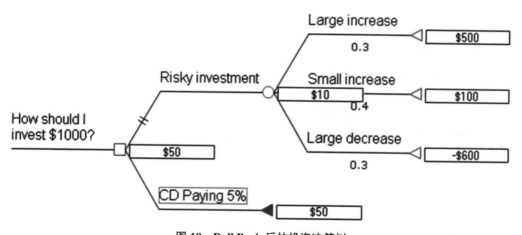

图 18　Roll Back 后的投资决策树

文献导读

文献 1

作者: Werner EF, Wheeler S, Burd I.

题目: Creating decision trees to assess cost-effectiveness in clinical research.

出处: Journal Biometrics Biostatistics, 2012, S7: 004. doi:10.4172/2155-6180.S7-004.

摘要: Decision analysis modeling has emerged as a powerful tool to weigh the cost-effectiveness of complex healthcare decisions. Decision analysis utilizes mathematical models to quantitatively compare multiple decisions accounting for both the monetary cost and the effect on quality of life. The current article reviews the components, statistical analyses, strengths, and limitations of decision analysis modeling for cost-effectiveness research in medicine.

文献 2

作者：曹建文．

题目：临床决策分析中如何应用决策树．

出处：医学与哲学，2005，26(11): 72-74．

摘要：在临床诊断治疗中，除个别诊断特征比较明显的病种外，许多疾病都存在鉴别诊断。当然在医疗实践中由于受到患者复杂的病情和医务人员所掌握的知识、技术水平及责任心的影响以及医学科学发展的限制，不可避免地会有误诊、误治情况的发生。为了减少这种情况的发生，对于比较复杂的疾病，除了做好各种鉴别诊断检查外，还可以采用最直观的决策树的方法来帮助进行临床决策，对患者可能的诊断、治疗及预后做一分析；当然也可以对某种疾病不同方案的治疗效果进行分析，选择适宜的方案。把决策树方法的基本思路用决策树的图形表达出来，就能使整个决策过程的思路更加清晰地展示出来，使分析过程更加直观和条理化。本文以临床上最常见的疑似阑尾炎的处理为例来看看在临床决策分析中如何使用决策树。

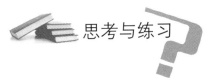 思考与练习

1. 什么是决策？决策的基本原则是什么？

2. 决策有哪些种类？

3. 什么是决策分析？决策分析的目的是什么？

4. 决策分析有哪些基本要素？

5. 决策分析的常用方法有哪些？

6. 不确定性情况决策分析依据的准则有哪些？

7. 简要说明决策分析的基本步骤。

8. 临床决策分析的定义是什么？

9. 临床决策分析中不确定因素的来源有哪些？

10. 简述临床决策分析的步骤。

11. 简述临床决策分析的意义及其局限性。

12. 参考《临床决策分析中如何应用决策树》一文 [曹建文．医学与哲学，2005，26（11）：72-74]，利用 TreeAge Pro 软件构建阑尾炎手术决策树。

第八章

机器学习和数据挖掘

 学习目的

　　了解什么是学习；掌握机器学习的概念、类别；了解浅层学习和深层学习的发展状况；掌握统计学习的概念、目的、主要特点和统计学习方法的三要素；掌握数据挖掘的定义；了解数据挖掘的任务和基本步骤；理解数据挖掘和机器学习的关系；理解经典算法的原理和应用实例；掌握工具软件 Weka 的使用。

 学习重点

　　机器学习的概念和类别；统计学习的概念、目的、主要特点和统计学习方法的三要素；数据挖掘的定义；工具软件 Weka 的使用。

第一节 机 器 学 习

一、什么是"学习"

　　西蒙（H.A. Simon）强调学习的外部行为效果，认为学习是系统所做的适应性变化，使系统在下一次完成同样或类似的任务时更为有效。米哈尔斯基（R.S. Michalski）强调学习的内部过程，认为学习是构造或修改对所经历事物的表示。从事专家系统研制的人们则从知识工程的实用性角度出发，认为学习是知识的获取。

二、机器学习的概念

　　机器学习（Machine Learning）研究计算机怎样模拟或实现人类的学习行为，以获取新的知识或技能，重新组织已有的知识结构使之不断改善自身的性能。机器学习是人工智能的核心，是使计算机具有智能的根本途径。

三、机器学习的类别

　　机器学习可以分为监督学习（supervised learning）、无监督学习（unsupervised learning）和半监督学习。

（一）监督学习

　　监督学习从给定的训练数据集中学习出一个函数。当有新的数据时，可以根据这个函数预测结果。监督学习的训练集要求是包括输入和输出，也可以说是特征和目标。训练集中的目标是由人工标注的。常见的监督学习算法包括回归分析和统计分类。

（二）无监督学习

与监督学习相比，无监督学习训练集没有人工标注的结果。常见的无监督学习算法有聚类。

（三）半监督学习

半监督学习是介于监督学习与无监督学习之间的一种学习方式。

四、机器学习的应用

机器学习已经有了十分广泛的应用，例如，数据挖掘、计算机视觉、自然语言处理、生物特征识别、搜索引擎、医学诊断、检测信用卡欺诈、证券市场分析、DNA 序列测序、语音和手写识别、战略游戏和机器人运用。

五、浅层学习和深度学习

（一）浅层学习（Shallow Learning）

20 世纪 80 年代末期，用于人工神经网络的反向传播（Back Propagation, BP）算法的发明给机器学习带来了希望，掀起了基于统计模型的机器学习热潮。利用 BP 算法可以让一个人工神经网络模型从大量训练样本中学习出统计规律，从而对未知事件做出预测。这个时期的人工神经网络虽然也被称为多层感知机（Multi-layer Perceptron），但实际上是一种只含有一层隐层节点的浅层模型。

20 世纪 90 年代，各种各样的浅层机器学习模型相继被提出，如支持向量机（Support Vector Machines, SVM）、Boosting、最大熵方法（如逻辑回归）等，这些模型的结构基本上可以看成带有一层隐层节点（如 SVM、Boosting），或者没有隐层节点（如逻辑回归）。由于理论分析的难度，加上训练方法需要很多经验和技巧，这个时期浅层人工神经网络反而相对较为沉寂。

2000 年以来，随着互联网的高速发展，对海量数据进行智能化分析和预测的需求日益增长，浅层学习模型在互联网应用上获得了巨大成功。最成功的应用包括搜索广告系统的广告点击率（Click Through Rate, CTR）预估、网页搜索排序、垃圾邮件过滤系统、基于内容的推荐系统等。

（二）深层学习（Deep Learning）

2006 年，机器学习领域的泰斗、加拿大多伦多大学教授欣顿（Geoffrey Hinton）和他的学生萨拉赫丁诺夫（Ruslan Salakhutdinov）在《科学》（Science）杂志上发表了一篇文章，开启了深度学习（Deep Learning, DL）在学术界和工业界的浪潮[52]。这篇文章主要包含两方面的信息：一是很多隐层的人工神经网络具有优异的特征学习能力，学习得到的特征对数据有更本质的刻画，从而有利于可视化或分类；二是深度神经网络在训练上的难度可以通过"逐层初始化"（Layer-wise Pre-training）来有效克服。在这篇文章中，逐层初始化是通过无监督学习实现的。

2006 年以来，深度学习在学术界持续升温。美国斯坦福大学、纽约大学以及加拿大蒙特利尔大学等成为研究深度学习的重镇。

2010 年，美国国防部高级研究计划局（Defense Advanced Research Projects Agency, DARPA）首次资助深度学习项目，参与方有斯坦福大学、纽约大学和 NEC 美国研究院。支持深度学习的一个重要依据是：脑神经系统的确具有丰富的层次结构。一个最著名的例子就是 Hubel-Wiesel 模型，由于其揭示了视觉神经的机制而获得了诺贝尔医学与生理学奖。深度学习带来了机器学习的一个新浪潮，受到从学术界到工业界的广泛重视，也导致了"大数据 + 深度模型"时代的来临。

2012 年 6 月，《纽约时报》披露了 Google Brain 项目，引起了公众的广泛关注。这个项目是由著名的斯坦福大学机器学习教授 Andrew Ng 和在大规模计算机系统方面的世界顶尖专家迪恩（Jeff Dean）共同主导的，其用 16 000 个 CPU Core 的并行计算平台训练一种称为"深层神经网络"（Deep Neural Networks,

---

[52] Hinton GE, Salakhutdinov RR. Reducing the dimensionality of data with neural networks. Science, 2006, 313(5786): 504–507.

DNN）的机器学习模型，在语音识别和图像识别等领域获得了巨大的成功。

2012年11月，微软在中国天津公开演示了一个全自动的同声传译系统，讲演者用英文演讲，后台的计算机自动完成语音识别、英中机器翻译以及中文语音合成，效果非常流畅。据报道，支撑该系统的关键技术也是DNN。

2013年1月，在百度的年会上，其创始人兼CEO李彦宏宣布要成立百度研究院，其中第一个重点方向就是深度学习，并为此而成立了深度学习研究院（Institute of Deep Learning, IDL）。这是百度成立十多年以来第一次成立研究院。

2013年4月，《麻省理工学院技术评论》杂志将深度学习列为2013年十大突破性技术之首。

六、统计学习

（一）统计学习的概念

统计学习，即统计机器学习，是关于计算机基于数据构建的概率统计模型并运用模型对数据进行预测和分析的一门科学。

（二）统计学习的目的

统计学习的目的是对数据进行预测和分析。

（三）统计学习的主要特点

统计学习是有关概率论、统计学、信息论、计算理论、最优化理论和计算机科学等多个领域的交叉学科，并且在发展中形成了独立的理论体系和方法论。

统计学习以方法为中心，以数据为研究对象，以计算机及网络为平台，是数据驱动的科学。

（四）统计学习方法三要素

统计学习方法的三个要素是：模型、策略和算法。其中，模型是所要学习的条件概率分布或决策函数；策略是按照什么样的准则学习或选择最优的模型；算法是学习模型的具体计算方法。

第二节 数 据 挖 掘

一、什么是"数据挖掘"

数据挖掘（Data Mining）一般是指从大量的数据中自动搜索隐藏于其中的有着特殊关系性的信息的过程。

二、数据挖掘的任务

数据挖掘的任务主要有：分类或预测模型发现、数据总结与聚类发现、关联规则发现、序列模式发现、相似模式发现、混沌模式发现、依赖关系或依赖模型发现、异常和趋势发现等。

三、数据挖掘的基本步骤

（一）定义问题

数据挖掘步骤包括：分析需求，定义问题范围，定义计算模型所使用的度量，以及定义数据挖掘项目的特定目标。

（二）准备数据

采集数据、理解数据和数据的来源，获取相关知识与技术，进行数据可用性研究；整合、检查、处理数据，查找数据中的隐含相关性，标识最准确的数据源并确定哪些列最适于分析，去除错误或不一致的数据，插入缺失值。

（三）浏览数据

浏览数据包括计算最小值、最大值、平均值和标准差等，查看数据的分布情况。

（四）生成模型

建立模型和假设。通过创建挖掘结构，定义要使用的数据列，使用不同配置创建多个模型。

（五）测试和验证

对所有模型进行测试和验证，以便查看哪个模型可以为解决问题生成最佳结果。

（六）部署和更新模型

对数据挖掘模型进行解释、部署和应用。在应用过程中，根据实际情况对模型进行修正和更新。

四、数据挖掘和机器学习的关系

在数据挖掘中，用到了大量的机器学习领域提供的数据分析技术和数据库领域提供的数据管理技术。数据挖掘并没有机器学习探索人的学习机制这一科学发现任务。数据挖掘有自身独特的内容，即关联分析。从某种意义上说，机器学习的科学成分更重一些，而数据挖掘的技术成分更重一些。

第三节　经典算法和实例

一、C4.5 算法原理和实例

（一）原理

C4.5 算法是一个分类决策树算法。这种算法利用比较各个描述性属性的信息增益（Information Gain）值的大小，来选择增益值最大的属性进行分类（Weka 中将 C4.5 算法命名为 J48）。

1993 年，昆兰（J.R. Quinlan）在其 1986 年提出的 ID3 算法基础上，经过补充和改进提出了 C4.5 算法。ID3 算法的实质是构造一个熵值下降平均最快的决策树（信息熵越大则不确定性越大）。

C4.5 是对决策树核心算法 ID3（迭代二分分类器，Iterative Dichotomizer）的改进。C4.5 用信息增益率来选择属性，克服了 ID3 用信息增益选择属性时偏向于选择取值多的属性的不足；在树构造过程中或构造完成之后，使用不同的修剪技术以避免树的不平衡；能够完成对连续属性的离散化处理；能够对不完整数据进行处理；K 次迭代交叉验证；C4.5 采用的知识表示形式为决策树，并能最终形成产生规则。

（二）实例

《C4.5 算法在冠状动脉造影数据处理中的应用》[53]：首先采用数据清理、数据变换、数据规约等预处理技术处理原始数据，并借助 Weka 平台，通过 C4.5 算法生成决策树；然后针对决策树对正确率判断不够理想的地方调整比例因子变量，再进行测试以提高判断的正确率。由两种方法的比较以及与医学认识相对照，可以得出文中所得决策分类树的构成特点，同目前已知的高危因素趋于一致。通过 C4.5 算法建立判定决策树，可降低冠状动脉造影（CAG）的风险，为冠心病的分析预测提出了一种新的方法。

二、K-Means 算法原理和实例

（一）原理

K-Means 算法是一个聚类算法，把 n 个对象根据它们的属性分为 k 个分割（k＜n）。它假设对象属性来自于空间向量，并且目标是使各个群组内部的均方误差总和最小。它与处理混合正态分布的最大期望算法相似，因为它们都试图找到数据中自然聚类的中心。

（二）实例

《基于聚类分析的新安医家防治中风辨治规律探索》[54]：采用专业的数据挖掘软件，运用其中的 k 均

---

[53] 云玉屏，林克正 . C4.5 算法在冠状造影数据处理中的应用 . 计算机工程与应用，2008,44(10): 244-245, 248.

[54] 郜峦，李锋刚 . 基于聚类分析的新安医家防治中风辨治规律探索 . 中国中医药信息杂志，2007,14(12): 92.

值聚类分析方法，以数据库中的诊断案例为对象，初步揭示了新安医家对中风的病因病机、辨证论治的独特见解，挖掘出了其临床治疗思路，能够为临床防治中风提供一定的借鉴作用。

三、SVM 算法原理和实例

（一）原理

支持向量机（SVM）是一种监督式学习的方法，它广泛应用于统计分类以及回归分析中。支持向量机将向量映射到一个更高维的空间里，在这个空间里建有一个最大间隔超平面。在分开数据的超平面的两边建有两个互相平行的超平面，分隔超平面使两个平行超平面的距离最大化。假定平行超平面间的距离或差距越大，分类器的总误差越小。

（二）实例

《支持向量机分类器在医疗诊断中的应用研究》[55]：在医疗诊断中，常根据患者的多项病理检测结果进行诊断。由于存在个体的差异和数据本身的噪声，要准确诊断是困难的。本文选取径向基核函数，构造支持向量机非线性分类器，并将其应用于心脏病的诊断，取得了较高的准确率。

四、Apriori 算法原理和实例

（一）原理

Apriori 算法是一种最有影响的挖掘布尔关联规则频繁项集的算法，其核心是基于两阶段频集思想的递推算法。该关联规则在分类上属于单维、单层、布尔关联规则。

（二）实例

《基于 Apriori 算法的中药气 - 味 - 效三维数据关联规则挖掘研究》[56]：以经典中医学著作《神农本草经》中的 365 味中药性味及药效记载为数据源，在建立气 - 味 - 效三维数据立方体的基础上，运用关联规则挖掘中的 Apriori 算法，寻找气 - 味 - 效三者之间的频繁模式和强关联规则并进行分析，尝试理清中药四气五味与具体功效的复杂相关性，为中药四气五味药性理论研究提供新方法和新思路。

五、EM 算法原理和实例

（一）原理

最大期望算法（EM）是在概率模型中寻找参数最大似然估计的算法，其中概率模型依赖于无法观测的隐性变量。最大期望经常用在机器学习和计算机视觉的数据集聚领域。

（二）实例

《视网膜血管图像分割及眼底血管三维重建》[57]：眼底视网膜图像的血管分布情况可为高血压、糖尿病等疾病的早期诊断提供重要依据。计算机处理眼底图像可以减少医生的重复劳动。文中提出了一种新的眼底视网膜血管图像分割算法，利用构建的局部归一化方法消除视网膜血管图像背景的差异性，利用期望最大化算法进行聚类，实现了眼底视网膜血管图像分割。根据眼底图像成像原理，通过投影逆变换构建了眼底视网膜图像的三维模型。构建的模型可以进行多角度观察分析。

六、PageRank 算法原理和实例

（一）原理

PageRank 算法于 2001 年 9 月被美国授予专利，专利人是 Google 创始人之一拉里·佩奇（Larry Page）。该算法根据网站的外部链接和内部链接的数量和质量，衡量网站的价值。PageRank 这个概念引自学术论文中一篇论文的被引述的频度——即被别人引述的次数越多，一般判断这篇论文的权威性就越高。

[55] 阎威武，邵惠鹤 . 支持向量机分类器在医疗诊断中的应用研究 . 计算机仿真，2003, 20(2): 63-64, 69-70.
[56] 金锐，林茜，张冰，等 . 基于 Apriori 算法的中药气 - 味 - 效三维数据关联规则挖掘研究 . 中西医结合学报，2011, 9(7): 794-803.
[57] 戴培山，王博亮，鞠颖 . 视网膜血管图像分割及眼底血管三维重建 . 自动化学报，2009, 35(9): 1168-1176.

（二）实例

《基于线粒体功能连锁网络预测线粒体复合体Ⅰ缺陷疾病基因》[58]：线粒体复合物Ⅰ缺陷是最常见的线粒体疾病之一，占人类线粒体呼吸链疾病的30%左右，它的临床表现跨度很大，包括新生儿的乳酸性酸中毒，幼儿期发病的 Leigh 综合征，儿童期发病的线粒体脑肌病和 MELAS 综合征，以及成年才发病的神经退行性疾病等。此项研究构建了一个线粒体基因之间的功能连锁网络，通过该网络来反映基因之间的功能关系，然后利用基于网络的算法计算网络中的基因与线粒体复合物Ⅰ缺陷的相关程度，进行疾病基因的预测。这些算法有邻接法（Neighbor）、PageRank with Priors（PageRank 算法的一个扩展版本）、K 步马尔可夫方法（K-step Markov，类似 PageRank with Priors）、热核扩散方法（Heat Kernel Diffusion）。该研究使用留一法（leave-one-out）来评估各种预测算法及控制参数对线粒体复合物Ⅰ缺陷的疾病基因预测能力。除了邻接法，其他三种算法都用到多种控制参数来控制排序过程。四种算法的 AUC（Area Under the Curve，ROC 曲线下面积）都达到了 0.835 以上，说明四种算法都能用于线粒体复合物Ⅰ缺陷相关基因的预测。

邻接法的 AUC 相对较小，这可能是因为它仅仅利用与已知疾病基因相邻的局部网络信息，其他三种算法则利用了全局网络信息，即更有效地利用了基因功能之间的功能关系，从而获得了更大的预测能力。其他三种算法的 AUC 相差不大，其中 K-step Markov 可获得最大的 AUC，该研究即利用该模型来进行线粒体复合物Ⅰ缺陷疾病相关基因的预测。

利用评估结果中预测性能最好的模型（k = 12 的 K-step Markov 算法）对线粒体复合物Ⅰ缺陷进行疾病基因的预测，在排名前 15 的基因中，大部分基因的功能与呼吸链相关。

七、AdaBoost 算法原理和实例

（一）原理

AdaBoost 算法是一种迭代算法，其核心思想是针对同一个训练集训练不同的分类器（弱分类器），然后把这些弱分类器集合起来，构成一个更强的最终分类器（强分类器）。该算法是通过改变数据分布来实现的。

（二）实例

《一种基于特征选择的医学图像检索方法》[59]：提出了一种基于特征选择的医学图像检索方法。考虑到医学图像的多类别特性，将分类与检索结合，采用 AdaBoost 方法对样本进行多次抽样，并将分类精度作为判断依据对特征进行选择，选取少量有利于分类的特征，同时将单特征弱分类器增强为强分类器。在检索阶段，该方法在选择后的特征子集以及类别子空间中进行检索。实验结果表明，与传统方法相比，该方法能达到较高的查准率，计算量也明显降低。

八、KNN 算法原理和实例

（一）原理

K 最近邻分类（KNN）算法是一个理论上比较成熟的方法，也是最简单的机器学习算法之一。该方法的思路是：如果一个样本在特征空间中的 k 个最相似（即特征空间中最邻近）的样本中的大多数属于某一个类别，则该样本也属于这个类别。

（二）实例

《基于 K 最近邻法的类风湿关节炎诊断模型》[60]：基于 KNN 算法的最优二分类方法，建立类风险关节炎诊断的 KNN 模型。对 100 例类风险关节炎患者和 50 例非类风险关节炎的风湿性免疫病患者的抗环瓜氨酸肽抗体和类风湿因子两项指标进行训练和模拟诊断。诊断准确率分别为 92% 和 91.3%。

[58] 毛松，王加宾，李校 . 基于线粒体功能连锁网络预测线粒体复合体Ⅰ缺陷疾病基因 . 四川大学学报（自然科学版），2014, (5): 1043-1050.

[59] 顾志伟，吴秀清，荆浩，等 . 一种基于特征选择的医学图像检索方法 . 中国生物医学工程学报，2007, 26(1): 30-33.

[60] 李立奇，张瑗，周跃，等 . 基于 K 最近邻法的类风湿关节炎诊断模型 . 中国卫生统计，2011, 28 (4): 437-438.

九、NBM 算法原理和实例

（一）原理

朴素贝叶斯模型（Naive Bayesian Model，NBM）发源于古典数学理论，有着坚实的数学基础以及稳定的分类效率。同时，NBM 模型所需估计的参数很少，对缺失数据不太敏感，算法也比较简单。

（二）实例

《基于数据挖掘技术的消化道恶性肿瘤（DTC）诊断方法研究》[61]：对 301 例消化道恶性肿瘤患者和 114 例消化道良性疾病患者的血清肿瘤标志物（serum tumor marker, STM）CA19-9、CA242、CA50、CEA 检测值分别建立基于统计 Logistic 回归、反向传播神经网络和朴素贝叶斯方法的诊断分类器。利用诊断敏感度、特异度和接受者操作特征（ROC）曲线下面积进行评价。其结论认为，在数据挖掘技术的分类方法中，神经网络的分类方法比单一 STM 及其并联诊断的准确性高，Logistic 回归和贝叶斯方法的诊断水平与普通 STM 并联诊断水平相当；神经网络分类器的诊断性能优于 Logistic 回归模型和贝叶斯分类器，可进一步应用于计算机辅助诊断中。

十、CART 算法原理和实例

（一）原理

CART 算法是一种分类与回归树，它采用二分递归分割技术，将当前的样本集分为两个子样本集，使生成的决策树的每个非叶子节点都有两个分支。在树的生成过程中，多展开一层就会有多一些的信息被发现，CART 算法运行到不能再长出分支为止，从而得到一棵最大的决策树。然后对这棵大树进行剪枝。

（二）实例

《基于 PCA 与分类回归树的医疗诊断应用研究》[62]：针对皮肤病学中鳞片状红斑疾病区分诊断的难题，应用主成分分析（PCA）的方法对数据属性进行约简，然后在此基础上建立相应的分类回归树分类器。结果表明，该分类准确率可以达到 93% 以上，因而认为应用 PCA 属性归约和 CART 分类回归树的方法可以很好地应用于皮肤病学的诊断分类中，由 CART 分类与回归树生成的规则清晰且容易理解。

第四节　工具软件：Weka

一、简介

Weka 全称为：怀卡托知识分析环境（Waikato Environment for Knowledge Analysis），是一款免费的、非商业化的、基于 Java 环境下开源的机器学习以及数据挖掘软件，提供数据处理、特征选择、分类、回归、聚类、关联规则、可视化等功能。

Weka 提供了 Windows、MacOS、Linux 等不同平台下的安装软件版本，其网址是 http://www.cs. waikato. ac.nz/ml/weka/。安装时，如果本地机没有 Java 环境，可以选择带有 JRE（Java Runtime Environment, Java 运行时环境）的版本。

二、演示

（一）Weka 主界面

Weka 的主界面非常简洁，在命令行中的 Application 下提供了以下四种开发环境（图 19）：

Explorer：用来进行数据实验、挖掘的环境，它提供分类、聚类、关联规则、特征选择、数据可视化功能。

[61] 游佳，陈卉，武文芳，等．基于数据挖掘技术的消化道恶性肿瘤（DTC）诊断方法研究．北京生物医学工程，2011, 30(2): 132-136.
[62] 李大锋，罗林开，岑涌．基于 PCA 与分类回归树的医疗诊断应用研究．计算机与数字工程，2007, 35(5): 184-186.

Experimenter：对不同学习方案进行数据测试的环境。

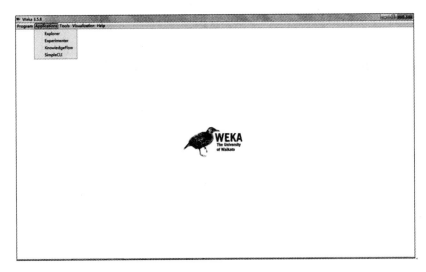

图 19　Weka 的主界面

KnowledgeFlow：功能和 Explorer 差不多，用户可以使用拖拽的方式去建立实验方案。另外，它支持增量学习。

SimpleCLI：简单的命令行界面。

（二）Weka 文件格式

1. Weka 文件格式种类

Weka 支持很多种文件格式，包括 arff、xrff、csv，甚至有 libsvm 的格式。其中，arff 是最常用的格式。arff 全称是 Attribute-Relation File Format。

2. arff 文件格式解读

（1）arff 实例

Weka 安装目录 data 文件下提供多个 arff 文件。下面以 weather. arff 为例，说明 arff 文件的格式。

在文件资源管理器中，以鼠标右键以 UltraEdit 打开 weather.arff，可以看到以下内容。

@relation weather

@attribute outlook {sunny, overcast, rainy}

@attribute temperature real

@attribute humidity real

@attribute windy {TRUE, FALSE}

@attribute play {yes, no}

@data

sunny,85,85,FALSE,no

sunny,80,90,TRUE,no

overcast,83,86,FALSE,yes

rainy,70,96,FALSE,yes

rainy,68,80,FALSE,yes

rainy,65,70,TRUE,no

overcast,64,65,TRUE,yes

sunny,72,95,FALSE,no

sunny,69,70,FALSE,yes

rainy,75,80,FALSE,yes

sunny,75,70,TRUE,yes

overcast,72,90,TRUE,yes

overcast,81,75,FALSE,yes

rainy,71,91,TRUE,no

（2）arff 文档结构

Weka 的 arff 文档可以分成两部分：@data 以上部分为头信息（header information）；@data 以下的是数据信息（data information）。

1）头信息

@relation 开头的行代表关系名称，在整个文件的第一行（除去用 % 标记的注释部分）。格式是 @relation <relation-name>。

@attribute 开头的行代表特征，格式是 @attribute <attribute-name><datatype>。attribute-name 是特征的名称，后面是数据类型。常用数据类型有：① numeric，数字类型［integer（整数）和 real（实数）］；② nominal，可以认为是枚举类型，即特征值是有限的集合［字符串或数字］；③ string，字符串类型［任意的字符串］。

2）数据信息

每一行代表一个实例，可以认为是一个特征向量。各个特征的顺序与头信息中的 attribute 逐个对应，特征值之间用逗号分隔。在有监督分类中，最后一列是标注的结果。某些特征的数值如果是缺失的，可以用"？"代替。

（三）Weka 预处理界面

在文件资源管理器中，用鼠标双击 weather.arff,则直接进入 Weka 的预处理界面(图 20)。在这个界面中，可以直接观察到关系（Relation）名称、实例（Instances）数量、属性（Attribute）数量以及属性名称。还可以根据需要，点选属性，观察数据的初步统计情况。

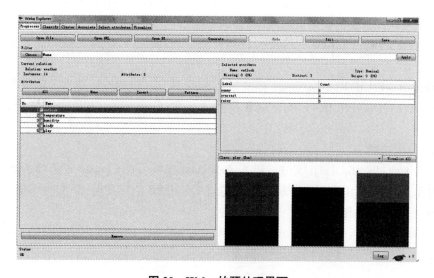

图 20　Weka 的预处理界面

如果点击 Edit，可以看到数据的二维表形式（图 21）。

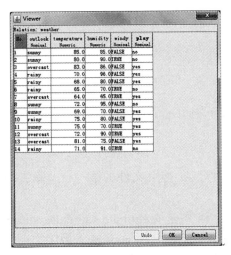

图 21　arff 文件中数据的二维表形式

（四）Weka 关联分析的实现

1. 购物篮和关联规则

世界上的万事万物都有着千丝万缕的关联。关联分析是用来描述数据记录间关联的一种方法。典型的关联分析类型是购物篮分析，购物篮分析可以发现不同消费者所购买的物品组合，可以总结出哪些类型的产品是在一起购买的。由数据挖掘揭示的关系以关联规则的形式来表示。

2. 关联规则的评价指标

对于一条关联规则 L → R，常用支持度（Support）和置信度（Confidence）来衡量它的重要性。规则的支持度是用来估计在一个购物篮中同时观察到 L 和 R 的概率 P(L,R)，而规则的置信度是估计购物篮中出现 L 时也出会现 R 的条件概率 P(R|L)。关联规则的目标是产生支持度和置信度都较高的规则。

还有类似的度量可以代替置信度来衡量规则的关联程度：

1）Lift: P(L,R)/(P(L)P(R))；Lift ＝ 1 时表示 L 和 R 独立。Lift 越大，越表明 L 和 R 存在于一个购物篮中不是偶然现象。

2）Leverage: P(L,R)−P(L)P(R)；Leverage ＝ 0 时 L 和 R 独立。Leverage 越大，L 和 R 的关系越密切。

3）Conviction：P(L)P(!R)/P(L,!R)（!R 表示 R 没有发生）；Conviction 也是用来衡量 L 和 R 的独立性。这个值越大越好。

3. Weka 的关联分析功能

打开 Weka 中的 bank-data-final.arff 文件。进入 Associate 面板。在 Choose 中选择 Aprori 算法。

如果计划挖掘出支持度在 10% ～ 100%、lift 值超过 1.5 且 lift 值排在前 10 位的那些关联规则，则用鼠标左键单击 Choose 右边的白色框，将各项参数设置为：

lowerBoundMinSupport=0.1；upperBoundMinSupport=1；metricType=lift；minMetric=1.5；numRules=100；其他选项保持默认。结果见图 22。

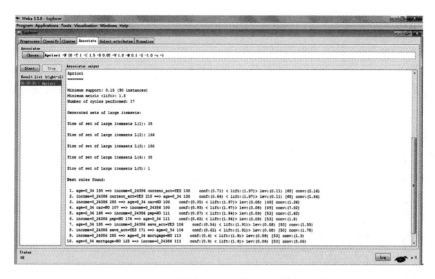

图 22　Weka 中的 Apriori 算法关联分析结果

三、操作

（一）预处理（Preprocess）

1. 数据源选择（Open file）

打开 Weka 安装目录 data 文件下的 labor.arff 文件。该文件数据来源于加拿大劳资谈判的案例，它根据工人的个人信息，来预测劳资谈判的最终结果。界面如图 23 所示。

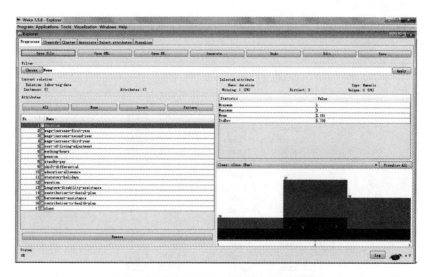

图 23　Weka 中打开 labor.arff 文件的界面

2. 特征值归一化

该项功能与类别无关，且是针对 attribute 的。

选择 unsupervised → attribute 下面的 Normalize。点击 Choose 左边 Normalize 所在的白色区域。点击 more，查看详细介绍。使用默认参数，点击 ok，回到主窗口。

选择将要归一化的特征，可以是一个或多个，点击 apply。

3. 分类器特征选择

该功能与类别相关。

选择 supervised → attribute 下的 AttributeSelection。

该界面有两个选项，evaluator 是评价特征集合有效性的方法，search 是特征集合搜索的方法。

使用 InforGainAttributeEval 作为 evaluator，使用 Ranker 作为 search，表示将根据特征的信息增益值对特征做排序。

Ranker 中可设置阈值，低于此阈值的特征将被删除。

4. 选择分类器错分的样本

选择 unsupervised → instance 下面的 RemoveMisclassified。

点击 Choose 左边 RemoveMisclassified 所在的白色区域，可以看到 6 个参数：

classIndex 用来设置类别标签。

classifier 用来选择分类器，选择 J48 决策树。

invert 选择 true，以保留错分样本。

maxIterations 用来最大迭代次数，设置为 100。

numFolds 用来设置交叉验证的参数，设置为 10。

threshold 阈值，设置为 0.1。

点击 OK，点击 apply。

（二）分类（Classify）

打开 labor.arff 文件，切换到 classify 面板。

选择 trees → J48 分类器，使用默认参数。

Test options 选择默认的十折交叉验证，点开 More options，勾选 Output predictions。

点击 start 按钮，启动实验。

在右侧的 Classifier output 里面，可以看到实验结果（图 24 和图 25）。

```
=== Predictions on test data ===

inst#,    actual, predicted, error, probability distribution
    1     1:bad     2:good     +    0       *1
    2     1:bad     1:bad          *0.762   0.238
    3     2:good    2:good          0.082  *0.918
    4     2:good    1:bad     +    *0.762   0.238
    5     2:good    1:bad     +    *0.762   0.238
    6     2:good    2:good          0       *1
    1     1:bad     1:bad          *0.85    0.15
    2     1:bad     2:good     +    0       *1
    3     2:good    2:good          0       *1
    4     2:good    2:good          0.14   *0.86
    5     2:good    1:bad     +    *0.85    0.15
    6     2:good    2:good          0.14   *0.86
    1     1:bad     1:bad          *0.83    0.17
    2     1:bad     1:bad          *0.83    0.17
    3     2:good    2:good          0.185  *0.815
    4     2:good    2:good          0.185  *0.815
    5     2:good    2:good          0.185  *0.815
    6     2:good    2:good          0.185  *0.815
    1     1:bad     1:bad          *0.98    0.02
    2     1:bad     1:bad          *0.98    0.02
    3     2:good    2:good          0.033  *0.967
    4     2:good    1:bad     +    *0.98    0.02
    5     2:good    1:bad     +    *0.925   0.075
    6     2:good    1:bad     +    *0.98    0.02
    1     1:bad     1:bad          *0.83    0.17
    2     1:bad     1:bad          *0.83    0.17
    3     2:good    2:good          0.037  *0.963
    4     2:good    2:good          0.037  *0.963
```

图 24　Weka 分类实验结果（1）

```
=== Summary ===

Correctly Classified Instances          42                73.6842 %
Incorrectly Classified Instances        15                26.3158 %
Kappa statistic                          0.4415
K&B Relative Info Score               1769.6451 %
K&B Information Score                   16.5588 bits      0.2905 bits/instance
Class complexity | order 0             53.3249 bits      0.9355 bits/instance
Class complexity | scheme            3267.2456 bits     57.3201 bits/instance
Complexity improvement   (Sf)       -3213.9207 bits    -56.3846 bits/instance
Mean absolute error                      0.3192
Root mean squared error                  0.4669
Relative absolute error                 69.7715 %
Root relative squared error             97.7888 %
Total Number of Instances               57

=== Detailed Accuracy By Class ===

TP Rate  FP Rate  Precision  Recall  F-Measure  ROC Area  Class
 0.7      0.243    0.609      0.7     0.651      0.695     bad
 0.757    0.3      0.824      0.757   0.789      0.695     good

=== Confusion Matrix ===

  a  b   <-- classified as
 14  6 |  a = bad
  9 28 |  b = good
```

图 25　Weka 分类实验结果（2）

在 start 按钮下面的 Result list 里，右键点击刚刚进行的实验，点击 Visualize，可以看到图形界面的结果。如点击 Visualize tree，则出现下图（图 26）。

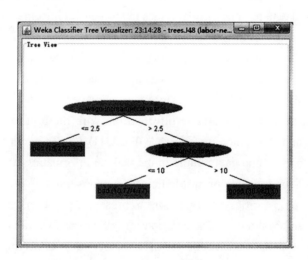

图 26　Weka 中的可视化分类树

（三）关联（Associate）

在 Weka 中打开 Diabetes_final.arff 文件。进入 Associate 面板。点击 Choose 按钮，选择 Apriori 算法。计划挖掘出支持度在 10% ~ 100%、confidence 值最低为 0.9 且 confidence 值排在前 100 位的那些关联规则，将参数设置为：

lowerBoundMinSupport=0.1；upperBoundMinSupport=1；metricType 设为 confidence；minMetric 设为 0.9；numRules 设为 100 ； 其他选项保持默认。结果如图 27 所示。

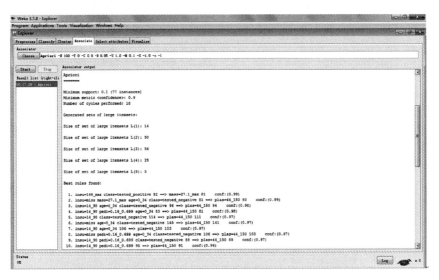

图 27　Weka 中利用 Apiori 对数据进行关联分析的结果

文献导读

文献 1

作者：Bellazzi R, Diomidous M, Sarkar IN, et al.

题目：Data analysis and data mining: current issues in biomedical informatics.

出处：Methods Inf Med, 2011, 50(6):536-544. doi: 10.3414/ME11-06-0002.

摘要：BACKGROUND: Medicine and biomedical sciences have become data intensive fields, which, at the same time, enable the application of data-driven approaches and require sophisticated data analysis and data mining methods. Biomedical informatics provides a proper interdisciplinary context to integrate data and knowledge when processing available information, with the aim of giving effective decision-making support in clinics and translational research. OBJECTIVES: To reflect on different perspectives related to the role of data analysis and data mining in biomedical informatics. METHODS: On the occasion of the 50th year of Methods of Information in Medicine a symposium was organized, which reflected on opportunities, challenges and priorities of organizing, representing and analysing data, information and knowledge in biomedicine and health care. The contributions of experts with a variety of backgrounds in the area of biomedical data analysis have been collected as one outcome of this symposium, in order to provide a broad, though coherent, overview of some of the most interesting aspects of the field. RESULTS: The paper presents sections on data accumulation and data-driven approaches in medical informatics, data and knowledge integration, statistical issues for the evaluation of data mining models, translational bioinformatics and bioinformatics aspects of genetic epidemiology. CONCLUSIONS: Biomedical informatics represents a natural framework to properly and effectively apply data analysis and data mining methods in a decision-making context. In the future, it will be necessary to preserve the inclusive nature of the field and to foster an increasing sharing of data and methods between researchers.

文献 2

作者：汤森迪，李小波.

题目：WEKA 平台在肿瘤分类研究中的应用.

出处：计算机知识与技术，2013, 9(34): 7829-7842.

摘要：采用传统的病理学诊断方法对肿瘤进行分类存在一定的局限性，基因芯片等高通量技术的问世为肿瘤研究带来了革命性的进展，在肿瘤分类中发挥了积极作用。该文以 weka 数据挖掘平台作为特征基因选择与样本分类模型建立的工具，解决了肿瘤分类理论性强、操作难度高的问题。该文以 97 名乳腺肿瘤患者的基因表达谱数据进行实验，实验结果表明，weka 平台可以有效降低基因表达谱数据的维度，对于肿瘤的精确诊断具有较高应用价值。

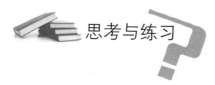 思考与练习

1. 学习、机器学习、统计学习的定义是什么？

2. 机器学习有哪些类别？

3. 统计学习的主要特点是什么？

4. 统计学习方法的三要素是什么？

5. 什么是数据挖掘？

6. 简述数据挖掘的主要任务和基本步骤。

7. 数据挖掘和机器学习的关系是什么？

8. 简要介绍十种机器学习和数据挖掘方面的算法，并分别列举这些算法在医学领域中应用的一个实例。

9. 在 Weka 软件中，采用不同的参数设置对糖尿病数据（Diabetes_final.arff）进行关联分析，并对结果进行解释。

第九章

本体论和本体工程

学习目的

　　了解本体论的词源；理解西方哲学和中国哲学的本体论概念；掌握信息科学的本体概念、构成和分类；了解本体谱的组成、本体的作用、本体研究的主要内容和应用领域；了解本体工程的目标、描述语言、构建工具；掌握本体工程的构造准则、基本流程和本体系统的生命周期；了解医学本体的概况；掌握工具软件 Protégé 的使用。

学习重点

　　本体的概念、构成和分类；本体工程的构造准则、基本流程和本体系统的生命周期；工具软件 Protégé 的使用。

第一节　本　体　论

一、本体论的词源

　　汉语中的"本体论"一词来自于 Ontology。借助网络版英文词典进行查询（http://dictionary.reference.com/browse/ontology; http://www.etymonline.com/ ）发现，Ontology 的生成可以向前追溯到希腊语中的"Onta"，其词干是"On"（图 28）。

　　On 的本义即：是，有，存在。拉丁语的 Ontologia 是由 Onto- 和 -logia（表示学科、理论）组成的。17 世纪初，德语的 Ontologie 出现。1663 年，英语的 Ontology 出现。1870 年到 1942 年期间，日本把 Ontology 翻译成日语的"理体学""实体学""本体論""实有論"和"存在論"[63]。

二、哲学的本体论

本体论思想的形成体现出人们对世界本质的探索，对终极知识的追求以及对确定性的期待。

（一）西方哲学中的本体论

　　虽然"本体论"（Ontology）这个词直到 17 世纪才出现，但是人们一般都把它当做是从柏拉图到黑格尔的西方传统哲学的主干，或者"第一哲学"。这意味着它是各个哲学分支的理论基础，是理论中的理论、哲学中的哲学；其他哲学问题都是围绕着建设、运用或怀疑、反对本体论而展开的。现代西方哲学的主要

---

[63] 存在论 . http://ja.wikipedia.org/wiki/ 存在论 .

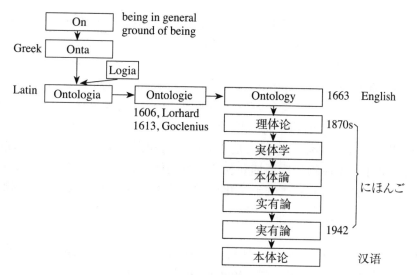

图 28 本体论词源

流派大多也是通过对本体论的不同程度的批判而发展起来的。

西方哲学中所谓的本体是与属性或现象相对的。里诺（Guarino）和贾雷塔（Giaretta）[64]认为：本体论是研究本质和实在的一个哲学分支。本体论的范畴可以分为形式本体论和物质本体论（Formal Ontology and Material Ontology）。形式本体论更注重对"存在形式"（即结构特点）的详尽描述，而不是某个实体的简单存在。本体论与哲学中的另一个分支——认识论（或知识论）形成对照，认识论研究实在的本质和本体组织。

从广义上说，本体指一切实在的最终本性，这种本性需要通过认识论而得到认识，因而研究一切实在最终本性的为本体论，研究如何认识则为认识论，这是以本体论与认识论相对而称。从狭义上说，在广义的本体论中又有宇宙的起源与结构的研究和宇宙本性的研究之分，前者为宇宙论，后者为本体论，这是以本体论与宇宙论相对而称。这两种用法在现代西方哲学中仍同时存在。

马克思主义哲学不采取本体论与认识论相对立或本体论与宇宙论相对立的方法，而以辩证唯物主义说明哲学的整个问题。

（二）中国哲学中的本体论

在中国古代哲学中，本体论被称为"本根论"，是探究天地万物产生、存在、发展变化根本原因和根本依据的学说。

中国古代哲学家一般都把天地万物的本根归结为无形无象的与天地万物根本不同的东西，这种东西大体上可分为三类：一是没有固定形体的物质，如"气"；二是抽象的概念或原则，如"无""理"；三是主观精神，如"心"。这三种观点分别归属于朴素唯物主义、客观唯心主义和主观唯心主义。

在中国哲学史的研究中，有些学者用"本体论"一词专指那种在物质世界之外寻找物质世界存在依据的唯心主义学说，如魏晋时期王弼的"贵无论"。

三、信息科学的本体论

（一）本体的概念

本体（Ontology）这个哲学范畴的概念被人工智能界赋予了新的定义而被引入信息科学中。但是，信息科学界对本体的理解是逐步发展才走向成熟的。

1991年，内奇斯（Neches）等人最早定义了信息科学中的本体：本体给出构成相关领域词汇的基本术语和关系以及利用这些术语和关系构成的规定这些词汇外延规则的定义。

1993年，格鲁伯（Gruber）定义本体为"概念模型的明确的规范说明"。

[64] Guarino N, Giaretta P. Ontologies and Knowledge Bases, Towards a Terminological Classification//N Mars, ed al. Towards Very Large Knowledge Base Building and Knowledge Sharing. Amsterdam: IOS Press, 1995, 25-32.

1997年，博斯特（Borst）进一步将本体的定义完善为"共享概念模型的形式化规范说明"。

1998年，施图德（Studer）等人对上述两个定义进行了深入研究，认为本体是共享概念模型的明确的形式化规范说明，这也是目前对本体概念的统一看法[65]。施图德等人的本体定义包含四层含义：概念模型（Conceptualization）、明确（Explicit）、形式化（Formal）和共享（Share）。"概念模型"是指通过抽象出客观世界中一些现象的相关概念而得到的模型，其表示的含义独立于具体的环境状态；"明确"是指所使用的概念及使用这些概念的约束都有明确的定义；"形式化"是指本体是计算机可读的，也就是计算机可处理的；"共享"是指本体中体现的是共同认可的知识，反映的是相关领域中公认的概念集，它所针对的是团体而非个体。本体的目标是捕获相关领域的知识，提供对该领域知识的共同理解，确定该领域内共同认可的词汇，并从不同层次的形式化模式上给出这些词汇（术语）和词汇之间相互关系的明确定义[66]。

（二）本体的构成

本体是由类或概念（Classes/Concepts）、属性（Attributes）、关系（Relations）、限制（Restrictions）、规则（Rules, if-then）、公理（Axioms）和实例（Individuals）组成的。

（三）本体的分类

根据本体不同方面的属性，可以对本体进行分类。

1. 根据本体的形式化程度

根据本体的形式化程度不同，可以把本体分为高度非形式化的（highly informal）、结构非形式化的（structured-informal）、半形式化的（semi-formal）和严格形式化的（rigorously formal）。

2. 根据本体的描述对象

根据本体的描述对象不同，可以把本体分为一般世界知识本体、表示本体、领域本体和问题求解模型本体等。

（1）一般世界知识本体

一般世界知识本体是以世界上的各种事物（实体、事件）以及范畴概念（时间、空间、数量、质量、种类、程度、秩序、属性、关系等）为描述对象的本体。

（2）表示本体

表示本体（Representation Ontology）是以知识表示语言为描述对象的本体。在表示本体中，类、对象、关系、属性、槽等术语经过严谨的分析和定义。

（3）领域本体

领域本体（Domain Ontology）即基于领域描述的本体，所建之模是某个特定领域或现实世界的一部分（如生物、医药、地理、金融等）的模型。领域本体所表达的是那些适于该领域的术语的特殊含义。

（4）问题求解模型本体

问题求解模型（Problem Solving Model）本体是以问题求解方法为描述对象的本体。如在应急救援系统中的任务本体（信息收集、组织指挥、集结动员、后勤保障、资源调配、综合管理）、应用本体（应急预案、处置指南、智能体）等。

3. 根据本体的范畴层次

根据本体的范畴层次不同，可以把本体分为元本体、上位本体、中位本体、下位本体。

（1）元本体

元本体（Meta Ontology），或者称为表示本体（Representation Ontology），是指在一个特定的知识表示体系中用来获取对知识进行形式化的表达元词的本体，是描述本体及其本体协调要素的元数据[67]。元本体

[65] Studer R, Benjamins VR, Fensel D. Knowledge Engineering, Principles and Methods. Data and Knowledge Engineering, 1998, 25(1-2): 161-197.

[66] Perez AG, Benjamins VR. Overview of Knowledge Sharing and Reuse Components: Ontologies and Problem Solving Methods//V. R. Benjamins, B. Chandrasekaran, A. Gomez-Perez, et al. Proceedings of the IJCAI 99 workshop on Ontologies and Problem Solving Methods (KRR5). Stockholm, Sweden, August 2, 1999, 1-15. http://ftp.informatik.rwth-aachen.de/Publications/CEUR-WS/Vol-18/1-gomez.pdf.

定义了概念，例如，类、关系、函数、数量、一元关系、二元关系等。框架本体、语义转换本体或 RDF 转换本体（RDF Transformation Ontology）就是元本体。元本体在本体的进化、本体模型的转换、映射、管理等方面有广泛的应用。

（2）上位本体

上位本体包括的本体主要有：时间本体、空间本体、数量本体、质量本体、种类本体、程度本体、秩序本体、属性本体、关系本体等。

不同本体之间存在着差别，但它们在较高的抽象层次上具有一些共同的特征[68]：

1）世界存在着对象（object）。

2）对象具有属性（property or attribute），属性可以赋值（value）。

3）对象之间存在着不同的关系（relation）。

4）属性和关系随着时间（time）的推移而改变。

5）不同的时刻（time instant）会有事件（event）发生。

6）在一定的时间段上存在着过程（process），对象参与到过程当中。

7）世界和对象具有不同的状态（state）。

8）事件能导致（cause）其他事件发生或状态改变，即产生影响（effect）。

9）对象可以分解成部分（part）。

已有的上位本体主要有：UCO（Upper Cyc Ontology）、SUMO（Suggested Upper Merged Ontology）、IFF（Information Flow Framework）、BFO（Basic Formal Ontology）、OCHRE（Object-Centered High Level Reference Ontology）和 BWW（Bunge-Wand-Weber）等。其中，Cyc 是迄今为止世界上开发的最大的本体，它收录了十万条词汇（另有几十万个专有名词）以及上百万的手工输入谓词[69]。

（3）中位本体

中位本体是普遍性概念到特定领域知识的过渡层本体，是上位本体与领域本体间的桥梁。中位本体一般是上位本体中抽象概念的引申，有时也会包含一些基于特定时间和空间属性的通用概念。实践表明，中间层知识通常是系统能力的焦点。知识库的有效性和可重用性以及广域范围内的互操作能力主要不是来自最一般的顶层知识和最特定的领域知识，而通常是来自它们之间的中间层知识，即中位本体。中位本体包括的本体有实体本体、事件本体等。

（4）下位本体

下位本体包括：领域本体、任务本体、应用本体等。

1）领域本体

领域本体描述与领域相关的概念及其相互关系，提供该领域中发生的活动以及该领域的主要理论等，如医学概念本体、生物学知识库、地理本体、企业本体等。领域本体可以利用顶层概念集来细化定义某一具体应用领域中的专用概念类、属性及语义关系。领域本体在具体的应用本体构建中可进行灵活组合。

2）任务本体

任务本体通过特化顶级本体来描述与任务或行动相关的概念及其相互关系。任务本体主要涉及动态知识而不是静态知识，其具体的研究主题包括：通用任务、与任务相关的体系结构、任务方法结构、推理结构和任务结构等。任务本体与解决问题的方法相关。在问题判断过程中，任务本体的术语包括"观测""假设"和"目标"等。在上下文感知的移动应用中，根据用户的特定任务进行本体构建，包括用户概况（Profile）本体、情境本体以及服务本体；服务本体主要包括服务概况、服务模型和服务基础三层本体[70]。

[67] Omelayenko B. RDFT: A mapping meta-ontology for business integration//Proceedings of the Workshop on Knowledge Transformation for the Semantic Web (KTSW 2002) at the 15th European Conference on Artificial Intelligence, Lyon, France, 2002; 76-83.

[68] Chandrasekaran B, Josephson JR, Benjamins VR, What Are Ontologies, and Why Do We Need Them? IEEE Intelligent System, 1999, Jan/Feb: 20-25.

[69] Homepage of Opencyc. http://www.opencyc.org/.

[70] 邹文科，孟祥武. 基于语义 Web 技术的上下文感知的智能移动服务. 计算机科学, 2005, 33(9): 30-33.

3）应用本体

应用本体是最特殊的本体，其中的概念通常与某一确定的行动中领域实体所担当的角色相关。应用本体描述特定的应用，它既可以引用涉及特定的领域本体中的概念，又可以引用出现在任务本体的概念。具体的应用本体是应用于每个不同的子领域中的通用概念和特性的具体化，由许多不同的本体集合组成。

（四）本体谱

根据本体的复杂程度、是否带有自动推理功能，可以绘制出本体谱，如图29。根据本体的定义，规范的目录、文本文件的集合、术语表、词典都是无自动推理的本体；而分类的集合、框架的集合和通用逻辑约束的集合都是带有自动推理的本体。

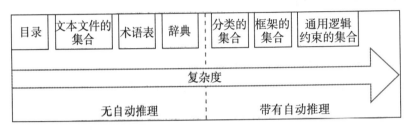

图29　本体谱

（五）本体的作用

1．通信（Communication）

主要为人与人之间或组织与组织之间的通信提供共同的词汇。

2．互操作（Interoperability）

在不同的建模方法、范式、语言和软件工具之间进行翻译和映射，以实现不同系统之间的互操作和集成。

3．系统工程（Systems Engineering）

本体分析能够为系统工程提供以下方面的好处：

（1）重用（Re-usability）

本体是领域内重要实体、属性、过程及其相互关系形式化描述的基础。这种形式化描述可成为软件系统中可重用和共享的组件（Component）。

（2）知识获取（Knowledge Acquisition）

当构造基于知识的系统时，用已有的本体作为起点和基础来指导知识的获取，可以提高其速度和可靠性。

（3）可靠性（Reliability）

形式化的表达使自动的一致性检查成为可能，从而可提高软件的可靠性。

（4）规范描述（Specification）

本体分析有助于确定 IT 系统（如知识库）的需求和规范。

（六）本体研究的主要内容

本体研究的主要内容有：本体的构建，本体的复用(Reuse)、抽取(Extract)、剪裁(Prune)和精化(Refine)；语义相似度比较；知识获取；文本处理；本体应用的评价方法等。

（七）本体的应用领域

1998 年，伯纳斯 - 李（T. Berners-Lee）与亨德（J. Hendler）等首次明确提出了语义网（Semantic Web）的规范化工作[71-73]。建立语义网的目标是让信息同时被人和机器理解，实现 Web 信息自动处理，使计算机

[71] Berners-Lee T, Hendler J, Lassila O. The Semantic Web: A new form of Web content that is meaningful to computers will unleash a revolution of new possibilities. Scientific American, May 17, 2001. http://www.sciam.com/article.cfm?id=the-semantic-web.

[72] Shadbol N, Berners-Lee T, Hall W. The Semantic Web Revisited. IEEE Intelligent Systems, 2006, 21(3): 96-101.

[73] Hendler J, Berners-Lee T, Miller E. Integrating Applications on the Semantic Web. Journal of the Institute of Electrical Engineers of Japan, 2002, 122(10):676-680.

和人类能够更好地协同工作。

随着语义网技术的发展，作为语义网核心的本体（图30）逐渐在任务支持、信息检索、多智能体、机器学习、文本挖掘、人机接口、自然语言理解、知识管理、电子商务等应用中显示出越来越重要的作用。普遍认为，运用语义本体可以实现以自然语言的方式对系统进行访问；用视图方式引导用户的浏览方式；为查询语句的重写和扩展提供背景知识；管理视频、音频等非文本资源[74-75]；支持对分布的、异质的资源进行集成和检索[76-77]。

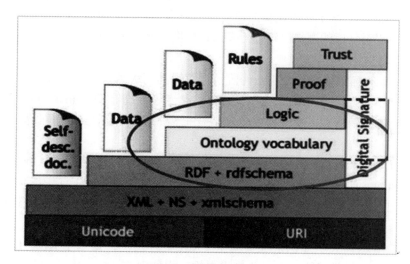

图30　语义网模型

第二节　本　体　工　程

一、目标

本体工程旨在研究用于构建本体的方法和方法学，关注的是本体开发过程、本体生命周期以及本体研发的工具套装和语言[78]。通过本体工程构建的本体，可提供对相关领域知识的共同理解，确定该领域内共同认可的词汇，从不同层次的形式化模式上给出这些词汇和词汇间相互关系的明确定义。

二、本体描述语言和构建工具

（一）本体描述语言

1. 基于人工智能（AI）的本体描述语言

（1）CycL

CycL 是 Cyc 项目的描述语言。Cyc 项目是由美国 Cycorp 公司莱纳特（Douglas Lenat）领导的、致力于构建常识知识系统的项目。CycL 的特点是：在一阶谓词演算的基础上扩充了等价推理、缺省推理等功能；

[74] Hatzilygeroudis I. Using a hybrid rule-based approach in developing an intelligent tutoring system with knowledge acquisition and update capabilities. Expert Systems with Applications, 2004, 26(4):477-492.

[75] Elst LV, Abecker A. Ontologies for information management: balancing, formality, stability, and sharing scope. Expert Systems with Application, 2002, 23(4): 357-366.

[76] Rousset MC, Reynaud C. Knowledge representation for information integration. Information Systems, 2004, 29(1): 3-22.

[77] Wu Z, Chen H, Xu J. Knowledge Base Grid: A Generic Grid Architecture for Semantic Web. Journal of Computer Science and Technology, 2003, 18(6): 462-473.

[78] De Nicola A, Missikoff M, Navigli R. A Software Engineering Approach to Ontology Building. Information Systems. 2009, 34(2): 258-275.

具备一些二阶谓词演算的能力；其语言环境中配有功能很强的可进行推理的推理机。

（2）Flogic

Flogic（Form logic）是德国卡尔斯鲁厄大学开发的，是基于框架逻辑和一阶逻辑的。它可以表示概念、概念分类、二元关系、函数、实例、公理和规则。其推理引擎 OntoBroke 可以用来进行约束检查和演绎新知识。

（3）KIF

KIF（Knowledge Interchange Format）是由美国斯坦福大学开发的。它是一种用于各种不同计算机程序之间进行知识交换的格式，是基于一阶逻辑的语言。其特点是：有公开的语义，不再需要专门的解释器；在逻辑上是全面的，可以对任意的逻辑语句进行表达；提供对元知识的表现。

（4）Loom

Loom 是 Ontosaurus 的描述语言，是基于一阶谓词逻辑的高级编程语言，属于描述逻辑体系的，由美国南加州大学信息科学学院设计并实现的，主要应用是构建专家系统等。Loom 的特点是：提供表达能力强、声明性的规范说明语言；提供强大的演绎推理能力；提供多种编程风格和知识库服务。

（5）OCML

OCML（Operational Conceptual Modelling Language）是由英国开放大学（Open University）的 KMI（Knowledge Media Institute）实验室开发的。OCML 中的定义类似于 Ontoligua 中的，另外，它还可以定义用于推理的规则，还可以为函数进行可操作的定义。KMI 的 WebOnto 编辑器就是基于 OCML 的。

（6）Ontolingua

Ontolingua 是美国斯坦福大学知识系统实验室（KSL）开发的，是基于 KIF（Knowledge Interchange Format）的本体开发环境，提供了统一的规范格式来构建本体语言。Ontolingua 的特点是：为构造和维护本体提供了统一的、计算机可读的方式；由其构造的本体可以方便地转换到各种知识表示和推理系统，从而可将本体的维护与使用它的目标系统分离。

2. 基于 Web 的本体描述语言

（1）RDF 和 RDF-S

资源描述框架（Resource Description Framework, RDF）使用 XML 语法和 RDF Schema（RDFS）将元数据描述成为数据模型。一个 RDF 文件包含多个资源描述，而一个资源描述是由多个语句构成的，一个语句是由资源、属性类型、属性值构成的三元组，表示资源具有的一个属性。资源描述中的语句可以对应于自然语言的语句，资源对应于自然语言中的主语，属性类型对应于谓语，属性值对应于宾语，在 RDF 术语中其分别被称为主语、谓词、宾语。由于自然语言的语句可以是被动句，因此前面的简单对应仅仅是一个概念上的类比。RDF 可被用于表达关于任何可在 Web 上被标识的事物的信息。

（2）OIL

本体推理层（Ontology Inference Layer, OIL）是以 RDF 模式为起点扩展的本体建模语言，它提供一种层次的标准本体语言方法，能够对许多知识表达语言结构进行建模，与 RDF 模式兼容，并包含精确语义，可用于描述术语的含义；由荷兰阿姆斯特丹大学和英国曼彻斯特大学的研究者提出。

OIL 提供了基于框架和描述逻辑的本体模型建模机制，能够用非常简洁的形式表示丰富的、良好定义的语义；并且还提供了自动推理的支持机制，如类的一致性和逻辑检验。

OIL 描述的本体模型由几个部件构成，其中某些部件自成结构，一般包括：引用（import）、基规则（rule base）、类（class）定义、槽（slot）的定义、槽的约束（constraints）和类型（type）定义等。

（3）DAML

DAML（DARPA Agent Markup Language，美国国防部高级研究计划局代理置标语言）是美国国防部高级研究计划局（Defense Advanced Research Projects Agency, DARPA）使用的一种标记语言，它是基于扩展标记语言（XML）的。DAML 的设计目标是：在描述对象和对象之间关系上具有比 XML 更强的能力，可以表达语义，可以在网络站点之间创建更高的协同级别。DAML 可以为了不同的目的而使用一些不同类型的代理（例如，信息代理、时间监控代理、安全代理）。DAML 的语义知识和自治行为可以使它拥有处理大量数据的能力。DAML 包括了一种查询语言类型，具有查找和处理相关信息的特殊功能。

（4）OWL

网络本体语言（Web Ontology Language, OWL）是 W3C 开发的一种网络本体语言，用于对本体进行语义描述。由于 OWL 是针对各方面的需求在 DAML+OIL 的基础上改进而开发的，所以一方面要保持对 DAML+OIL/RDFS 的兼容性，另一方面又要保证更加强大的语义表达能力，同时还要保证描述逻辑（Description Logic, DL）的可判定推理，因此，W3C 的设计人员针对各类特征的需求制定了三种相应的 OWL 的子语言，即 OWL Lite、OWL DL 和 OWL Full，而且各子语言的表达能力递增。

OWL Lite 是表达能力最弱的子语言。它是 OWL DL 的一个子集，但是通过降低 OWL DL 中的公理约束，可保证迅速高效的推理。它支持基数约束，但基数值只能为 0 或 1。因为 OWL Lite 表达能力较弱，为其开发支持工具要比其他两个子语言容易一些。OWL Lite 用于那些仅需要一个分类层次和简单约束的用户。

OWL DL（Description Logic，描述逻辑）将可判定推理能力和较强表达能力作为首要目标，而忽略了对 RDFS 的兼容性。OWL DL 包括了 OWL 语言的所有语言成分，但使用时必须符合一定的约束，受到一定的限制。OWL DL 提供了描述逻辑的推理功能，描述逻辑是 OWL 的形式化基础。

OWL Full 包含 OWL 的全部语言成分并取消了 OWL DL 中的限制，它将 RDFS 扩展为一个完备的本体语言，支持那些不需要可计算性保证（no computational guarantees）但需要最强表达能力和完全自由的 RDFS 用户。在 OWL Full 中，一个类可以看成是个体的集合，也可以看成是一个个体。由于 OWL Full 取消了基数限制中对可传递性质的约束，因此不能保证可判定推理。

OWL 是语义网活动的一个组成部分。OWL 被设计用来处理资讯的内容而不是仅仅向人类呈现信息的应用。通过提供更多具有形式语义的词汇，其在 Web 内容的机器可理解性方面要强于 XML、RDF 和 RDF Schema（RDFS）。

OWL 这项工作的目的是增加关网络内容资源的信息描述，使网络资源能够更容易地被那些自动进程访问。由于语义网络固有的分布性，OWL 必须允许信息能够从分布的信息源收集起来。其中，允许本体间相互联系，包括明确导入其他本体的信息，能够部分实现这样的功能。

（二）本体构建工具

1. 基于特定语言的工具

（1）Ontolingua

由美国斯坦福大学知识系统实验室（Knowledge Systems Laboratory, KSL）研发，是基于 Ontolingua 语言的本体工具。

（2）OntoSaurus

由美国南加利福尼亚大学信息科学学院开发，是基于 Loom 语言的 OntoSaurus 工具。

（3）WebOnto

由英国 Open University 知识媒体研究所开发，是基于 OCML 语言的 WebOnto 工具。

2. 独立于特定语言的工具

（1）Protégé

由美国斯坦福大学医学信息学研究所开发，是基于 Java 的开源操作平台。

（2）OntoEdit

由德国卡尔斯鲁厄大学知识管理研究组开发，是在 Java 环境下开发的一种本体系统的工程环境。

三、本体的构造准则和基本流程

（一）构造准则

1. 清晰（Clarity）

本体必须有效说明所定义术语的意思，必须符合人类的思维认知。定义应该是客观的，与背景独立的。

当定义可以用逻辑公理表达时，它应该是形式化的。定义应该尽可能完整。所有定义应该用自然语言加以说明。

2.一致（Coherence）

本体应该是一致的，也就是说，它应该支持与其定义相一致的推理。它所定义的公理以及用自然语言进行说明的文档都应该具有一致性。

3.可扩展性（Extendibility）

本体应该为可预料的任务提供概念基础。它应该可以支持在已有的概念基础上定义新的术语，以满足特殊的需求，而无须修改已有的概念定义。

4.编码偏好程度最小（Minimal encoding bias）

概念的描述不应该依赖于某一种特殊的符号层的表示方法，因为实际的系统可能采用不同的知识表示方法。

5.本体约定最小（Minimal ontological commitment）

本体约定应该最小，只要能够满足特定的知识共享需求即可。这可以通过定义约束最弱的公理以及只定义通信所需的词汇来保证[79]。

（二）基本流程

1.确定本体的专业领域和范畴。

2.考查复用（reuse）已有本体，减少本体设计的规模和工作量；所谓复用，即从已有本体中选择适合新建本体概念模型的元本体，或者是选择和新建本体概念模型中的语义和实现一致的术语定义[80]。

3.建立本体模型，确定本体的层次和逻辑结构。

4.列举本体中用到的术语以及这些术语的属性。

5.定义类和类的等级体系。类描述了领域中的概念，是具有相同属性的元素的集合，类可以继承。

6.定义类的属性。属性描绘了概念间的内在结构，子类继承了其父类的所有属性。

7.定义约束。约束描述了限制了属性的取值，包括值的个数、类型、最大值、最小值和默认值。

8.创建实例，即给各个类的属性赋值，赋值要遵循已定义的约束；

9.反复迭代，不断排错、修改，待本体模型出具雏形后，再遵循本体建立准则，进行抽象总结。

四、本体系统的生命周期

本体系统的生命周期从需求调查开始，经过本体分析，本体设计，系统设计，本体开发和重用，系统开发和整合、部署，运行和维护，以及评估等几个阶段。

第三节 医学本体

近年来，生物医学本体研究发展迅速[81-82]。截止到2015年4月，美国国家生物医学本体中心（National Center for Biomedical Ontology, NCBO）在其门户网站BioPortal（http://bioportal.bioontology.org）发布了442个本体，这些本体包含6 664 042个概念（图31）。

[79] Gruber T. Towards principles for the design of ontologies used for knowledge sharing. International Journal of Human-Computer Studies, 1995, 43(5/6): 907-928.

[80] Fernandez M, Gomez-Perez A, Juristo N. METHONTOLOGY: from Ontological Art towards Ontological Engineering. AAAI Technical Report SS-97-06, 1997, 33-40. http://www.aaai.org/Papers/Symposia/Sping/1997/SS-97-06/SS97-06-005.pdf.

[81] Bard JB, Rhee SY. Ontologies in biology: Design, applications and future challenges. Nat Rev Genet, 2004, 5(3): 213-222.

[82] Blake J. Bio-ontologies-fast and furious. Nat Biotechnol, 2004, 22(6): 773-774.

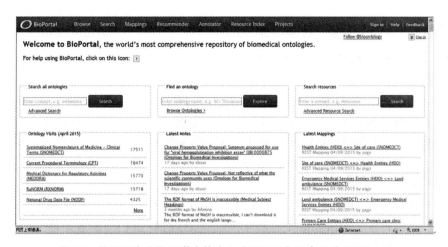

图 31 美国国家生物医学本体中心（NCBO）门户网站 BioPortal

一、基因本体

基因本体（Gene Ontology, GO）涉及的基因和基因产物词汇分为三大类：细胞组分（cellular component）、分子功能（molecular function）和生物过程（biological process）。GO 主要用于基因及其产物的注释、信息查询和数据整合。

二、蛋白质本体

蛋白质本体（Protein Ontology, PRO）定义了人类、小鼠、大肠埃希菌蛋白质实体，对其主要形式和相互关系进行了注释。其中包括的关系有：蛋白质家族关系；进化学关系；由基因变异、选择性剪接、溶蛋白裂解、翻译后修饰等产生的不同蛋白质的关系。PRO 主要用于规范地组织和精确地整合各类型蛋白质的表述，以加强蛋白质研究成果的易接受性。

三、序列本体

序列本体（Sequence Ontology, SO）描述了生物学序列的特征和属性的术语和关系。其中包括：序列位置特征，如"结合位点"和"外显子"；生物学特征，即序列所参与的生物学过程；生物材料特征，如"适体""PCR 产物"；实验特征等。还有大量属性术语，如"多顺反子的""母系印迹"等。SO 主要用于注释基因组数据库。

四、蛋白质 - 配体相互作用本体

蛋白质 - 配体相互作用本体（Protein-ligand Interaction Ontology, PLIO）描述了蛋白质靶标、配体及两者的相互作用，包括术语的同义词、参考来源等注释信息，可以用于蛋白质 - 配体相互作用知识的文本挖掘。

五、通路本体

通路本体（Pathway Ontology, PWO）是有关通路的受控词汇表，可以为通路中的基因产物提供标准化的注释术语。

六、人类表型本体

人类表型本体（Human Phenotype Ontology, HPO）描述了人类疾病相关的表型组，主要用于规范数据库和文献中对表型信息的描述，临床诊断中的数据库搜索，以及对疾病相关基因表达模式和其他细胞现象的大规模计算分析。

七、开放医学语言、百科全书和通用架构本体

开放医学语言、百科全书和通用架构本体（OpenGALEN 本体）是由医学语言、百科全书和通用架构（Generalised Architecture for Languages, Encyclopaedias and Nomenclatures in Medicine, GALEN）创始人建立的一个包括人体解剖学、病理生理学、外科手术、疾病和药物等内容大型本体。GALEN 是一项经典的生物医学本体工程项目，旨在为临床系统提供可重用的术语系统。GALEN 的核心是通用参考模型（Common Reference Model, CRM），它已成为 GALEN 所提供的术语服务的基础。

八、解剖学基础模型本体

解剖学基础模型本体（Foundational Model of Anatomy Ontology, FMA 本体）描述了解剖学实体和关系所构成的空间结构，其逻辑框架可推广到各种物种的解剖学知识描述中。FMA 本体可以用于解剖学结构表型符号（非图形）形式的知识建模。

九、疾病本体

疾病本体（Disease Ontology, DO）整合了 Mesh、ICD、NCI Thesaurus（NCIT）、SNOMED-CT、OMIM 等的疾病术语，定义了疾病术语间的复杂逻辑关系，可以用于疾病相关信息的整合、对象注释和疾病相似性。

十、美国国家癌症研究所叙词表

美国国家癌症研究所叙词表（NCI Thesaurus）是包含肿瘤相关的疾病、药物、解剖学、基因、基因产物、生物医学技术、生物学过程等基础医学和临床医学术语的叙词表。其中的每个概念对应一个含义，并包含一系列的注释，包括同义词、常用名、定义、参考资料等。NCI thesaurus 可以用于肿瘤的转化医学研究，已成为 NCI 建立的以肿瘤为核心的知识信息管理平台和框架（caCore）的重要组成部分。

十一、生物医学研究本体

生物医学研究本体（Ontology for Biomedical Investigations, OBI）是由 OBO（the Open Biomedical Ontologies，开放性生物医学本体）使用 OWL 语言开发的本体，包括一套适用于各个生物和技术领域的通用术语以及仅与指定领域相关的领域特定术语。OBI 为表示生物医学实验和测量数据提供了标准的框架，并支持科研数据在互联网上的发布和共享。

十二、神经医学语义网应用本体

美国哈佛大学建立的科研协同框架（Science Collaboration Framework, SCF）可用于开发基于 Web 的协同科研社区。SCF 将哈佛周围十几所大学创新联盟中的 700 余名科学家联系在一起，促进了转化医学的发展。在复用 SCF 本体的基础上，哈佛大学开展了语义网在神经医学研究领域的应用（Semantic Web Applications in Neuromedicine, SWAN）研究，建立了 SWAN 本体生态系统，2009 年初发布了 SWAN 本体（v1.2）。

第四节　工具软件：Protégé

一、简介

Protégé 软件是美国斯坦福大学医学院医学信息学研究组（Stanford Medical Informatics, SMI；现为 Stanford Center for Biomedical Informatics Research）基于 Java 语言开发的本体编辑和知识获取软件，属于

开放源代码软件。

Protégé 提供了本体概念类、关系、属性和实例的构建，并且屏蔽了具体的本体描述语言，用户只需在概念层次上进行领域本体模型的构建。Protégé 有可自行设置的数据输入模式，可以将 Protégé 的内部表示转制成多种形式的文本表示格式，如 XML、RDF(S)、OIL、DAML、DAML+OIL、OWL 等系统语言。Protégé 工具本身没有嵌入推理工具，不能实现推理，但它具有很强的可扩展性，可以插入插件来扩展一些特殊的功能，如推理、提问、XML 转换等。Protégé 本体结构以树形的等级体系结构来显示，用户可以通过点击相应的项目来增加或编辑类、子类、实例等。

Protégé 可以从 http://protege.stanford.edu/ 网站下载，安装运行后的界面如图 32。

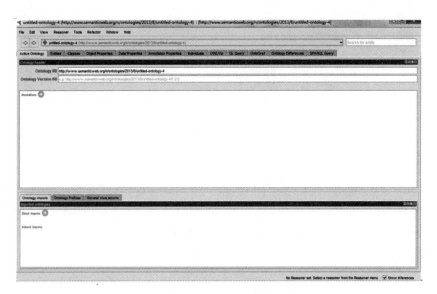

图 32　Protégé 界面

下载 graphviz-2.34，解压缩到本地。点击 Protégé 的 OWLViz 面板，在 Path 中指定 graphviz-2.34\bin\dot.exe 文件的位置（图 33）。

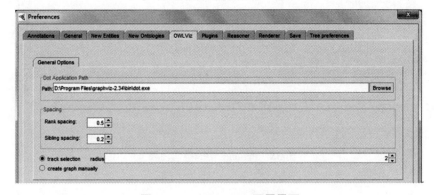

图 33　graphviz-2.34 配置界面

二、演示

（一）本体文件的调用

从网上下载 owl 格式的美国 NCI 叙词表（http://evs.nci.nih.gov/ftp1/NCI_Thesaurus/）。在 Protégé 中打

开该文档，点击 Entities 面板查看（图 34）。

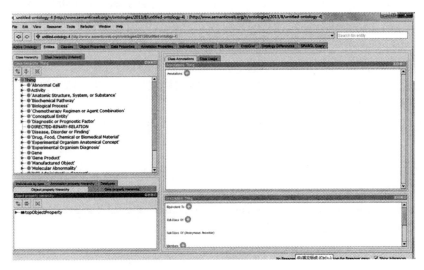

图 34　用 Protégé 浏览美国 NCI 叙词表

在概念层次框（Class hierarchy）中，选择叙词表中的一个概念，双击此概念前面的黑色三角，可以看到其下位概念。在概念层次框右侧的概念注释框（Class Annotations）显示出对此概念的详细注释，包括标签（label）、代码（code）、定义（definition）、语义类型（semantic type），统一医学语言系统概念唯一编码（UMLS_CUI）等（图 35）。

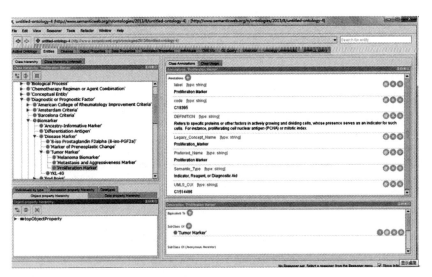

图 35　Protégé 中的概念注释

选择一个概念，点击 OWLViz 面板，能够看到概念与概念之间相关关系的可视化呈现（图 36）。还可以点击 OntoGraph 面板，查看另外一种形式的可视化本体。

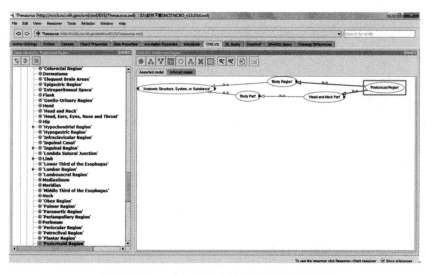

图 36 本体概念与概念之间关系的可视化呈现

（二）OWL 文档格式

用 UltraEdit 软件打开 owl 格式的美国 NCI 叙词表，可见 owl 文档的格式（图 37）。

NCITNCBO_v13.03d.owl

```
<?xml version="1.0"?>
<rdf:RDF xml:base="http://ncicb.nci.nih.gov/xml/owl/EVS/Thesaurus.owl"
    xmlns:ncicp="http://ncicb.nci.nih.gov/xml/owl/EVS/ComplexProperties.xsd#"
    xmlns:rdf="http://www.w3.org/1999/02/22-rdf-syntax-ns#"
    xmlns:protege="http://protege.stanford.edu/plugins/owl/protege#"
    xmlns:xsp="http://www.owl-ontologies.com/2005/08/07/xsp.owl#"
    xmlns="http://ncicb.nci.nih.gov/xml/owl/EVS/Thesaurus.owl#"
    xmlns:owl="http://www.w3.org/2002/07/owl#"
    xmlns:dc="http://purl.org/dc/elements/1.1/"
    xmlns:owl2xml="http://www.w3.org/2006/12/owl2-xml#"
    xmlns:xsd="http://www.w3.org/2001/XMLSchema#"
    xmlns:swrl="http://www.w3.org/2003/11/swrl#"
    xmlns:swrlb="http://www.w3.org/2003/11/swrlb#"
    xmlns:rdfs="http://www.w3.org/2000/01/rdf-schema#">
  <owl:Ontology rdf:about="">
    <owl:versionInfo rdf:datatype="http://www.w3.org/2001/XMLSchema#string"
    >13.03d</owl:versionInfo>
    <owl:imports>
      <owl:Ontology rdf:about="http://protege.stanford.edu/plugins/owl/protege"/>
    </owl:imports>
    <dc:date rdf:datatype="http://www.w3.org/2001/XMLSchema#string"
    >March 25, 2013</dc:date>
    <rdfs:comment rdf:datatype="http://www.w3.org/2001/XMLSchema#string"
    >NCI Thesaurus, a controlled vocabulary in support of
NCI administrative and scientific activities.

Produced by the Enterprise Vocabulary System (EVS), a project
by the NCI Center for Bioinformatics.  National Cancer Institute,
National Institutes of Health, Bethesda, MD 20892, U.S.A.</rdfs:comment>
    <protege:defaultLanguage rdf:datatype="http://www.w3.org/2001/XMLSchema#string"
    >en</protege:defaultLanguage>
```

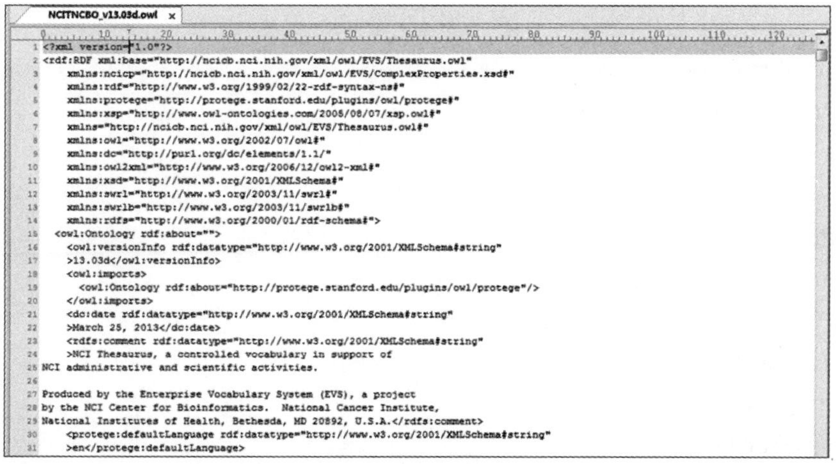

图 37 owl 文档格式

1. XML、XML Schema、RDF、RDF Schema 和 OWL 之间的关系

XML 提供了一种结构化文档的表层语法，但没有对这些文档的含义施加任何语义约束。XML Schema 是一种约束 XML 文档结构和为 XML 扩充了数据类型的语言。RDF 是关于对象（或资源）和它们之间关系的数据模型，且为该数据模型提供了简单的语义，这个数据模型能够用 XML 语法表示。RDF Schema 是一个描述 RDF 资源的属性（property）和类（class）的词汇表，提供了关于这些属性和类的层次结构的语义。

OWL 添加了更多的用于描述属性和类的词汇，例如，类之间的不相交性（disjointness）、基数（cardinality）、等价性、属性的更丰富类型、属性特征（如对称性）以及枚举类（enumerated classes）。

2. OWL 语言的构造

（1）RDF Schema Features（特性）

* Class (Thing, Nothing)

* rdfs:subClassOf

* rdf:Property

* rdfs:subPropertyOf

* rdfs:domain

* rdfs:range

* Individual

（2）(In) Equality（不等价性/等价性）

* equivalentClass

* equivalentProperty

* sameAs

* differentFrom

* AllDifferent

* distinctMembers

（3）Property Characteristics（属性特征）

* ObjectProperty

* DatatypeProperty

* inverseOf

* TransitiveProperty

* SymmetricProperty

* FunctionalProperty

* InverseFunctionalProperty

（4）Property Restrictions（属性约束）

* Restriction

* onProperty

* allValuesFrom

* someValuesFrom

（5）Restricted Cardinality（受限基数）

* minCardinality (only 0 or 1)

* maxCardinality (only 0 or 1)

* cardinality (only 0 or 1)

（6）Header Information（头信息）

* Ontology

* imports

（7）Class Intersection（类的交集）

* intersectionOf

（8）Versioning（版本信息）

* versionInfo

* priorVersion

* backwardCompatibleWith

* incompatibleWith

* DeprecatedClass

* DeprecatedProperty

（9）Annotation Properties（注解属性）

* rdfs:label

* rdfs:comment

* rdfs:seeAlso

* rdfs:isDefinedBy

* AnnotationProperty

* OntologyProperty

（10）Data Type（数据类型）

* xsd datatypes

（11）Class Axioms（类的公理）

* oneOf, dataRange

* disjointWith

* equivalentClass (applied to class expressions)

* rdfs:subClassOf (applied to class expressions)

（12）Boolean Combinations of Class Expressions（类表达式的布尔组合）

* unionOf

* complementOf

* intersectionOf

（13）Arbitrary Cardinality（任意的基数）

* minCardinality

* maxCardinality

* cardinality

（14）Filler Information（填充值信息）

* hasValue

三、操作

（一）任务

已知：

1. 动物和植物是两个不同的事物。

2. 动物有两种，一种是素食动物，另一种是肉食动物。

3. 树是一种植物，树枝是树的一部分，树叶是树枝的一部分。

4. 素食动物以植物为食。长颈鹿主要以树叶为食。

5. 肉食动物主要以动物为食。

要求：

1. 构建动植物本体。

2. 如果有动物 X 主要以素食动物为食，利用 Protégé 中的推理插件和已建成的动植物本体，推理出 X 是一种肉食动物。

（二）本体构建

1. 类和类的层次

根据已知条件，最顶层类为"事物"（Thing）、"动物"（Animal）和"植物"（Plant），为"事物"的下位类（图 38）。

在 Entity 面板里的 Thing 之下添加 subclass——Plant 和 Animal，两者为同位类。

在 Animal 之下添加 subclass——Herbivore（素食动物），在 Herbivore（素食动物）之下添加 subclass——Giraffe（长颈鹿）；在 Animal 之下添加 subclass——Carnivore（肉食动物）；在 Plant 之下添加 subclass——Tree（树），在 Tree（树）之下添加 subclass——Branch（树枝），在 Branch（树枝）之下添加 subclass——Leaf（树叶）。

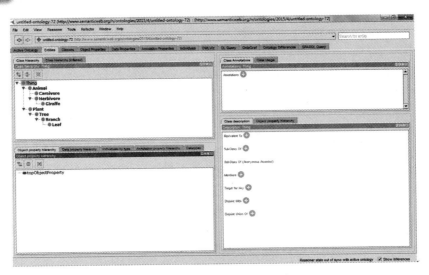

图 38　本体类和类层次的构建

2.类的公理

Animal（动物）和 Plant（植物）是两个不同的事物，互相之间具有排他性（owl:disjointWith）。点击 Class 面板，在 Class hierarchy 框里，点击 Animal（图 39）。

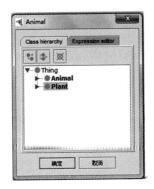

图 39　类的公理构建过程

在 Class description 框里，双击 Disjoint With（或单击其后的＋），进入图 9-12 显示的面板后，点击 Plant，确定（图 40）。

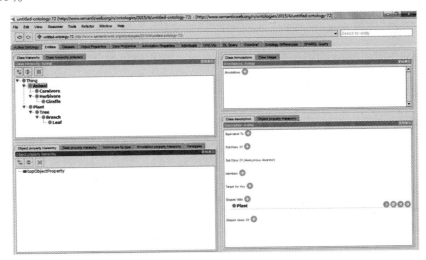

图 40　完成类的公理的构建

3.关系和关系属性

点击 Object Property 面板，在 Object property hierarchy 里的 topObjectProperty 之下：

（1）建立一个关系 is_part_of。在 Transitive 前面打上对号，说明这是一个传递性属性（图 41）。

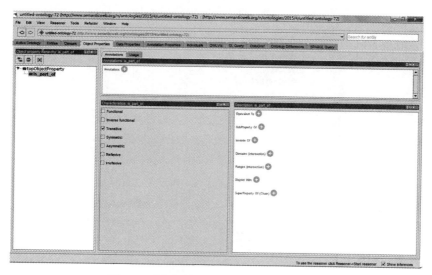

图 41　对象属性 is_part_of 的传递性属性

（2）建立一个关系 eat。在 Domain（定义域）中定义该属性的主体的类是 Animal，见图 42。

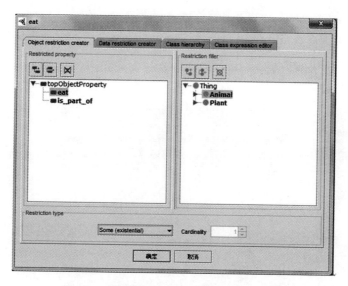

图 42　对象属性 eat 的主体的类是 Animal

（3）建立一个关系 eated。它是属性 eat 的逆关系（owl:inverseOf）。在 Inverser 框中选择 eat 属性，见图 43。

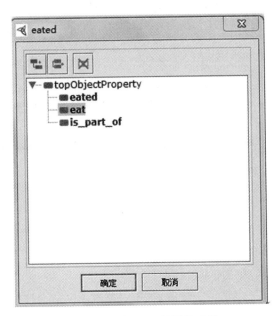

图 43　对象属性 **eated** 的逆关系是 **eat**

4.建立类与类之间的关联

点击 Classes 面板，在 Class hierarchy 里：

（1）点击 Branch，双击 Class description 框中的 Equivalent，选择 Restricted property 中的 is_part_of，在 Restriction filler 中选择 Plant，表示树枝是树的一部分（图 44）。

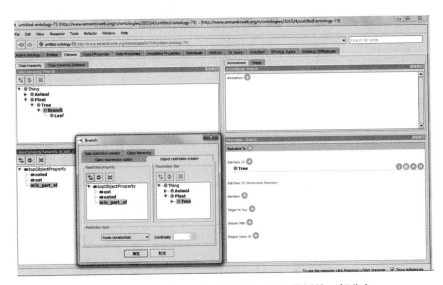

图 44　通过关系建立类与类的关联（树枝是树的一部分）

（2）点击 Leaf，双击 Class description 框中的 Equivalent，选择 Restricted property 中的 is_part_of，在 Restriction filler 中选择 Branch，表示树叶是树枝的一部分（图 45）。

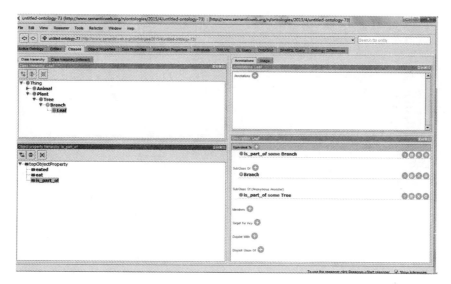

图 45　通过关系建立类与类的关联（树叶是树枝的一部分）

（3）点击 Herbivore，双击 Class description 框中的 Equivalent，选择 Restricted property 中的 eat，在 Restriction filler 中选择 Plant，表示素食动物吃植物（图 46）。

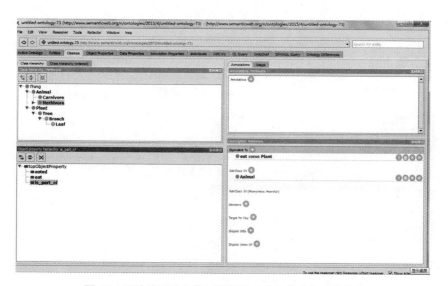

图 46　通过关系建立类与类的联系（素食动物吃植物）

（4）点击 Giraffe，双击 Class description 框中的 Equivalent，选择 Restricted property 中的 eat，在 Restriction filler 中选择 Leaf，表示长颈鹿吃树叶（图 47）。

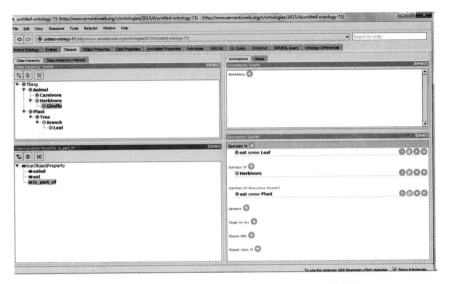

图 47　通过关系建立类与类的关联（长颈鹿吃树叶）

（5）在 Object property hierarchy 框里，在 eat 之下建立 maineat（表示"主要吃的是"）。

（6）点击 Carnivore，双击 Class description 框中的 Equivalent，选择 Restricted property 中的 maineat，在 Restriction filler 中选择 Leaf，表示肉食动物主要吃的是素食动物（图 48）。

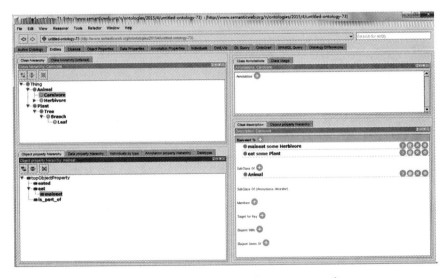

图 48　建立 maineat 对象属性和 Carnivore 类

（三）推理

在 Entities 面板中，在 Animal（动物）之下添加 subclass——X。

点击 X，双击 Class description 框中的 Equivalent，选择 Restricted property 中的 maineat，在 Restriction filler 中选择 Herbivore，在 Restriction Type 中选择 Some (existential)（图 49）。

点击命令行中的 Reasoner（推理器），选择 FaCT 推理机，Start，点击 Entities 面板中的 Class hierarchy（inferred），可见推理结果如图 50。

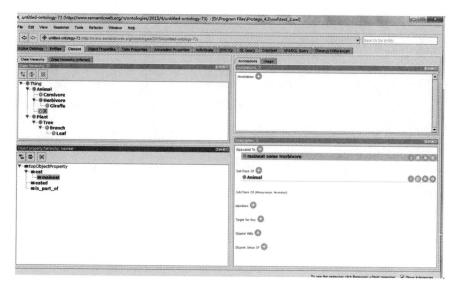

图49　通过关系建立类与类的关联（X 主要吃素食动物）

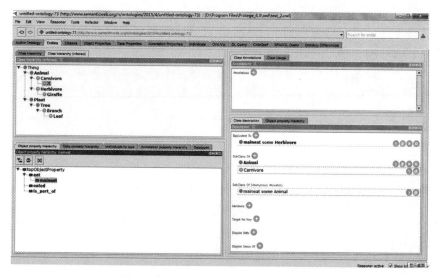

图50　经推理得出 X 为肉食动物的结果

文献导读

文献 1

作者：Shah NH, Jonquet C, Chiang AP, et al.

题目：Ontology-driven indexing of public datasets for translational bioinformatics.

出处：BMC Bioinformatics, 2009; 10 Suppl 2: S1. doi: 10.1186/1471-2105-10-S2-S1.

摘要：The volume of publicly available genomic scale data is increasing. Genomic datasets in public repositories are annotated with free-text fields describing the pathological state of the studied sample. These annotations are not mapped to concepts in any ontology, making it difficult to integrate these datasets across repositories. We have previously developed methods to map text-annotations of tissue microarrays to concepts in the NCI thesaurus and SNOMED-CT. In this work we generalize our methods to map text annotations of gene expression datasets to concepts in the UMLS. We demonstrate the utility of our methods by processing annotations of datasets in the Gene Expression Omnibus. We demonstrate that we enable ontology-based querying and integration of tissue and gene expression microarray data. We enable identification of datasets on specific diseases across both repositories. Our approach provides the basis for ontology-driven data integration for translational research on gene and protein expression data. Based on this work we have built a prototype system for ontology based annotation and indexing of biomedical data. The system processes the text metadata of diverse resource elements such as gene expression data sets, descriptions of radiology images, clinical-trial reports, and PubMed article abstracts to annotate and index them with concepts from appropriate ontologies. The key functionality of this system is to enable users to locate biomedical data resources related to particular ontology concepts.

文献 2

作者：杨春媛，李满生，朱云平．

题目：生物医学领域本体的构建、评估与应用．

出处：中国科学：生命科学，2013, 43(3): 223-239.

摘要：介绍了本体的概念和基本特点，总结了领域本体的一般构建流程和评估方法，并举例说明了生物医学领域本体在生物学对象注释、富集分析、数据整合、数据库构建、图书馆建设、文本挖掘等方面的实际应用情况，整理了目前常用的生物医学领域本体数据库、本体描述语言和本体编辑软件，最后探讨了目前生物医学领域本体研究中普遍存在的问题和该领域未来的发展方向。

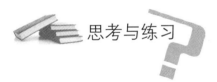 思考与练习

1. 信息科学中本体的概念是什么？

2. 本体是由哪几个部分构成的？

3. 本体有哪些种类？

4. 本体工程的构造准则是什么？

5. 本体构建的基本流程是什么？

6. 简要介绍几种医学本体及其主要应用。

7. 在对已有药物不良反应本体进行分析、复用的基础上，利用 Protégé 工具构建神经内科常用药物不良反应本体。

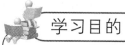

第十章

自然语言处理

第一节　概　　述

一、基本概念

　　自然语言处理（Natural Language Processing, NLP）融语言学、计算机科学和数学于一体，关注计算机和人类（自然）语言之间的相互作用，研究能实现人与计算机之间用自然语言进行有效通信的各种理论和方法。

　　用自然语言与计算机进行通信是人们长期以来所追求的。因为它既有明显的实际意义，同时也有重要的理论意义：人们可以用自己最习惯的语言来使用计算机，而无需再花大量的时间和精力去学习不很自然和习惯的各种计算机语言；人们也可以通过它进一步了解人类的语言能力和智能的机制。

　　实现人机之间自然语言通信意味着要使计算机既能理解自然语言文本的意义，也能以自然语言文本来表达给定的意图、思想等。前者称为自然语言理解（Natural Language Understanding），后者称为自然语言生成（Natural Language Generation）。因此，自然语言处理大体包括了自然语言理解和自然语言生成两个部分。自然语言理解系统是把自然语言转化为计算机程序更易于处理的形式，而自然语言生成系统是把计算机数据转化为自然语言。

二、自然语言处理的发展历程

（一）萌芽期（1947 年以前）

　　NLP 早期的研究的应用以机器翻译为代表。机器翻译（Machine Translation），又称自动翻译，是利用计算机把一种自然源语言转变为另一种自然目标语言的过程，一般指自然语言之间句子和全文的翻译。

171

1947 年，美国科学家韦弗（W. Weaver）和英国工程师布恩（A. D. Booth）提出利用计算机进行语言自动翻译的想法。

（二）开创期（1947—1964 年）

1949 年，韦弗（W. Weaver）发表了《翻译备忘录》，正式提出了机器翻译的思想。

1954 年，美国乔治敦大学在 IBM 公司协同下，用 IBM-701 计算机首次完成了英俄机器翻译试验，向公众和科学界展示了机器翻译的可行性，从而拉开了机器翻译研究的序幕。

1956 年，中国把"机器翻译、自然语言翻译规则的建设和自然语言的数学理论"研究列入了全国科学工作发展规划。

1957 年，中国科学院语言研究所与计算技术研究所合作开展了俄汉机器翻译试验，翻译了 9 种不同类型的较为复杂的句子。

从 20 世纪 50 年代开始到 20 世纪 60 年代前半期，机器翻译研究呈不断上升的趋势。美国和前苏联两个超级大国出于军事、政治、经济的目的，均对机器翻译项目提供了大量的资金支持，而欧洲国家由于地缘政治和经济的需要也对机器翻译研究给予了相当大的重视，机器翻译一时出现热潮。

（三）受挫期（1964—1975 年）

1964 年，为了对机器翻译研究进展做出评价，美国科学院成立了语言自动处理咨询委员会（ALPAC 委员会），开始了为期两年的综合调查分析和测试。

1966 年，该委员会公布了题为《语言与机器》的报告（ALPAC 报告），全面否定了机器翻译的可行性，并建议停止对机器翻译项目的资金支持。

（四）恢复期（1975—1989 年）

计算机科学、语言学研究的发展，特别是计算机硬件技术的大幅度提高以及人工智能在自然语言处理上的应用，从技术层面推动了机器翻译研究的复苏，机器翻译项目又开始发展起来，各种实验的以及实用的系统被先后推出。

（五）新时期（1990 年至今）

大约从 20 世纪 90 年代开始，自然语言处理领域发生了巨大变化。这种变化呈现在两个方面。一方面，对于系统输入，要求研制的自然语言处理系统能处理大规模的真实文本，而不是如以前的研究性系统那样，只能处理很少的词条和典型句子，因为只有这样，研制的系统才有真正的实用价值。另一方面，对于系统的输出，鉴于真实地理解自然语言是十分困难的，对系统并不要求能对自然语言文本进行深层的理解，但要能从中抽取有用的信息。例如，对自然语言文本自动进行提取索引词，过滤，检索，自动提取重要信息，自动摘要等。

随着互联网的普遍应用、世界经济一体化进程的加速以及国际社会交流的日渐频繁，自然语言处理研究的基础性工作得到了重视和加强，主要表现在大规模真实语料库的研制和大规模、信息丰富的词典的编制。大规模的、经过不同深度加工的真实文本语料库以及规模为几十万个词的、含有丰富信息（如包含词的搭配信息）的计算机可用词典成为研究自然语言统计性质的基础。

从现有的理论和技术现状来看，建立通用的、高质量的自然语言处理系统仍然需要较长期的努力，但是，在一些领域内，具有一定自然语言处理能力的实用系统已经出现，有些已商品化，甚至开始产业化。典型的例子有：多语种数据库和专家系统的自然语言接口、各种机器翻译系统、全文信息检索系统、自动文摘系统、语音识别系统等。

三、应用领域

自然语言处理应用领域非常广泛，信息抽取、信息检索、数据分析报告生成、文档摘要、人机交互和机器翻译等自然语言处理技术在医学信息学领域已经得到了广泛的应用。

第二节 理论和方法

一、概述

语言是人类交流的工具，是人类思维的载体。语言有两种：一种是人造语言，另一种是自然语言。人造语言包括世界语、计算机编程语言，如 Java、C++ 等。自然语言从形式分有口语、书面语、手语；从语种上分，有汉语、英语、俄语、德语、法语等；从规范性上分，有日常用语、专业用语。

随着电子病历的迅速普及和医疗大数据时代的到来，自然语言处理技术在生物医学领域迅速发展，已经成为当前的研究热点。大量的医学信息以非结构化（或半结构化）文本、语音等形式存储于信息系统中，自然语言处理成为从医疗文本中提取有用信息的关键技术。只有通过自然语言处理，这些非结构化的医疗文档内容被转化为包含重要医学信息的结构化数据，科研人员才可以从这些结构化的数据中发现有用的医学信息，从而提高医疗系统的运行质量，减少运行成本。

自然语言处理的理论和方法可为不同种类语言的相互转换提供工具，为非结构化数据向结构化数据转化架起一座桥梁。

二、基础知识

自然语言处理的语言学基础知识主要分为语形学、词汇学、句法学、语义学和语用学五个层面。

（一）语形学

1.研究对象

语形学（Morphology），或者称词态学，是研究词的内部结构和构词规则的科学，包括屈折形态学（Inflectional Morphology）和词汇形态学（Lexical Morphology）。词素（Morpheme）是最小的语音和语义相结合的语言单位。

2.研究内容

语形学主要研究词素的构成和演变以及各领域词汇形态学特征。

词素由词根(root)和词缀(affix)构成。词根有明确的词汇含义,有自由词根(free root)和粘着词根(bound root)两种,例如,park、book、sight 等是自由词根,voc-、loco- 等是粘着词根;词缀有屈折词缀（inflectional affix）和派生词缀（derivational affix）,例如,en-、-ing 等是屈折词缀,un-、-ful 等是派生词缀。派生词缀又分前缀（prefix）和后缀（suffix）。

3.医学英语术语构词规则

（1）基本成分

1）词根：如 neur(o) → neurology。

2）前缀：位于词根或单词前，赋予词根或单词新含义，如 anti-(against) → antibiotic。

3）后缀：位于词根后或单词末尾，赋予词根或单词新含义，如 -sclerosis (hardening) → arteriosclerosis。

4）连接元音：如 -o- cardiovascular。与后缀组合时，连接元音省去（特例：两个词根均构成主语含义而非修饰关系时，常见于连接解剖词根时，连接元音可不省去，中间可用"-"连接），如 nephroitis → nephritis、nephro-abdominal。

（2）基本形式

1）纯词根：如 sclerosis。

2）词根 + 连接元音 + 后缀：如 bronch/it is。

3）词根 + 连接元音 + 词根：如 gastr/o/scopy。

（3）医学英语术语词素含义分析

1）疾病名称＝器官（词根或词根的复合形式）+ 症状（后缀）：如 hepat + itis = hepatitis。

2）诊断技术名称＝器官（词根或词根的复合形式）＋诊断技术（后缀）：如 broncho+scopy ＝ bronchoscopy。

3）手术名称＝器官（词根或词根的复合形式）＋手术（后缀）：如 appendi+ectomy ＝ appendectomy。

（二）词汇学

1. 研究对象

词汇是一种语言中所有的词和所有的有相当于词的作用的固定结构的总汇。词汇学（Lexicography）以语言的词汇为研究对象，研究词的定义、词义分析、不同语言中词汇结构的共性成分。

词（word）是由一个或几个词素构成的不可分割的结构单位。词是一种定型的结构，它具有语音形式并表示一定的意义。所谓定型是因为词的声音和意义一旦结合在一起并被语言社会约定为词之后，词就成了一种相对固定的形式，什么样的声音表示什么样的意义形成了一种整体的存在，是定型化的，一般情况下是不能随意改变的。所谓结构是指作为词，它也是由其他许多成分组成的。从语音形式方面看，它不仅具有由代表音位的音素组成的音节，而且它本身更是由数量不等的音节组合成的整体；从意义内容方面看，它是由表示意义的词素按照一定的语法结构方式组合而成的。因此，对于一个词来说，无论在语音形式的组成方面，词素的组成方面，还是在音和义的结合方面，它都是一个具有内部结构形式的整体。

词是可以独立运用的，词作为语言符号的单位，是一个不依赖于其他条件而独立存在的个体。人们在组句时，可以根据所要表达的意思，选取恰当的词，按照组句的语法规则，组成各种不同的句子。在组句过程中，词是一个可以被独立运用的备用单位。语言中有一部分是不能独立成句的，如副词"很""再"，量词"群""双""只"等。但是必须明确，不能独立成句绝不等于不能独立运用，以上例词虽然不能独立成句，但它们都能被独立运用来造句，而且在句中都能充当某个不可缺少的成分。

词是一种最小的单位。词作为一个最小的、不可分割的整体，主要表现为它必须表示一个独立而完整的意义。这个意义是特定的，表示着某种特定的事物或现象，所以词是不可分割的，否则，这个词就会失去原有的意义而不再存在了，或者改变了原来的意义而变成另外的词。

2. 研究内容

（1）概念意义

现代词汇学采取基本范畴分析法，即选定若干范畴为标志，相关的概念都按此定义。例如，关于"人"这一大范畴，如果以"人类的""成年的""男性的"三项为标志，外加正号（＋）、负号（－）、零号（0）做区别，那么，"妇女"则是"成年的、非男性的人"，表示为：人类的＋；成年的＋；男性的－。而"男孩"则是"未成年的、男性的人"，表示为：人类的＋；成年的－；男性的＋。

（2）联想意义

"妇女"一词，可以联想"持家""养育儿女""温柔"等，某一种文化会加上"脆弱"，另一种文化会加上"一族之主"等。

对于"联想性的意义"，现代词汇学的贡献只是在区别它和概念性意义的不同，即概念意义以逻辑为根据，不因文化不同而不同，义项固定，属于封闭系统；联想意义以经验为根据，因文化不同而不同，义项变异，属于开放系统。

（3）社会意义

这是现代词汇学与前期词汇学最为不同、也最能体现它的现代性的地方。前期词汇学着重静态的（即词典的、固定的）词义分类，现代词汇学则强调动态的、社会的词义分析。

社会性词义有下列变素：地区方言与社会方言的变素、不同职业的变素、不同语域与语用的变素、作家风格的变素、作者的意图与不同读者的不同理解的变素。

诸变素中又存在交叉的关系，例如，可以从一个作家的语言中研究地区方言或社会方言，又可以从社会方言角度研究不同作家的语言。

3.不同语言中词汇结构的共性成分

不同语言中存在着共性成分，这是长期以来哲学家从事研究的问题。宏观的共性成分是肯定的：凡属人类（也只有人类）都有语言，凡是语言都有语音和语法体系，不管体系本身如何不同。但是，语音和语法是封闭系统，是有抽象的法则可循的；词汇是开放系统，难以建立抽象的法则。但是，语音中区别性特征的提出和语法中生成理论的设想都被认为是抓住了语言的某些共性成分。

不同语言中共性成分是存在的，但要建立共性成分，必须做大量的调查，而调查所得的结果往往是纷繁庞杂的，这就有赖于哲学的分析。

（三）句法学

1.研究对象

句法学（Syntax）研究语言的句子结构。Syntax 这个词本身就来自于希腊语，由两个词素构成。Syn-表示"一起、共同"，-tax 表示"安排、排列"。Syntax 本来的意思是"排列在一起"或"组合"的意思。句子是根据一种特定的排列词的方式构成的。句法是一个由一套数量有限的抽象规则组成的系统。排列正确的句子被认为是合乎语法的句子。

2.研究内容

传统学派认为，句子是词的序列。因此，对句子构造的研究涉及对词的大量的研究，认为词类是对词进行的分类，而主语、谓语等是对词的功能的描写。

结构主义学派认为，语言是一个完整的符号系统，具有分层次的形式结构；在描写语言结构的各个层次时，特别注重分析各种对立成分。句法关系包括位置关系、替代关系和同现关系。句法关系指句子中词的排列顺序，也称为水平关系或链条关系；替代关系指同一句子中相同此类或相同词汇集合的词从语法角度讲可以相互替代，也称为垂直关系或选择关系；共现关系指一个位置的词性限制了它前后位置可能出现的词，共现关系即是水平关系也是垂直关系。

（四）语义学

1.研究对象

语义学（Semantics）研究各种自然语言单位的意义及其相互关系、语义的共时变化和历时演变。

2.研究内容

（1）传统语义学

传统语义学研究是以词义为轴心,涉及以下问题：词源；词的理据；词义的变化和演变；词义类聚（多义词、同义词、反义词、同音异义词）；词的中心义和色彩附属义；词义和概念的关系；词义、语音和客观事物三者的关系；词语解释及教学；词语翻译；词典编纂。

（2）现代语义学

现代语义学可以分为结构主义的语义学研究和生成语言学的语义学研究。

结构主义语义学是从 20 世纪上半叶以美国为主的结构主义语言学发展而来的，研究的内容主要在于词汇的意义和结构，如义素分析、语义场、词义之间的结构关系等。这样的语义学研究也可以称为词汇语义学，词和词之间的各种关系是词汇语义学研究的一个方面，例如，同义词、反义词、同音词等，找出词语之间的细微差别。

生成语义学是 20 世纪六七十年代流行于生成语言学内部的一个语义学分支，是介于早期的结构主义语言学和后来的形式语义学之间的一个理论阵营。生成语义学借鉴了结构语义学对义素的分析方法，比照生成音系学的音位区别特征理论，主张语言的最深层的结构是义素，通过句法变化和词汇化的各种手段而得到表层的句子形式。形式语义学是从 20 世纪 70 年代开始发展出来的一个理论阵营。最初的研究始于蒙太古（R. Montague）以数理逻辑方法对英语的研究，后来经过语言学家和哲学家的共同努力，发展成为一个独立的学科，并且摒弃了蒙太古对生成语言学的句法学的忽视，强调语义解释和句法结构的统一，从而最终成为生成语言学的语义学分支。

3. 语义学的理论

（1）命名论

命名论是最原始的语义理论，该理论把词看做是该词所指事物的名称或标记。

（2）概念论

概念论认为，词汇与该词汇所指的事物之间的关系不是直接的，而是间接的，其中介是存在于人的头脑中的概念，词汇通过概念来指称事物，概念便是词汇的意义。

（3）语境论

语境论认为，语言的意义离不开使用语言的语境，语义不是抽象的，它存在于语境之中，它来自语境，取决于语境。

（4）行为主义论

语义的行为主义论和语义的语境论有相似之处，它也把语义放到交际互动过程中去研究，但它更注重人的心理活动，认为语言的意义存在于语言使用者在交际过程中对听到话语的反应。

（五）语用学

1. 研究对象

语用学（Pragmatics）研究语言和言语在段落（paragraphs）、篇章（documents）和会话（dialogues）中的运用。语用分析的基本原则是把话语放在语言使用者和语言使用环境（语境）对它的制约中进行分析，为的是了解语用意义和话语的结构在这些制约下的变化，从而发现其中的规律。语用分析有四个基本要素：一是信息的发出者；二是信息的接受者；三是话语内容；四是语境。

2. 研究内容

（1）指示语

指示语有人称指示语、时间指示语、地点指示语、语篇指示语和社会指示语五类。指示语不能用语义学的真假条件来衡量，它们的意义只有依赖语境才能准确理解。

（2）会话含义

会话含义指超出字面意义而得出的言外之意。会话含义可以按照一定的模式推导出来。在语言和言语的使用中，说话人往往并不是单纯要表达语言成分和符号单位的静态意义，听话人通常要通过一系列心理推断，去理解说话人的实际意图。

（3）语用预设

语用学中的预设是一种"言外之意"，是话语之外隐含的某种信息，它不属于话语的基本信息。语用预设也叫语用前提，往往就包含在话语的意思之中。语用预设是交际双方都早已知道的常识，或者至少听到话语之后总能根据语境推断出来的信息。语用预设可以分为存在预设、事实预设、种类预设、性质预设和信念预设。

（4）言语行为

言语交际的单位不是词或句子，而是完成一定的行为，包括语谓行为（Locutionary Act）、语力行为（Illocutionary Act）、语效行为（Perlocutionary Act）。语言交际的基本单位是言语行为。语谓行为即以言指事，指说话这一行为本身，指发出语音、音节、说出字词、短语和句子（例如，医生对患者说：多休息）。语力行为即以言行事，指说话人通过话语实施某个交际目的或执行特定功能（例如，医生要求患者多休息）。语效行为即以言成事，指话语说出之后再听话人那里产生的效果或后果（例如，医生让患者多休息）。言语行为的三个部分是一个整体。例如，医生说："吸烟对你没有好处"这句话同时或本身就是劝告，期待对患者产生影响。

（5）会话结构

会话结构包括话轮（说话人怎样开始或结束话轮）、预示序列（施为前辅助语）、对答序列（典型的话轮格式）、插入序列（正常话语序列中插入成分）和修正系列等（对话语进行修正、补充）。

（6）语用意义

1）概念意义

概念意义是语言交际中所表达的最基本的意义；没有这种概念意义，就无法进行语言交际。概念意义是在语言交际（包括口头的和书面的交际）中所表达出来词语的基本意义，这种意义被收录在词典里，不与客观世界中的事物和现象发生直接的联系。对概念意义的理解不会因人而异。概念意义是对客观事物的反映或概括，随着客观事物的变化和发展，概念意义也会发生改变。一个多义词可以在不同的上下文中表达完成不同的概念意义，通常靠上下文确定一个多义词在句子中的意义。

2）内涵意义

内涵意义是附加在概念意义上的意义。社会、阶层、集团或个人都可以给一个词附加上内涵意义。内涵意义是附加在"概念意义"上的意义，它可以因人而异，因年龄、社会、国家或时代而异。用来反映或概括客观事物的、属于不同语言的词可以带有相同的内涵意义。对一个词所附加的内涵意义可以逐渐地、无限地增加。不过，内容意义是很不稳定的；在某些词中，旧的内涵意义消失了，却增加了一些新的内涵意义。

3）风格意义

由于使用场合（层次）的不同，词语在交际中会表达出不同的"风格意义"来。按照风格的不同特点，风格意义可以分为下列几种：不同的个性，不同的地区语言、社会阶层或不同历史时期的语言，不同的交际手段（口头语或书面语），不同的交际方式（独白、对话等），不同的行业用语，不同使用层次的用语（正式的、有礼貌的用语、口语、化用语、俚语等），具有不同目的、起不同作用的文体（如演讲词、笑话等），不同的写作风格。

4）感情意义

感情意义是用来表达说话者的感情或态度的。它不是一种独立的意义，要通过概念意义、内涵意义或借助语调、音色、感叹词等手段表现出来。

5）联想意义

联想意义是一些多义词、委婉词或含义发生微妙变化的词引起听者（或读者）联想的意义。

6）搭配意义

适合用在某一个上下文中的意义,称为搭配意义。有些词（主要是一些同义词）尽管有共同的基本意义，但搭配能力不同，因而传递的意义也有所不同。

7）主题意义

主题意义一般是通过词序和各种强调等不同的信息组织方式表达出来的意义。两个句子，一个用主动结构，另一个用被动结构，尽管所指的事实或所谈的内容相同的，但句子的意义不完全一样。

三、技术与方法

与上述语言学基础知识相对应，自然语言处理技术和方法也可以分为分词、词性标注、句法分析、语义分析和语用分析五个层面。

（一）分词

1.分词的定义

分词（Word Segmentation）就是将连续的字序列按照一定的规范分割成词序列的过程。分词是自然语言处理的首要问题之一。

2.中文分词规范

在中文里，句子是连续的汉字串，而不是像英文一样以空格或其他分隔标记分开的单词；组成中文句子的最小单位不是词，而是字，但具有一定语义的最小单位却是词，词、词组、短语的界限难以划分。虽然中文二字词、三字词占绝大多数，但是在医学领域的专业术语中，几个字组成一个词甚至十几个字组成一个词的情况也很常见，例如，动脉粥样硬化（6字词）、短暂性脑缺血发作（8字词）、动脉粥样硬化性脑梗死（10字词）、冠状动脉粥样硬化性心脏病（12字词）等。因此，与英文相比，中文自动分词具有很大的挑战。

分词的规范应与已有的国家标准 GB13715《信息处理用现代汉语分词规范》（以下简称《分词规范》）保持一致。"分词单位"是《分词规范》中的一个基本概念。它是指信息处理中使用的、具有确定的语义和语法功能的基本单位。"分词单位"主要是词，也包括一部分使用频度高的词组。在某些特殊情况下孤立的语素或非语素字也可能出现在切分序列中。

进行切分通常要有一个分词词典。该词表中的词条一般都是分词单位。但《分词规范》定义的"分词单位"和词条之间还是有差异的。例如，5 个字以上的成语、习惯用语、简称、地名或外族人名是切分单位，但未被收入词表。《分词规范》规定数目词、序数词和时间词是分词单位，但它们无限多，任何一个词表都不可能全部收录。处理大规模真实文本时，总会碰到词表中没有的"未定义词"。《分词规范》的重要作用就是使机器和人对确定"未定义词"有了依据。

3. 分词算法

现有的分词算法可分为三大类：基于字符串匹配的分词方法、基于理解的分词方法和基于统计的分词方法。

（1）字符匹配法

字符匹配法又称为机械分词方法，它是按照一定的策略将待分析的汉字串与一个"充分大的"机器词典中的词条进行匹配，若在词典中找到某个字符串，则匹配成功（识别出一个词）。按照扫描方向的不同，串匹配分词方法可以分为正向匹配和逆向匹配；按照不同长度优先匹配的情况，可以分为最大（最长）匹配和最小（最短）匹配。

常用的几种机械分词方法有：正向最大匹配法（由左到右的方向）；逆向最大匹配法（由右到左的方向）；最少切分法（使每一句中切出的词数最小）；双向最大匹配法（进行由左到右、由右到左两次扫描）。

例 1：具有保护神经的作用

正向最大匹配分词结果：具有 / 保护神 / 经 / 的 / 作用

逆向最大匹配分词结果：具有 / 保护 / 神经 / 的 / 作用

例 2：劳累及情绪激动

正向最大匹配分词结果：劳累 / 及 / 情绪 / 激动

逆向最大匹配分词结果：劳 / 累及 / 情绪 / 激动

例 3：中风致意识障碍

正向最大匹配分词结果：中风 / 致 / 意识 / 障碍

逆向最大匹配分词结果：中 / 风致 / 意识 / 障碍

一般说来，逆向匹配的切分精度略高于正向匹配。统计结果表明，单纯使用正向最大匹配的错误率为 1/169，单纯使用逆向最大匹配的错误率为 1/245。但这种精度还远远不能满足实际的需要。实际使用的分词系统，都是把机械分词作为一种初分手段，还需通过利用各种其他语言信息来进一步提高切分的准确率。

一种方法是改进扫描方式，称为特征扫描或标志切分，优先在待分析字符串中识别和切分出一些带有明显特征的词，以这些词作为断点，可将原字符串分为较小的串再来进行机械分词，从而减少匹配的错误率。另一种方法是将分词和词类标注结合起来，利用丰富的词类信息对分词决策提供帮助，并且在标注过程中又反过来对分词结果进行检验、调整，从而极大地提高切分的准确率。

（2）理解法

这种分词方法是通过让计算机模拟人对句子的理解，达到识别词的效果。其基本思想就是在分词的同时进行句法、语义分析，利用句法信息和语义信息来处理歧义（ambiguity）现象。主要有两种处理方式：一种是基于心理学的模拟方法，如专家系统法，另一种是基于生理学的模拟方法，如神经网络分词法[83]

文本歧义往往是由于词义不明确、句法不固定、层次不分明、指代不清楚、句子成分不完整等原因产生的。

---

[83] 余希田，李丹亚，胡铁军. 汉语自动歧义处理研究. 医学信息学杂志，2007，(6): 541-544，556.

理解法通常包括三个部分：分词子系统、句法语义子系统、总控部分。在总控部分的协调下，分词子系统可以获得有关词、句子等的句法和语义信息来对分词歧义进行判断，即它模拟了人对句子的理解过程。这种分词方法需要使用大量的语言知识和信息。由于汉语语言知识的笼统、复杂性，难以将各种语言信息组织成机器可直接读取的形式，因此目前基于理解的分词系统还处在试验阶段。

（3）统计法

1）互信息法

从形式上看，词是稳定的字的组合，因此，在上下文中，相邻的字同时出现的次数越多，就越有可能构成一个词。因此，字与字相邻共现的频率或概率能够较好地反映成词的可信度，可以对语料中相邻共现的各个字的组合的频度进行统计，计算它们的互现信息，定义两个字的互现信息，计算两个汉字 X、Y 的相邻共现概率。互现信息体现了汉字之间结合关系的紧密程度。当紧密程度高于某一个阈值时，便可以认为此字组可能构成了一个词。这种方法只需对语料中的字组频度进行统计，不需要切分词典，因而又称为无词典分词法或统计取词方法。但这种方法也有一定的局限性，会经常抽出一些共现频度高、但并不是词的常用字组，并且对常用词的识别精度差，时空开销大。实际应用的统计分词系统都要使用一部基本的分词词典（常用词词典）进行串匹配分词，同时使用统计方法识别一些新的词，即将串频统计和串匹配结合起来，既发挥匹配分词切分速度快、效率高的特点，又利用无词典分词结合上下文识别生词、自动消除歧义的优点。

2）统计学习法

另外一类是基于统计机器学习的方法。首先给出大量已经分词的文本，利用统计机器学习模型学习词语切分的规律（称为训练），从而实现对未知文本的切分。汉语中各个字单独做词语的能力是不同的，此外，有的字常常作为前缀出现，有的字却常常作为后缀（"者""性""化"），结合两个字相邻时是否成词的信息，就可以得到许多与分词有关的知识。这种方法就是充分利用汉语组词的规律来分词。这种方法的最大缺点是需要有大量预先分好词的语料做支撑，而且训练过程中时空开销极大。

到底哪种分词算法的准确度更高，目前并无定论。任何一个成熟的分词系统都不可能单独依靠某一种算法来实现，都需要综合不同的算法。成熟的中文分词系统需要多种算法综合处理问题。在中文文本中，由于词与词之间没有像英文那样有空格分隔，因此中文文本处理中的分词难度更大。目前，常用的开源中文分词工具有十余种。这些分词工具所采用的分词算法各不相同，例如，perminusminus（一种序列标注工具的名称）使用的算法原理是感知器模型；Stanford 汉语分词工具使用条件随机场（Conditional Random Field, CRF）的方法；ICTCLAS 采用层叠隐马尔可夫模型；IKAnalyzer 采用正向迭代最细粒度切分算法[84]。

（二）词性标注

词性用来描述一个词在上下文中的作用。例如，描述一个概念的词称为名词，在下文引用这个名词的词称为代词。有的词性经常会出现一些新的词，例如，名词，这样的词性称为开放式词性。另外一些词性中的词比较固定，例如，代词，这样的词性称为封闭式词性。因为存在一个词对应多个词性的现象，所以给词准确地标注词性并不是很容易。把这个问题抽象出来就是已知单词序列，给每个单词标注上词性。

在词性标记集已确定且词典中每个词都有确定词性的基础上，将一个输入词串转换成相应词性标记串的过程称为词性标注。

词性标注需要解决的问题主要是：如何判定兼类词在具体语境中的词性，如何判断未登录词的词性。

词性标注的主要方法有：基于隐马尔可夫模型的词性标注方法、基于转换的错误驱动词性标注方法和基于统计模型角度考虑词性标准。

（三）句法分析

句法分析（Parsing）就是指对句子中的词语语法功能进行分析。它是从单词串得到句法结构的过程。

句法分析可以分为部分句法分析和完全句法分析两种。部分句法分析（Partial Parsing），也叫浅层句法分析（Shallow Parsing）或语块分析（Chunk Parsing），是与完全句法分析相对的。完全句法分析要求通过

[84] 许玉赢 . 常用的开源中文分词工具 . http://www.scholat.com/vpost.html?pid=4477.

一系列分析过程，最终得到句子的完整的句法树。而浅层句法分析则不要求得到完全的句法分析树，它只要求识别其中的某些结构相对简单的成分，如非递归的名词短语、动词短语等。这些识别出来的结构通常被称为语块（Chunk），语块和短语这两个概念通常可以换用。

不同的语法形式对应的句法分析算法也不尽相同。由于短语结构语法（特别是上下文无关语法）应用得最为广泛，因此，以短语结构树为目标的句法分析器研究得比较深入。很多其他形式语法对应的句法分析器都可以通过对短语结构语法的句法分析器进行简单的改造得到。

句法分析的基本策略主要有三种：一是自顶向下的方法，又称为预测的方法。这种方法是先产生对后面将要出现的成分的预期，然后再通过初步吃进待分析的字符串来验证预期。如果预期得到了证明，就说明待分析的字符串可以被分析为所预期的句法结构。如果一个环节上预期出了差错，就要用另外的预期来替换（即回溯）。如果所有环节上所有可能的预期都被吃进的待分析字符串所"反驳"，那就说明待分析的字符串不可能是一个合法的句子。二是自底向上的方法，又称为基于归约的方法。这种方法是先逐步吃进待分析字符串，把它们从局部到整体层层归约为可能的成分。如果整个待分析字符串被归约为开始符号，那么分析成功。如果在某个局部证明不可能有任何从这里把整个待分析字符串归约为句子的方案，那么就需要回溯。三是左角分析法，这是一种自顶向下和自底向上相结合的方法。所谓"左角"（Left Corner）是指任何一个句法子树中左下角的符号。

（四）语义分析

语义是指词语的意义（词义）以及在句子中词语意义是如何相互结合形成句子意义（句义）的。获得一个句子暗含的语义信息是最重要的，并且是自然语言处理的最终目标。语义信息与句子的句法和词义信息有着密切的联系。

语义分析是指将给定的自然语言（包括篇章和句子）转化为反映其意义的某种形式化表示，也就是将人类能够理解的自然语言转化为计算机能够理解的形式语言，做到人与机器的互相沟通。

语义分析可以分为浅层语义分析和深层语义分析。

浅层语义分析的基本思想是基于一套非严格定义的标签体系，标注句子的部分成分并以标注结构作为分析结果。浅层分析摒弃了深层成分和关系的复杂性，因而能在真实语料环境下实现快速分析算法，获得比深层分析（Full Parsing）更高的止确率。

语义角色标注（Semantic Role Labeling, SRL）[85]的目标是：结合语料库技术与机器学习方法，开发识别动词框架并标注框架内语义角色的系统。

语义依存分析建立在依存理论基础上，是深层的语义分析理论。它融合了句子的依存结构和语义信息，更好地表达了句子的结构与隐含意思。语义依存分析提取句子中所有的修饰词与核心词对间的语义关系，且修饰词与核心词对覆盖了句子中所有的词，即句子中的每一个词都有其核心节点（除了整个句子的核心节点外）。语义依存分析是处理词级别、短语级别、从句级别以及句子级别的语义结构的过程。它是面向整个句子的，而不仅是句子中主要谓词与其论元之间的语义关系，还含有非主要谓词包含的语义信息，如数量、属性和频率等。

常用的语义分析方法有义素分析（Sememe Analysis）方法和语义场（Semantic Field）分析方法。

义素是构成词义的最小意义单位，也就是词义的区别特征，所以又叫语义成分（Semantic Component）或语义特征（Semantic Features）、语义原子（Semantic Atom）。义素分析的基本步骤是：明确分析的对象；根据所选定的词进行词义间的比较，找出共同特征和区别特征，即找出相应义素；将寻找出的各种义素用结构式描述出来。在"知网"中，所有的词语定义都是根据义原得出的。知网（HowNet）是一个以汉语和英语的词语所代表的概念为描述对象、以揭示概念与概念之间以及概念所具有的属性之间的关系为基本内容的常识知识库。知网的义原其实就是"义素分析"中的"义素"。

语义场是由语义系统中的一组有关联的义位组成的、具有一定共同语义特征的聚合体。义位是语义系

[85] 陈耀东，王挺，陈火旺．浅层语义分析研究．浅层语义分析研究，2008，45（增刊）：321-325．

统中能独立存在的基本语义单位，它是以词义中的指称意义为基础、辅以附加意义而形成的。义位之间在语义系统中从共时方面由诸多联系形成了大大小小、各种性质的组系化、层次化的聚合，即从结构的平面上构成了语义场。通过语义场分析，有助于全面观察义位，找出它们的共性和个性。WordNet 是主要根据语义场理论实现的一部机器词典。WordNet 以同义词集合（Synset）作为基本建构单位（Building Block）进行组织，体现了构成语义场理论的基础信念，即一个给定语义场中的词的意义来自于它跟该语义场中其他词之间的相似或相反关系。

（五）语用分析

语用分析是对自然语言经过语法分析、语义分析后进行的更高级的语言学分析。它把语句中表述的对象和对对象的描述与现实的真实事物及其属性相关联，找到真实具体的细节，把这些细节与语句系统地对应起来，形成动态的表意结构。语用分析对人工智能技术有重大理论意义和实用价值。

在文本处理方面，通过语用分析可以确定"虽然……但是""不仅……而且""例如"等关联词和主题概念在句间关系中的作用，确定段落内句子间的关系，确定不同句子的中心语概念之间的上下位关系，确定句型与句子的功能关系、指示词与句子的功能关系，并在此基础上实现对篇章类型和结构的分析。

一些自然语言处理工具已经具有在语用层面进行内容分类、情感分析、社交活动中的积极或消极因素判断等功能。

第三节　工具软件：GATE

一、简介

GATE（General Architecture for Text Engineering）是英国谢菲尔德大学自然语言处理研究小组开发的免费、开源文本工程通用框架，是一个可以利用添加插件来扩充系统功能的文本处理的平台。GATE 中有许多信息抽取（Information Extraction, IE）插件。IE 包括多种应用，有命名的实体识别，关系抽取和事件监测。IE 已被用于生物信息技术、健康保健和法庭报告分析等。

在知识工程方面，GATE 提供处理基于正则表达式注解的有穷状态处理机制，包括 JAPE（一种模式 - 动作语言）、ANNIC（开发辅助规则的可视化工具）等。在机器学习方面，GATE 由于有了 IE 系统，可以提供对文本挖掘、实体识别和关系抽取的机器学习方法。

最新版的 GATE 可以到 http://gate.ac.uk/download/ 下载。

二、演示

（一）语料准备

将下面的新闻稿（http://tech.sina.com.cn/d/2012-10-08/18297681334.shtml）作为自然语言处理的语料文本：

新浪科技讯北京时间 10 月 8 日消息，据诺贝尔奖委员会官方网站报道，2012 年度诺贝尔生理学或医学奖已经于北京时间 10 月 8 日 17:00 公布，由于在成熟细胞重编程方面做出的杰出贡献，今年的奖项授予日本京都大学科学家山中伸弥以及英国发育生物学家约翰·戈登（John B. Gurdon）。

约翰·戈登教授在 1962 年发现细胞的特化是可逆的。在他进行的一项经典实验中，他将一个未成熟的青蛙卵细胞的细胞核用一个成熟的肠道细胞细胞核进行替换。这个被改造过的卵细胞后来发育成了一只正常的蝌蚪。这一实验证明，一个成熟细胞中的 DNA 仍然储存有让一个细胞发育成一只完整青蛙的所有信息。

在戈登教授的经典工作进行 40 多年后，在 2006 年，日本的山中伸弥教授发现，成熟的小鼠细胞可以被进行重编程，使之成为一个不成熟的干细胞。令人惊讶的是，只要引入一小部分基因，他就可以让一个成熟的体细胞转变为一个多能干细胞，这是一种不成熟的细胞，它可以生长形成身体上其他各种细胞。

（二）中文分词效果的比较

1. Thu-nlp 分词效果

将语料置于下列自然语言处理平台：Thu-nlp（http://nlp.csai.tsinghua.edu.cn/app/wordSegment/FrontPage.jsp）。分词结果见图51。

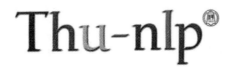

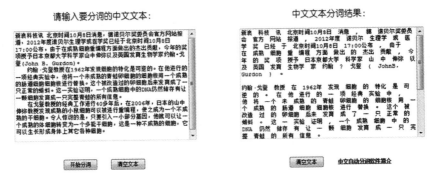

图51　Thu-nlp 分词结果

2. NLPIR

将语料置于下列自然语言处理平台：NLPIR（http://ictclas.nlpir.org/onlineputong），分词结果见图52。

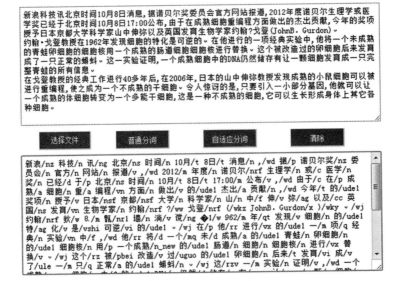

图52　NLPIR 分词结果

3. 分词效果比较

两个自然语言处理平台的分词效果不完全相同，不同之处见图53。

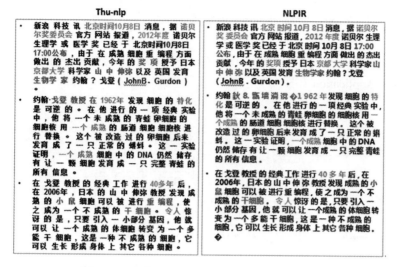

图53　不同自然语言处理平台分词效果的对比

4. 分词文本的校对

人工校对分词后的文本并保存为"分词 .txt"。

（三）命名实体识别

命名实体识别（Named Entity Recognition, NER）又称为"专名识别"，是指识别文本中具有特定意义的实体。命名实体识别的任务是识别出待处理文本中的三大类（实体类、时间类和数字类）、七小类（人名、机构名、地名、时间、日期、货币和百分比）命名实体。命名实体识别是信息提取、问答系统、句法分析、机器翻译、面向语义网的元数据标注等应用领域的重要基础工具，在自然语言处理技术走向实用化的过程中占有重要地位。

1. 启动 GATE

GATE 界面如图54。

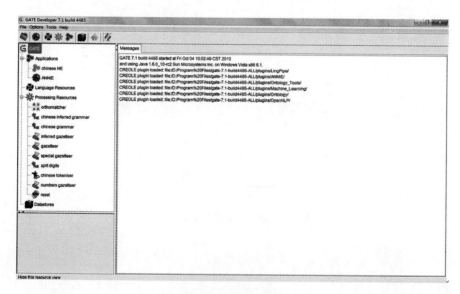

图54　GATE 界面

2. 导入文档

将经过人工校对分词后的文本导入 GATE，并构建语料库（Corpus）。右键点击 Language →
New → GATE Document，点击 Source Url 后面的文件选择图标，添加 news.txt，OK。右键点击
Language → New → GATE Corpus，点击 documentList 后面的图标，添加 news.txt，OK。

3. 打开语料库

双击语料库名称，双击 news.txt → Annotation Sets → Annotations List（图 55）。双击 Application 中的
Chinese NE → RUN this Application（图 56）。

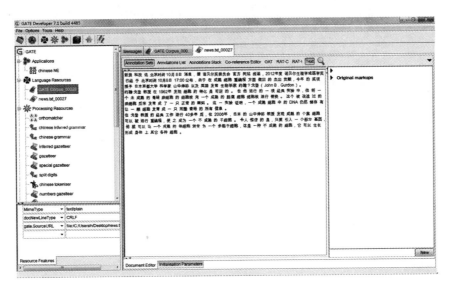

图 55　语料调用

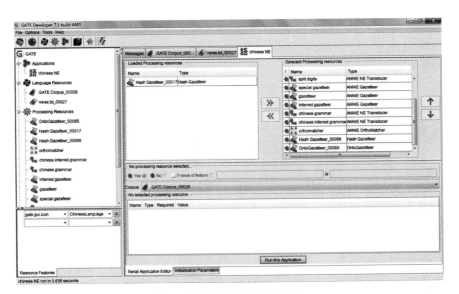

图 56　运行中文命名实体插件

点击 news.txt_00027 面板，点击右侧 NE 下拉三角符号，选择 Location 和 Person，可见文本中表示地点的"英国"和"日本"、表示人物的戈登被识别出来。

命名实体识别中的误识别和漏识别需要做进一步的技术处理。

点击 Annotations List，GATE 将识别出来的命名实体以表格的形式列出，内容包括命名实体的类型、起止位置、编号和特征等（图 57）。

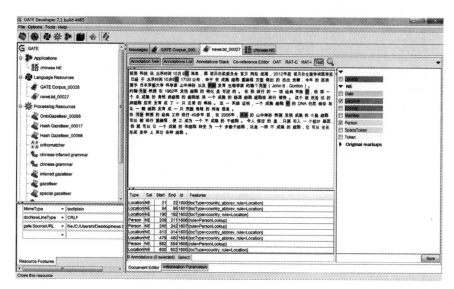

图 57　命名实体识别

三、操作

（一）任务

利用 GATE，查看出院小结文档中包含的手术术式。

（二）实现

1. 建立手术术式列表

在 GATE 安装目录下，选择 /plugins/Lang_Chinese/resources/gazetteer 文件夹，用 UltraEdit 打开 lists.def，添加 surgery.lst:medicine，保存；在 UltraEdit 中，新建 surgery.lst，保存为 UTF-8 格式。在 surgery.lst 中输入手术术式列表，如：

隆鼻术

双侧微创除皱术

面部注射充填术

……

2. 对出院小结进行分词

将出院小结文本复制粘贴到自然语言处理平台，如：Thu-nlp（http://nlp.csai.tsinghua.edu.cn/app/wordSegment/FrontPage.jsp）。然后进行人工校对，保存为"出院小结_1.txt"。

3. 建立语料库

启动 GATE，右键点击 Language Resources，添加 Document "出院小结_1.txt"。然后新建语料库，并将此文档加入（图 58）。

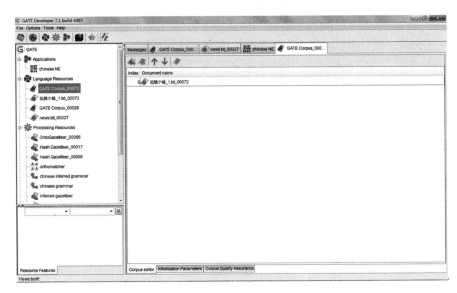

图 58　新建语料库添加语料

4. 完成手术术式识别

双击"出院小结_1.txt_00072"，点击 Annotation Sets 和 Annotations List。点击 Application 下的 Chinese NE。在 Corpus 选择 GATE Corpus_00073。然后运行这个 Application（图 59）。

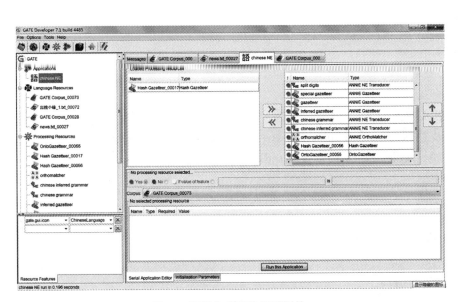

图 59　运行命名实体识别插件

点击"出院小结_1.txt_00072"面板，在右侧 NE 下选择 Lookup。查看 Annotations List 表中 {majorType=medicine} 的特征项，对应着出院小结中的各种手术术式：隆鼻术、双侧微创除皱术、面部注射充填术（图 60）。

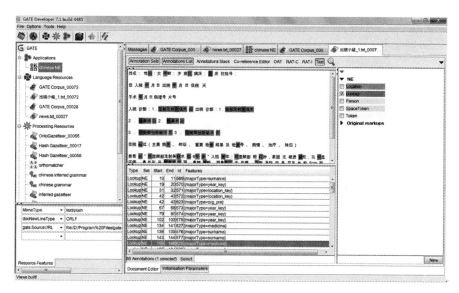

图 60　出院小结中手术术式的识别

文献导读

文献 1

作者：Friedman C, Rindflesch TC, Corn M.

题目：Natural language processing: state of the art and prospects for significant progress, a workshop sponsored by the National Library of Medicine.

出处：J Biomed Inform, 2013 Oct; 46(5):765-73. doi: 10.1016/j.jbi.2013.06.004. Epub 2013 Jun 25.

摘要：Natural language processing (NLP) is crucial for advancing healthcare because it is needed to transform relevant information locked in text into structured data that can be used by computer processes aimed at improving patient care and advancing medicine. In light of the importance of NLP to health, the National Library of Medicine (NLM) recently sponsored a workshop to review the state of the art in NLP focusing on text in English, both in biomedicine and in the general language domain. Specific goals of the NLM-sponsored workshop were to identify the current state of the art, grand challenges and specific roadblocks, and to identify effective use and best practices. This paper reports on the main outcomes of the workshop, including an overview of the state of the art, strategies for advancing the field, and obstacles that need to be addressed, resulting in recommendations for a research agenda intended to advance the field.

文献 2

作者：卢延鑫，姚旭峰，王松旺．

题目：利用自然语言处理技术提取致病因素信息研究．

出处：医学信息学杂志, 2013, 34(3): 55-58.

摘要：基于自然语言处理技术，设计出能够自动提取流行病学致病因素的系统。经过评估发现，该系统由一个自然语言处理子系统和一个基于逻辑回归算法或支持向量机算法的信息提取子系统构成。可以高效地从生物医学文献中自动获取致病因素信息。

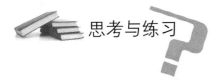 思考与练习

1. 什么是自然语言处理？

2. 根据语言学基本理论，自然语言处理可以分为几个层次？

3. 文本歧义产生的原因是什么？

4. 什么是命名实体识别？命名实体识别的主要任务是什么？

5. 以神经内科疾病为例，利用 GATE 建立电子病历文本语料库和神经内科常用药物词典，实现药物不良反应的识别。

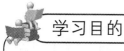

认知心理和人机交互

学习目的

掌握认知心理学的概念；了解认知心理学的产生与发展；了解认知体系结构和分布式认知；了解人机交互的含义、发展阶段和人机交互方式；了解作为人机交互分析框架的诺曼七阶段动作模型；了解用户界面的设计；掌握认知走查和用户体验的概念和主要区别；了解认知信息学；理解面向问题解决的医学知识认识论框架；了解医疗差错概况；掌握发现与纠正医疗差错的七阶段模型；掌握医疗差错的分类。

学习重点

认知心理学的概念；认知走查和用户体验的概念和主要区别；发现与纠正医疗差错的七阶段模型；医疗差错的分类。

第一节　认知心理学

一、认知心理学的概念

认知心理学（Cognitive Psychology）是研究认知及行为背后之知觉、注意、记忆、表象、语言、问题解决和推理等心智处理的心理科学。

二、认知心理学的产生与发展

认知心理学是最新的心理学分支之一，20世纪五六十年代间才发展起来的，到20世纪70年代已成为西方心理学的主要流派。

1956年被认为是认知心理学史上的重要年份。这一年几项心理学研究都体现了心理学的信息加工观点，如美国语言学家和语言哲学家艾弗拉姆·诺姆·乔姆斯基（Avram Noam Chomsky）的语言理论，美国心理学家、人工智能专家艾伦·纽厄尔（Alan Newell）和赫伯特·亚历山大·西蒙（Herbert Alexander Simon）的"通用问题解决者"模型。

"认知心理学"第一次在出版物上出现是在1967年美国心理学家乌尔里希·奈瑟（Ulrich Neisser）的新书上。

而英国著名实验心理学家唐纳德·布罗德本特（Donald E. Broadbent）于1958年出版的《知觉与传播》一书则为认知心理学取向立下了重要基础。

20 世纪 70 年代开始，认知心理学成为西方心理学的一个主要研究方向。

以信息加工观点研究认知过程是现代认知心理学的主流，可以说，认知心理学相当于信息加工心理学。它将人看做是一个信息加工的系统，认为认知就是信息加工，包括感觉输入的编码、储存和提取的全过程。按照这一观点，认知可以被分解为一系列阶段，每个阶段是一个对输入的信息进行某些特定操作的单元，而反应则是这一系列阶段和操作的产物。信息加工系统的各个组成部分之间都以某种方式相互联系着。而随着认知心理学的发展，这种序列加工观越来越受到平行加工理论和认知神经心理学的相关理论的挑战。

三、认知体系结构

（一）简介

认知体系结构是认知科学研究的一种整体性的体现方式。认知体系结构将人类认知模块化，通过模块之间的相互作用模拟人类认知过程。

人工智能的先驱者艾伦·纽厄尔（Allen Newell）提出了认知体系结构（Cognitive Architecture）概念，将人类智能的认知能力使用类似于计算机的体系结构表现出来，这种突破性的方法使认知体系结构可以作为人工智能体（Intelligent Agent）的设计蓝图。

纽厄尔认为，认知体系结构可以解释人类思维的不同组成部分是如何相互配合、统一运作并最终产生连贯的认知能力的。

早期认知体系结构被分为符号主义（Symbolic）和联结主义（Connectionist）两大类。随着理论的发展，认知体系结构更倾向于使用混合（Hybird）的方式构建模型。

目前，认知体系结构主要有理性思维的自适应控制系统（ACT-R）。除 ACT-R 外，还有很多知名的认知体系结构，例如，Allen Newell 等人开发的 Soar 系统，密西根大学开发的 EPIC 系统，基于 ACT-R 开发的 CoJACK 多智能体系统。

（二）ACT-R

1.结构体系

理性思维的自适应控制系统（Adaptive Control of Thought-Rational, ACT-R）是认知体系结构研究领域中的代表性理论。作为混合型认知体系结构，ACT-R 使用符号（Symbolic）系统与亚符号（Sub-symbolic）系统共同模拟人类认知过程（图61）。

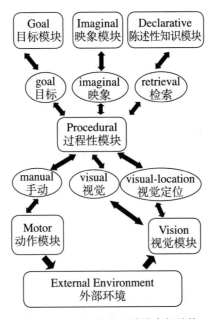

图 61　ACT-R 符号系统的内部结构

2. ACT-R 的目标

ACT-R 试图理解人类如何组织知识和产生智能行为，其目标是使系统能够执行人类的各种认知任务，如捕获人的感知、思想和行为。

3. ACT-R 中的知识表征

ACT-R 系统中的核心信息是知识。在所有的这些知识中，ACT-R 对知识的表达有两种形式，一种是陈述性知识（Declarative Memory），另一种是过程性知识（Procedural Memory）。

每个独立的陈述性知识都有一个知识块（Chunk）表征。知识块是 ACT-R 中陈述性知识表达的原子单位。每个知识块由两部分组成：知识块的类型（Type）和属性信息（Slot）。

而过程性知识的表达方式为产生式系统（Production System）。产生式系统由产生式规则组成，每个产生式规则可以表达为：if…then…即"条件"-"活动"配对。产生式规则可以有多个条件。产生式系统由目标来引导，大的目标可以分解为一系列子目标。人类的语言行为、人类驾驶汽车的行为、人类进行数学计算的行为或人类操作计算机的行为等，都是通过大量的过程性知识叠加在一起实现的。

4. ACT-R 的功能实现和版本演进

ACT-R 是由多个模块、多层结构所实现的，通过不同模块和不同层次之间的相互配合实现功能。ACT-R 认知体系结构在计算机上得到了完整的实现，使研究者们可以借用计算机直接模拟人类认知行为。

1976 年，Anderson 建立了 ACT-E；1983 年，将其升级为 ACT*。1993 年，ACT-R 推出。1998 年《思维的微小组成》的出版标志着 ACT-R 4.0 的推出。ACT-R 4.0 是 ACT-R 多个版本中第一个真正实现纽厄尔关于认知统一化理论梦想的版本，为纽厄尔确定的统一认知领域（即问题解决、决策制定、常规行动、记忆、学习和技能）的前两个领域的认知现象建立了成功的模型。2001 年，ACT-R 5.0 版本建立起知觉-动力系统 ACT-R/PM（Adaptive Control of Thought-Rational/Perceptual Motor，自适应理念控制-理性/感性动作），其信息组织的模式如图 62。2006 年，ACT-R 6.0 版本已经发布[86]。

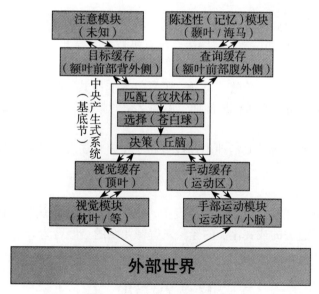

图 62　ACT-R 5.0 的信息组织

5. ACT-R 的应用

ACT-R 在学习与记忆领域、问题解决与选择机制领域、感知与注意领域、语言与沟通领域以及刻画个

---

[86] http://actr.psy.cmu.edu/actr6/.

体差异领域都取得了很大的发展。ACT-R 认知体系结构也应用在了许多人工智能与神经科学领域。例如，在人机交互研究中构建用户模型，构建智能导师系统评估学生能力并给予帮助，构建与环境交互的更贴近人类行为的人工智能体，解析复杂的功能磁共振成像（fMRI）数据等。

6. ACT-R 的局限性

对于构造真正具有人类认知能力的模型，ACT-R 还有很长的一段路要走。认知体系结构现有的学习能力有很大的局限性，与外界环境进行交互的感知 - 动作系统只能进行简单的交互动作，内部核心的产生式系统虽然很好地满足了现有的认知模拟，但是对将来更加复杂的认知操作是否继续适用是研究者关心的问题。ACT-R 的另一个发展方向是如何更好地刻画人与人之间的差异性。如果一个认知体系结构可以自动模拟差异化的人类智能，则这个认知体系结构就可以更好地被用来进行群体和人与人之间交互的研究和模拟。

四、分布式认知

（一）概念

分布式认知（Distributed Cognition）指认知分布于个体内、个体间、媒介、环境、文化、社会和时间之中。

传统认知强调个体认知，而分布式认知提出了一种考虑到认知活动全貌的新观点，为心理学研究提供了新的研究思路。

分布式认知思想在人机交互领域有广泛的应用，被认为是连接计算机支持的协同工作和人机交互的桥梁中的重要组件。

（二）认知的不同分布方式

1. 认知在个体内分布

知识是在脑中非均匀分布的。认知科学和认知神经科学中的一个重要理论——"模块说"认为，人脑在结构上和功能上都是由高度专门化并相对独立的模块组成的。这些模块复杂而巧妙地结合，是实现复杂而精细的认知功能的基础。

2. 认知在媒介中分布

认知活动可以被看成是在媒介间传递表征状态的一种计算过程。其中，媒介可以是内部的（例如，个体的记忆），也可以是外部的（例如，地图、图表、计算机数据库等）。

3. 认知在文化上分布

文化是指规范、模式化的信念、价值、符号、工具等人们所共享的东西。文化是模式化的，但并不是统一的。文化以间接方式影响着认知过程，例如，不同文化背景之下的人可能具之有的不同的认知风格。

4. 认知在社会中分布

在具体情境中，记忆、决策等认知活动不仅仅分布于工具中，而且分布于规则中，分布于负责不同性质工作的人中。

5. 认知在时间上分布

认知横向分布于每个认知主体特有的时间维度上，纵向分布于特定认知主体的过去、现在和未来。例如，成人常常根据他们自己过去的或文化上的经验来解释儿童的一些行为。

第二节　人机交互

一、人机交互的含义

人机交互（human-computer interaction, HCI）是一门在有关人与人使用的信息系统之间进行有效交互的学科，组合了心理学和计算机科学中的人体工程学技术，致力于人与计算机的协调，旨在消融这两个智能系统间的通信和对话界线。

二、人机交互的发展

（一）"人机界面"阶段

1959 年，美国学者沙克尔（B. Shackel）从人在操纵计算机时如何才能减轻疲劳出发，提出了《关于计算机控制台设计的人机工程学》——被认为是人机界面的第一篇文献。

1960 年，约瑟夫·利克莱德（Joseph Carl Robnett Liklider）首次提出了人机紧密共栖（Human-Computer Close Symbiosis）的概念——被认为是为人机界面学的启蒙观点。

1969 年，在英国剑桥大学召开了第一次人机系统国际大会。同年，第一份专业杂志《国际人机研究》（*IJMMS*）创刊。可以说，1969 年是人机界面学发展中的里程碑。

（二）"人机工程"阶段

1970 年，成立了两个 HCI 研究中心：一个是英国的拉夫堡（Loughbocough）大学的 HUSAT 研究中心，另一个是美国 Xerox 公司的 Palo Alto 研究中心。

1970—1973 年，出版了 4 本与计算机相关的人机工程学专著，为人机交互界面的发展指明了方向。

（三）"人机交互"阶段

20 世纪 80 年代初期，学术界相继出版了 6 本专著，对人机交互研究成果进行了总结。人机交互学科逐渐形成了自己的理论体系和实践范畴的架构。

在理论体系方面，人机交互研究从人机工程学独立出来，更加强调认知心理学以及行为学和社会学的某些人文科学的理论指导；在实践范畴方面，从人机界面（人机接口）拓展开来，强调计算机对人的反馈交互作用。人机界面一词被人机交互所取代。HCI 中的 I，也由 Interface（界面 / 接口）变成了 Interaction（交互）。

近年来，传感技术、智能识别、云计算、大数据的发展加快了实现人机交互智能化的进程。传感技术或智能识别是实现人机交互的信息非失真采集的重要环节。新一代的人机交互技术的发展将主要围绕以下几个方面[87]。

1. 集成化

人机交互将呈现出多样化、多通道交互的特点。语音、手势、表情、眼动、唇动、头动以及肢体姿势等交互手段将集成在一起，是新一代自然、高效的交互技术的一个发展方向。

2. 网络化

新一代的人机交互技术需要考虑在不同设备、不同网络、不同平台之间的无缝切换和延伸，支持用户随时随地利用多种简单的自然方式进行人机交互，而且包括支持多个用户之间以协作的方式进行交互。

3. 智能化

在人机交互过程中，使计算机更好地自动捕捉人的姿态、手势、语音和上下文等信息，了解人的意图并做出合适的反馈或动作，提高交互活动的自然性和高效性，使人 - 机之间的交互像人 - 人交互一样自然、方便，是计算机科学家正在积极探索的新一代交互技术的一个重要内容。

4. 标准化

从降低产品成本、提升设备的兼容性和可扩张性等角度，人机交互标准的设定是一项长期而艰巨的任务，并随着社会需求的变化而不断变化。

三、人机交互的方式

操作人员和系统之间存在交互作用的信息处理方式。操作人员通过终端设备输入信息和操作命令，系统接到后立即处理，并通过终端设备显示处理结果。操作人员可以根据处理结果进一步输入信息和操作命令。

系统与操作人员以人机对话的方式一问一答，直至获得最后的处理结果。采用这种方式，程序设计人

---

[87] 天拓咨询 . 人机交互产业链分析 , 2013. http://www.tianinfo.com/news/news6014.html.

员可以边设计、边调整、边修改，使错误和不足之处及时得到改正和补充；特别是对于非专业的操作人员，系统能提供提示信息，逐步引导操作者完成所需的操作，得出处理结果。这种交互式处理方式比非交互式处理方式更具灵活、直观、便于控制等优点，因而被越来越多的信息处理系统所采用。

人机交互功能主要靠可输入输出的外部设备和相应的软件来完成。可供人机交互使用的设备主要有键盘、显示器、鼠标、各种模式识别设备等。与这些设备相应的软件就是操作系统，提供人机交互功能的部分。人机交互部分的主要作用是控制有关设备的运行和理解并执行通过人机交互设备传来的有关的各种命令和要求。早期的人机交互设备是键盘、显示器。操作员通过键盘打入命令，操作系统接到命令后立即执行并将结果通过显示器显示。打入的命令方式可以不同，但每一条命令的解释是清楚的、唯一的。

随着计算机技术的发展，操作命令也越来越多，功能也越来越强。随着模式识别输入设备的发展，如语音识别、汉字识别等，操作员和计算机在类似于自然语言或受限制的自然语言这一级上进行交互成为可能。此外，通过图形进行人机交互也吸引着人们去进行研究。这些人机交互可称为智能化的人机交互。

四、人机交互的分析框架

诺曼的七阶段动作模型（Norman's seven-stage model of action）可以作为人机交互的分析框架。如图 63 所示，在七阶段动作模型中，人机交互经历了感知（Perception）、解释（Interpretation）、评价（Evaluation）、目标（Goals）、意图（Intentions）、行动规范（Action specification）和执行（Execution）。

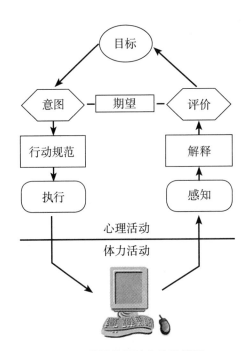

图 63 诺曼的行动七阶段模型

五、用户界面的设计和评价

（一）用户界面的设计

1.用户界面的层次

用户界面是人与机器之间交流、沟通的层面。对于用户来说，界面就是系统。从交流深度上可以把用户界面分为两个层次：感觉的和情感的。感觉层次指人和机器之间的视觉、触觉、听觉层面；情感层次指人和机器之间由于沟通所达成的融洽关系。

2.用户界面设计的流程

（1）结构设计

结构设计又称为概念设计，是界面设计的骨架。要通过对用户及其任务的分析，制定出产品的整体架构。在结构设计中，目录体系的逻辑分类和语词定义是用户易于理解和操作的重要前提。

（2）交互设计

交互设计要达到用户使用简单的目的。任何产品的功能实现都是通过人和机器的交互来完成。因此，人的因素应作为设计的核心体现出来。

（3）视觉设计

在结构设计的基础上，参照目标群体的心理模型和任务达成进行视觉设计，包括色彩、字体、页面设计等。视觉设计要达到用户使用愉悦的目的。

3.对用户界面的理解

（1）"对话"隐喻

在很多计算机系统设计中，用户和系统之间的交互是以"对话"的形式进行的。在用户和计算机之间的"对话"过程中，虽然并没有真实的交谈，但是，如同人和人之间的对话一样，信息通过人机界面可以从用户传递到计算机，又从计算机传递给用户。

（2）良好的"对话"特征

1）一致性

命令、数据输入格式、页面布局以及使用颜色或突出强调编码信息的方式等设计体现一致性。这种一致性有助于用户学习程序的使用。

2）合理的用户支持

当用户不知道采取什么样的行动或者已出现错误时，系统能提供合适的界面支持或辅助用户确定出错的原因并且从错误中恢复。帮助信息是上下文敏感的，能够以用户理解的语言显示警告消息。在系统执行命令前向用户提供警示或警告，防止用户造成严重的错误，警告消息允许用户取消即将发生的动作。

3）充分的系统反馈

系统在用户发出动作时有所响应。系统的响应时间对于用户动作的类型是合适的。如果系统响应需要一些时间，系统应该首先给出某种反馈，表明系统繁忙，用户有取消该命令的选项。

4）最少的用户输入

用户反感做出不必要的按键或鼠标点击操作。系统允许用户通过识别信息而不是记忆信息来工作。系统为用户提供减少输入动作、减少出错可能的方式和方法。

（二）用户界面的评价

1.认知走查

（1）定义

认知走查（Cognitive Walkthrough）是通过分析用户的心理加工过程来评价用户界面的一种方法，最适于界面设计的初期。分析者首先选择典型的界面任务，并为每一任务确定一个或多个正确的操作序列，然后走查用户在完成任务的过程中在什么方面出现问题并提供解释。

（2）特征

认知走查由分析者操作，而不是用户测试；是特定的用户任务，不对整个界面特征做评价；只是分析正确的操作序列是否被用户采用，而不进行用户行为的预测；既要发现界面中存在的问题，又要找出原因；是通过用户完成任务的情况追踪用户的心理加工过程来发现可用性问题，而不聚焦于界面本身。

（3）步骤

1）准备阶段

在认知走查的准备阶段，要定义用户群、选择样本任务、确定任务操作的正确序列、确定每个操作前后的界面状态。

2）分析阶段

在认知走查的分析阶段，要为每个操作构建"成功的故事"或"失败的故事"，并解释原因，记录问题、原因和假设。

3）解决问题阶段

在认知走查的解决问题阶段，要消除问题，修改界面的设计。

2. 用户体验

ISO 9241-210 标准将用户体验定义为"人们对针对使用或期望使用的产品、系统或服务的认知印象和回应"。ISO 定义的补充说明有如下解释：用户体验，即用户在使用一个产品或系统之前、使用期间和使用之后的全部感受，包括情感、信仰、喜好、认知印象、生理和心理反应、行为和成就等。该说明还列出了三个影响用户体验的因素：系统、用户和使用环境。

第三节　认知信息学在医学领域中的应用

一、认知信息学

认知信息学（Cognitive Informatics, CI）是认知科学和信息科学交叉而形成的学科，主要研究自然智能（人的大脑和思想）的内部信息处理机制和过程（图64）[88]。认知信息学为检测和避免医疗错误、充分发挥健康信息技术在急诊室、ICU 等复杂、动态环境中的作用提供了新的研究视角[89]。

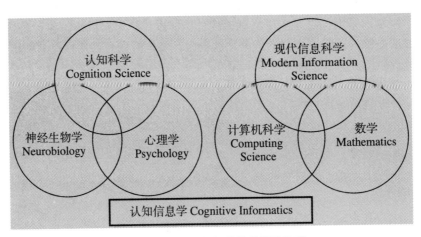

图64　认知信息学与其他学科的关系

二、医学知识认识论模型

在医疗诊疗实践中，与初级医生（Novice）和中级医生（Intermediate）相比，高级医生（Expert）在其专业范围内在感知有意义的信息、把握大局（perceiving large patterns of meaningful information）方面能力更强；在处理复杂病情、根据具体问题发挥不同技能方面速度更快；在其自身擅长领域在短期和长期记忆方面水平更高超，对问题有着更深刻的认识，能够更好地把握诊治原则；高级医生在评估问

[88] Wang YX. On Cognitive Informatics. Brainand Mind, 2003, 4:151–167.

[89] Patel VL, Kaufman DR, Cohen T. Cognitive Informatics in Health and Biomedicine: Case Studies on Critical Care, Complexity and Errors. Springer, 2013.

题方面所花费的时间比解决问题的时间更多。这些说明，不同级别的医生在对医学知识的认识上是有所不同的。这些不同可以利用"面向问题解决的医学知识认识论框架"（Epistemological framework）来解释（图 65）。

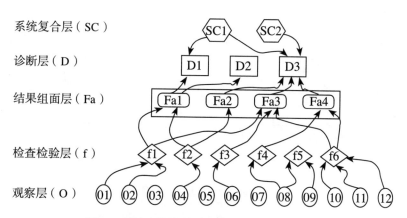

系统复合层（SC）
诊断层（D）
结果组面层（Fa）
检查检验层（f）
观察层（O）

图 65　面向问题解决的医学知识认识论框架

认识论（epistemology）一词是由苏格兰哲学家 J.F. 费利尔在《形而上学原理》（1854 年）一书中首先使用的，他把哲学区分为本体论和认识论两个部分。可以认为，思维和存在何者为世界的本源的问题属于本体论，而思维和存在有没有同一性的问题属于认识论。

认识论，又称知识论，是探讨人类认识的本质、结构，认识与客观实在的关系，认识的前提和基础，认识发生、发展的过程及其规律，认识的真理标准等问题的哲学学说。

三、对医疗差错的认知

（一）医疗差错概况

人非圣贤，孰能无过（To Err is Human）。医疗过程中不发生任何差错是不可能的。美国的一项抽样调查显示[90]，在美国每年大约有 400 万因就医而遭到非必要伤害的患者，大约有 100 万经历过医疗差错，差错率高达 1/4。据估计，每年美国有上万人因医疗差错而死亡。此外，研究者通过调查还发现，医疗差错每年造成的损失高达 10 亿美元之巨（2009 年数据）。如果将这些直接经济损失平摊到每个医院的每人次患者身上，则高达 939 美元。美国联邦医疗保险（Medicare）计划也发表声明称，若有可查明的医疗差错存在，则该项存在错误的治疗将由医院自己买单，医保不予以报销和补贴。这些数字和事实说明，医疗差错已经成为影响患者就医安全和医院经济利益的重要因素之一，是美国医疗机构亟须关注和解决的难题。

医疗中的这种缺憾源自医疗系统的高度复杂性。但是，问题的关键是如何认识这些差错，特别是如何应用信息技术来帮助避免差错，提供医疗质量。

（二）发现与纠正医疗差错的七阶段模型

根据诺曼的七阶段动作模型，建立了发现与纠正医疗差错的模型（图 66）。该模型包括七个模块，分别是：差错感知模块、差错解释模块、差错评估模块、对差错作出反应的目标模块、决定采取动作模块、规范校正动作模块、执行整改模块。

（三）医疗差错的分类

1. 按严重程度分类

按严重程度可以将医疗差错分为两大类：一类是比较小的失误（Slip）；另一类是比较大的错误

[90] David G, Gunnarsson CL, Waters HC, et al. Value Health, 2013, 16(2):305-310.

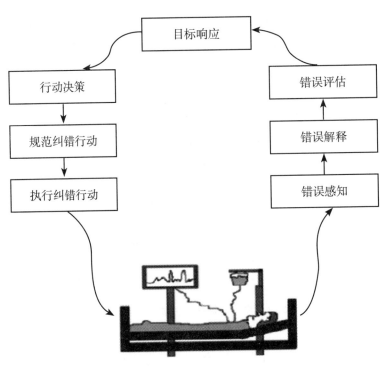

图 66 发现与纠正医疗差错的七阶段模型

（Mistake）。

2. 从认知角度分类

从认知角度可以将医疗差错分为两大类：一类是执行（Execution）方面的差错，另一类是评估（Evaluation）方面的差错。执行方面的差错可以分为目标性（Goal）差错、意图性（Intention）差错、动作规范性（Action Specification）差错、动作执行性（Action Execution）差错；评估方面的差错可以分为感知性（Perception）差错、解释性（Interpretation）差错、动作评价性（Action Evaluation）差错。

文献导读

文献 1

作者：Patel VL, Cohen T, Murarka T, et al.

题目：Recovery at the edge of error: Debunking the myth of the infallible expert.

出处：Journal of Biomedical Informatics, 2011, 44: 413–424.

摘要：The notion that human error should not be tolerated is prevalent in both the public and personal perception of the performance of clinicians. However, researchers in other safety-critical domains have long since abandoned the quest for zero defects as an impractical goal, choosing to focus instead on the development of strategies to enhance the ability to recover from error. This paper presents a cognitive framework for the study of error recovery, and the results of our empirical research into error detection and recovery in the critical care domain, using both laboratory-based and naturalistic approaches. Both attending physicians and residents were prone to commit, detect and recover from errors, but the nature of these errors was different. Experts corrected the errors as soon as they detected them and were better able to detect errors requiring integration of multiple elements in the case. Residents were more cautious in making decisions showing a slower error recovery pattern, and the detected errors were more procedural in nature with specific patient outcomes. Error detection and correction are shown to be dependent on expertise, and on the nature of the everyday tasks of the clinicians concerned. Understanding the limits and failures of human decision-making is important if we are to build robust decision-support systems to manage the boundaries of risk of error in decision-making. Detection and correction of potential error is an integral part of cognitive work in the complex, critical care workplace.

文献2
作者：陈立翰，刘爱伦.
题目：分布式认知在医学信息学中的研究现状.
出处：人类工效学，2005, 11(1): 69-71.
摘要：文章介绍了以分布式认知思想为构架的认知工程在医学信息学中的研究现状，综述了医学信息化背景下诸多认知手段在医学知识表征、电子病历条件下的医患交互、医学教育以及信息源和动态决策等方面的研究进展。最后总结了分布式认知工程和社会技术理论是构筑当今医学信息系统平台的两大支柱。

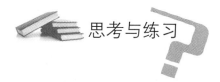 思考与练习

1. 什么是认知心理学？
2. 在 ACT-R 系统中，知识的表征有哪两种方式？
3. 什么是分布式认知？
4. 什么是人机交互？
5. 简述人机交互的分析框架。
6. 认知走查和用户体验的概念和主要区别是什么？
7. 什么是认知信息学？
8. 利用面向问题解决的医学知识认识论框架，简要说明医疗专家和非医疗专家对疾病诊疗认知的区别。
9. 简述发现与纠正医疗差错的七阶段模型。
10. 医疗差错有哪些种类？

第三篇　研发和应用

第十二章

医学信息管理

学习目的

　　了解信息管理的概念、内容、流派和原理；掌握医学信息管理的概念；了解医学信息管理的范围和性质；理解医学信息的活动周期和级次；了解医学信息管理的采集和存储方式；了解信息集成和信息融合的含义；理解抽取、转化和加载（ETL）与数据清洗的关系；了解搜索引擎的概念、发展历程、种类、机制及其在医学领域中的应用；了解搜索的评价指标；了解信息分析的概念、性质、流程和方法；掌握医学信息分析的概念和性质；了解信息评价的概念、基本原则、过程和指标体系；了解循证医学和实效研究在医学信息分析与评价中的应用；了解信息传播和信息交流的定义、要素、模式和影响因素；掌握医学信息传播的概念、目标、研究层次和研究方向；掌握医学信息交流的模式；了解舆情、网络舆情的概念；了解网络舆情必备的条件、特点以及网络舆情信息的主要来源、生成发酵模式；了解网络舆情监测的基本情况；理解应对医疗卫生网络舆情的主要措施。

学习重点

　　医学信息管理；医学信息分析的概念和性质；医学信息传播的目标、研究层次和研究方向；医学信息交流的模式。

第一节　信息管理的概念、内容、流派和理论

一、信息管理的概念

　　信息管理（Information Management, IM）是人类综合采用技术的、经济的、政策的、法律的和人文的方法和手段，以便对信息流（包括非正规信息流和正规信息流）进行控制，以提高信息利用效率、最大限度地实现信息效用价值为目的的一种活动。它既包括微观上对信息内容的管理——信息的组织、检索、加工、服务等，又包括宏观上对信息机构和信息系统的管理。

二、信息管理的内容

　　信息管理有两方面的内容：一是对信息进行组织、控制、加工、规划等，以引向预定目标；二是对涉及信息活动的各种要素（信息、人、机器、机构等）进行合理的组织控制，以实现信息及相关资源的

合理配置，从而有效地满足社会的信息需求的过程。

三、信息管理的流派

信息管理的流派较多，归纳起来大致可以分成两类。一类是以信息（资源）为基点的管理对象派，主要强调从不同管理层面运用多种方法对信息（资源）进行管理。该学派又分为传统流派、网络流派、系统流派、微观流派、政策流派、资源流派等。另一类是以管理为基点的管理思想派，主要强调在不同的管理理念下对信息资源进行科学管理。该学派又分为管理哲学派、管理过程派、系统方法派、管理活动派等。

四、信息管理的理论

（一）增值原理

信息增值是指信息内容的增加或信息活动效率的提高。它是通过对信息的收集、组织、存储、查找、加工、传输、共享和利用来实现的。它包括信息集成增值、信息序化增值和信息开发增值。

（二）增效原理

信息管理通过提供信息和开发信息，充分发挥信息资源对包含信息和知识在内的各种社会活动要素的渗透、激活与倍增作用，从而节约资源，提高效率，创造效益，实现社会的可持续发展。

（三）服务原理

信息管理的作用最终体现为信息资源对包括知识在内的各种社会活动要素的渗透、激活与倍增作用。这决定了信息管理必须通过服务用户来发挥作用。信息管理方法和采用的手段、活动的安排、技术的运用、信息系统的设计与开发等，必须具有方便、易用的服务特色，以提高服务能力与水平为宗旨。

（四）市场调节原理

信息管理受到市场规律的调节，主要表现在两个方面：一是信息产品的价格受市场规律的调节；二是信息资源要求受市场规律的调节。

第二节　医学信息管理的概念、范围和性质

一、医学信息管理的概念

医学信息管理的概念有狭义和广义之分。狭义的医学信息管理是指为医药卫生行业搜集、整理、存储并提供信息服务的工作。广义的医学信息管理是指对涉及医药卫生行业领域的信息活动和各种要素（包括信息、人、技术与设备等）进行合理的组织与控制，以实现信息及有关资源的合理配置，从而有效地满足医药卫生事业需求的过程。

二、医学信息管理的范围

（一）医药卫生行政组织的信息管理

医药卫生行政组织的信息管理主要是指卫生行政组织的信息保障、信息交流及信息管理活动。这里的信息保障包括医药卫生事业管理的宏观规划、政策法规、监督执法与信息服务等信息保障以及在研究医药卫生行政及医药卫生事业机构设置的原则、医药卫生行政组织的任务和功能以及组织的结构、层次与配置等过程中所需要的信息保障。

（二）医药卫生事业组织的信息管理

医药卫生事业组织的信息管理包括：医院信息管理、卫生防疫信息管理、妇幼保健信息管理、药事检验信息管理、医学教育信息管理和医学科技信息管理等。

（三）医药卫生社团组织的信息管理

医药卫生社团组织的信息管理包括：由国家机关、人民团体代表组成的群众性机构的信息管理；由医

药卫生专业人员组成的学术团体的信息管理；由广大医药卫生工作者及群众卫生积极分子组成的基层群众卫生组织的信息管理。

（四）其他医药卫生组织机构的信息管理

医学信息管理的范围还包括其他医药卫生组织机构的信息管理，如国境卫生检疫信息管理、健康教育机构信息管理和生物制品研究机构信息管理等。

三、医学信息管理的性质

（一）社会性

社会性是生物作为集体活动的个体或作为社会一员而活动时所表现出的有利于集体和社会发展的特性，是人不能脱离社会而孤立生存的属性。

（二）科学性

科学性是指是否符合客观实际，是否反映出事物的本质和内在规律，即概念、定义、论点是否正确，论据是否充分，实验材料、实验数据、实验结果是否可靠等。

（三）学术性

学术，是指系统专门的学问，是对存在物及其规律的学科化论证。学术的含义类似于理论，纯学术指的是纯理论。在科学研究上，纯学术偏重于理论分析、仿真、推导、计算的研究，而非科学实验、产品开发。特定场合下的"纯学术"通常是指纯粹的科学探讨，不涉及个人情感，政治立场等。

（四）服务性

信息管理活动的出发点和归宿是用不同的方式向用户提供所需信息的一项活动。通过研究用户、组织用户、组织服务，将有价值的信息传递给用户，最终帮助用户解决问题。医学信息管理的任务主要是为卫生管理决策服务，为医疗、医学教育和科研服务，为社区医疗保健服务。

第三节　医学信息的活动周期和级次

一、医学信息的活动周期

如同人体把对外界的感知通过神经传递给大脑，再由神经把大脑的思考和判断传递给效应器官而对外界作出反应一样，医学信息活动周期是一个从对外部世界的信息获取开始，经过信息传递和信息认知，到把认知结果经传递给相关机构而执行信息动作的过程。

在这个过程中，涉及本体论信息的感知和认知论信息的处理，涉及智能决策和智能行为（图67）。

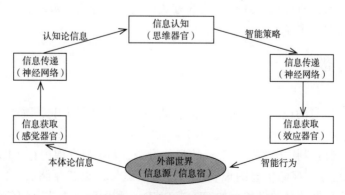

图67　医学信息的活动周期

二、医学信息的级次

（一）零次信息

零次信息是一切信息产生的源信息，其客观存在于社会生活中，通过人的视觉、听觉、触觉等形成言语、神情、动作、气氛等表现形式。零次信息的主体是口头信息及行为表现，包括广义的网络语言。零次信息有三种形态，即人的表现形态；环境和实物形态；未公开发表或传递的书信、手稿、讨论稿等原始记录的零次文献形态。

零次信息是一次信息的来源，一次信息是零次信息处理的结果。

（二）一次信息

一次信息是人们直接以自己的生产、科研、社会活动等实践经验为依据而生成的信息（观测数据、处方、医嘱），也常被称为原始信息（或一级信息），其所记载的知识、信息比较新颖、具体、详尽。

一次信息数量大、种类多，具有创新性、实用性和学术性等明显特征。

（三）二次信息

二次信息是对一次信息进行加工整理后的产物（例如，医学论文、研究报告等），即对无序的一次信息的外部特征进行著录，或者将其内容压缩成简介、提要或文摘，并按照一定的学科或专业加以有序化而生成的信息。

（四）三次信息

三次信息是对一次信息和二次信息进行加工、分析、改编、重组、综合概括而生成的信息，如综述报告、述评报告、研究报告、技术预测、数据手册等。

三次信息具有系统性、综合性和知识性的特点，有助于掌握当前科学技术发展水平与动态，预测科学技术的发展远景，从而为制订科学研究计划或经济发展规划、确定研究课题、提出技术方案或施工方案、引进先进技术、开发新产品等提供决策依据。

第四节　医学信息的采集和存储

一、医学信息的采集

（一）采集的途径

医学信息采集的途径有：实体测量、行为观察、心理分析、检查检验、问询访谈、信息检索、资料搜集、专题调查、学术交流和社会活动等。

（二）采集的方式

医学信息采集的方式有：直接的方式和间接的方式；主动的方式和被动的方式；采购、赠送和共享的方式；委托、指令和索取的方式等。

二、医学信息的存储

（一）物理存储

存储设备是用于储存信息的设备，通常是将信息数字化后再以利用电、磁或光学等方式的媒体加以存储。

目前常见的存储设备有：利用电能方式存储信息的设备，如随机存取内存（RAM）、只读内存（ROM）等各式存储器；利用磁能方式存储信息的设备，如硬盘、磁带、磁芯存储器、USB 闪存驱动器（U 盘）、闪存卡等；利用光学方式存储信息的设备，如 CD 或 DVD；利用磁光方式存储信息的设备，如 MO（磁光盘）；专用存储系统：用于数据备份或容灾的专用信息系统，利用高速网络进行大数据量存储信息的设备。

医学信息物理存储所面临的主要问题是：存储介质无法满足医学数据长期保存的需要，存储的能耗越来越大，占地面积越来越大，存储的成本激增，用户难以承受。

（二）虚拟存储

虚拟存储（Storage Virtualization）就是将多个存储介质模块（如磁盘、磁盘阵列）通过一定的手段集中起来进行管理，所有的存储模块在一个存储池（Storage Pool）中得到统一管理。

在虚拟存储环境下，无论后台物理存储是用什么设备，在服务器及工作站看到的都是其熟悉的存储设备的逻辑镜像。即使物理存储发生了变化，这种逻辑镜像也不会改变，系统管理员不必过多关注后台物理存储硬件，只需专注于管理存储空间。

虚拟存储的拓扑结构有两种：对称式与非对称式。对称式的虚拟存储是指虚拟存储控制设备与存储软件系统、交换设备集成为一个整体，内嵌在网络数据传输路径中；它们具有更高的带宽性能，更好的安全特性，因此比较适于大规模的视频网络应用。非对称式的虚拟存储是指虚拟存储控制设备独立于数据的传输路径。由于采用了虚拟文件原理，因此更适于普通局域网（如办公网）的应用。

虚拟存储的实现有两种方式：数据块虚拟与虚拟文件系统。数据块虚拟是利用虚拟的多端口并行技术，为多台客户机提供极高的带宽，以最大限度地减少延时与冲突的发生。在实际应用中，数据块虚拟存储方案以对称式拓扑结构为表现形式。虚拟文件系统是通过对不同的站点指定不同的访问权限，保证网络文件的安全。在实际应用中，虚拟文件系统存储方案以非对称式拓扑结构为表现形式。

虚拟存储技术正逐步成为共享存储管理的主流技术，其具体应用有：数据镜像、数据复制、磁带备份增强设备、实时复本、实时数据恢复、应用整合等。

存储虚拟化技术出现后，医院很快就成为该类技术与产品的最早实践场所之一。

（三）集中存储

集中存储是一种完全集中的数据保存方式，即把共享数据完全集中到区域数据中心。临床数据中心（Clinical Data Repository, CDR）采用了集中存储的方式。

CDR 以患者为核心，建立患者主索引系统（Enterprise Master Patient Index, EMPI），将分散在一个医院或多个医院的不同机构系统的与患者相关的临床数据全部集中存储，建立与原始系统数据的适时共享机制，第三方应用系统可以通过 DOP 平台（Domain Operating Platform）提供的接口应用数据。

CDR 可为电子病历系统、健康档案系统、健康管理系统、计算机辅助临床决策系统（Clinical Decision-Support System, CDSS）、临床路径、临床科研数据分析等系统提供数据来源。

（四）分布存储

1. 概述

与目前常见的集中式存储技术不同，分布式存储技术不是将数据存储在某个或多个特定的节点，而是通过网络使用每台机器上的磁盘空间，并将这些分散的存储资源构成一个虚拟的存储设备，将数据分散存储在网络的各个角落。分布式网络存储系统采用可扩展的系统结构，利用多台存储服务器分担存储负荷，利用位置服务器定位存储信息，这样不但提高了系统的可靠性、可用性和存取效率，还易于扩展。

2. 基于 Hadoop 架构的分布式存储系统

分布式存储系统主要用于存储非结构化数据管理系统中的各类原始数据和底层特征数据。基于 Hadoop 架构的分布式存储系统包括一个名称节点（Name Node）和若干个数据节点（Data Node），使用 HDFS（Hadoop 分布式文件系统）存储原始数据，HBase 数据库存储底层特征数据。

3. Spanner 分布式数据库

Spanner 是 Google 最近公开的新一代分布式数据库，它既具有 NoSQL（Not Only SQL）系统的可扩展性，又具有关系数据库的功能[91]。一套 Spanner 集群可以扩展到上百个数据中心、百万台服务器和 T 级记录数量的数据库规模。Spanner 的设计反映了 Google 多年来在分布式存储系统领域上的经验积累和沉淀。它的新颖之处在于：使用高精度和可观测误差的本地时钟来判断分布式系统中事件的先后顺序。这类兼顾可扩

---

[91] 陈超 . Spanner 数据库初探 . 计算机与现代化 , 2013, (4): 70-72.

展性和关系数据库功能的产品被称为 "NewSQL"。

4.云存储

云存储是在云计算（Cloud Computing）概念上延伸和发展出来的一个新的概念，是一种新兴的网络存储技术，是指通过集群应用、网络技术或分布式文件系统等功能，将网络中大量各种不同类型的存储设备通过应用软件集合起来协同工作，共同对外提供数据存储和业务访问功能的一个系统。

美国国家标准和技术研究院（NIST）2009年提出了云计算的定义："云计算是一种能够通过网络以便利的、按需付费的方式获取计算资源（包括网络、服务器、存储、应用和服务器等）并提高其可用性的模式，这些资源来自于一个共享的、可配置的资源池，并能够以最省力和无人干预的方式获取和释放。"

云计算的五个基本特性是：按需分配的自助服务；宽带网络访问；资源池化；弹性地提供或释放计算能力以快速伸缩匹配等量的需求；可评测的服务。

根据云计算服务的部署方式和服务对象范围可以将云分为三类：公有云、私有云和混合云。

根据云计算的服务类型可以将云分为三层：基础架构即服务（Infrastructure as a Service, IaaS）、平台即服务（Platform as a Service, PaaS）和软件即服务（Soft as a Service, SaaS）。不同的云层提供不同的云服务。

如果云计算系统运算和处理的核心是大量数据的存储和管理，云计算系统中就需要配置大量的存储设备，那么云计算系统就转变成为一个云存储系统，所以云存储是一个以数据存储和管理为核心的云计算系统。简单来说，云存储就是将储存资源放到云上供人存取，使用者可以在任何时间、任何地方，透过任何可连网的装置连接到云上方便地存取数据。

随着云计算在医疗卫生领域中的广泛运用，健康医疗云随之而诞生。所谓健康医疗云，是指在医疗卫生领域采用物联网、3G通信以及多媒体等新技术的基础上，结合医疗技术，使用"云计算"的理念来构建医疗服务平台，利用云计算技术巩固和发展现代健康管理服务，构建新型卫生服务体系，提高医疗机构的服务效率，降低服务成本，方便居民就医。

第五节　医学信息的处理

一、信息集成

（一）信息集成的含义

信息集成（Information Integration）以信息为对象，以信息资源为本体，以信息服务为动力，以协同作业为方法，根据某一特定主题将相关信息从不同的信息源（无论其地理位置、数据结构和通信要求）有机地链接成一个整体，借助于网络技术和应用软件的支持提供用户访问，是一个优化要素、体系重构的过程。信息集成不是信息的简单堆积或信息载体的物理堆积。信息集成包括信息资源集成、信息内容集成、信息技术集成和信息系统集成。

在现代数字网络环境下，信息集成服务强调以最少的成本、最大限度地满足用户的需求，不仅强调服务要素的集成，更强调服务内容和功能的集成，以及一站式服务目标的实现。

标准化是信息集成的基础，主要包含信息表达的标准化，信息内容格式的标准化，信息传输的标准化，信息安全与隐私保护的标准化和信息共享服务的标准化。

（二）企业信息集成

1. 企业信息集成的概念

企业信息集成是指企业在不同应用系统之间实现数据共享，即实现数据在不同数据格式和存储方式间的转换，将来源不同、形态不一、内容不等的信息资源进行系统分析、辨清正误、消除冗余、合并同类，进而产生具有统一数据形式的有价值信息的过程。

2. 企业信息集成的类型

（1）内部信息集成

1）技术平台的集成

系统底层的体系结构、软件、硬件以及异构网络的特殊需求首先必须得到集成。技术平台集成包括信息技术硬件所组成的新型操作平台，如各类大型机、小型机、工作站、微机、通信网络等信息技术设备，还包括置入信息技术或经过信息技术改造的新型设施和设备。

2）数据的集成

数据集成的目的是实现不同系统的数据交流与共享，是进行其他更进一步集成的基础。数据集成的特点是简单、低成本，易于实施，但需要对系统内部业务的深入了解。数据集成是对数据进行标识并编成目录，确定元数据模型。只有在建立统一的模型后，数据才能在数据库系统中分布和共享。

3）应用系统的集成

应用系统集成是实现不同系统之间的互操作，使不同应用系统之间能够实现数据和方法的共享。它可为进一步的过程集成打下基础。

4）业务过程的集成

对业务过程进行集成时，企业必须在各种业务系统中定义、授权和管理各种业务信息的交换，以便改进操作、减少成本、提高响应速度。业务过程的集成可使企业在不同应用系统中的流程无缝连接，实现流程的协调运作和流程信息的充分共享。

（2）外部信息集成

通过门户网站和互联网实现公众、社会团体、社会和客户的互动，可以实现企业内外部信息资源的有效交流和集成；通过与合作伙伴信息系统的对接，可建立动态企业联盟，发展基于竞争合作机制的虚拟企业，重塑企业的战略模式和竞争优势。

3. 企业信息集成的功能

（1）信息共享功能

信息共享对于企业提高服务质量、降低运营成本有着非常直接的作用。

（2）信息协作平台功能

信息共享是在一定业务流程驱动下的动态交互，而不仅仅是信息的静态共享。通过信息集成，可实现各部门、各应用系统之间的协调运作，实现业务流程的定制、改造和优化，为企业的各种应用和系统提供一个统一的运行协作平台，实现流程协作和信息共享。

（3）信息升华功能

通过信息集成可将一些静态的数据加工成流动的信息，并对信息进行高度综合和深入挖掘，形成企业知识，为企业管理决策提供支持。企业还可以将信息系统进行有机整合，提升企业信息系统的价值，为企业面对日益激烈的竞争和日趋苛刻的客户提供强有力的支持。

4. 企业信息集成的方法

（1）专用集成接口

通过开发一对一的专用集成接口可实现不同系统之间的信息交换与集成。这种集成方式的特点是在应用系统数量少且系统功能相对固定的情况下比较容易实现。

但是，在应用系统数量增多时，接口数量以指数倍的速度增加。因此，接口数量的增加可导致接口的维护工作变得十分困难。而一个应用系统发生调整将导致一批应用集成接口重新修改。

（2）共享数据库

通过建立共享数据库可实现不同数据库之间的数据共享，这个集成方式需要定义共享的信息模型。

共享数据库可以采用独立于任何具体应用系统的共享信息库，即将需要共享的信息从每个应用的数据库中复制到一个共享的公共数据库中，也可以采用联邦式的方法使用多个数据库实现信息共享。联邦式的特点是通过单一的预定义的联邦接口访问各类应用数据库，可以使用用户方便的操作语言，而无须改变源数据和应用。

（3）集成平台

用集成平台支持的中间件的方式进行信息共享，这种方式可以实现应用对数据的透明访问，解决应用对操作系统和数据存储方式的依赖性，是当今最先进的应用系统集成方式之一。

（三）医院信息集成

1.需求

随着医院规模的逐步扩大，医院对信息化的要求越来越高，现有的 HIS、LIS、PACS 等系统已不能满足临床业务和医院管理的要求，系统的功能将被大幅度细分，对软件的专业化程度要求也越来越高。

由于不同系统是由不同的厂商来建设的，不同系统间的数据共享成为一个问题。患者的信息散落在不同的系统中，医院很难一次性地获取患者的全部诊疗信息，需要打开不同的程序界面进行查询。由于有的系统建设较早且没有按照标准的数据格式进行存储，其他系统无法直接读取其信息，数据无法共享，形成了一个又一个的数据孤岛，即医院信息系统里虽然存储了这些信息，但是无法真正使用它们。医院信息系统已经从"以医院管理为中心"的医院信息系统向"以患者为中心"的临床信息系统转变，医院信息系统产品多样性和医学信息系统标准不统一已经成为医院信息系统建设的主要瓶颈。

一个完善的医院信息系统通常由上百个子系统组成，包括患者主索引的建立，以电子病历为核心的临床信息系统，检验检查信息系统，医疗保险信息系统，区域医疗信息系统，药品信息系统，低值高值耗材信息系统，固定资产信息系统，人事信息系统，财务信息系统，办公信息系统等。如此多的子系统需要由不同的专业公司来开发实施，然后再将不同系统的信息整合起来，对这些数据库中的信息进行深度挖掘、统计、分析，为医院决策提供数据基础。系统数量的快速增长，给信息系统的稳定性、安全性、可靠性和运行效率带来了巨大的隐患，同时使信息系统的运行维护成本成倍增长。

医院信息集成平台的构建主要面对两个核心问题：一个是为各种医疗应用提供统一的医疗数据访问服务，从而消除各种医疗应用系统与医疗数据中心的直接耦合性；另一个是为各种临床信息系统提供系统集成服务。系统集成服务是基于系统集成模型，通过 HL7 和 DICOM 等标准通信协议为各种医疗应用系统提供集成服务，以确保各个临床信息系统在工作流整合的基础上实现交互协作，从而以数字化的形式完成各项医疗业务。

2.方法

医院信息集成方法有三种。

（1）应用集成

应用集成是指应用程序之间实时或异步交换信息和相互调用功能，可以采用 HL7 消息、Web Service、CORBA、EJB、DICOM、RPC 等标准，采用消息中间件、BPM 等中间件实现。对于信息交互的数据量不大，实时性要求不高，且各信息系统各专业厂商实现方式相差较大的场景，采用基于集成平台的应用集成方式是最优选择（如 PACS/RIS、LIS、MUSE）等。

（2）数据集成

数据集成是指应用系统的数据库系统之间的数据交换和共享以及数据之间的映射变换。对于 HIS 与 EMRS 之间存在较多需要高频率、高性能要求的交互，如计价信息与药品库存等信息的实时共享等场景，采用数据集成的方式，利用 ETL（Extract-Transform-Load）工具在数据库底层实现数据同步。

（3）界面集成

界面集成含义是指应用程序界面之间相互关联引用合成，采用技术包括 ActiveX 插件、Portlet、IFrame 等。对于医学影像、心电图波形数据，临床医生的需求是不仅能浏览图像和波形，还要对其进行处理。通常对应系统供应商提供了 DICOM 影像浏览器和心电图浏览器，这些浏览器提供相应的工具来处理、管理、传输以及转换图像和波形。针对这种带专业处理功能的人机交互界面的应用程序，采用界面集成的方式，集成专业浏览器插件或应用程序。

3. 作用

通过医院信息系统集成平台的建设，可将原先各系统一对一的接口模式改为各子系统面对集成平台的多对一的接口模式，降低业务系统集成的复杂度，减少业务系统开发集成的工作量，降低应用集成的维护成本，同时业务系统的选择也不再受局限。通过建立标准的数据交换和集成，可实现各子系统的互联互通，消除信息孤岛，使医院信息系统数据实现充分的共享，优化医院业务流程；同时可以在统一的平台上进行数据的挖掘和分析，为实现商业智能创造数据基础，为实现医院管理层的一站式决策支持平台的建立创造条件。

通过医院信息系统集成平台的建设，将原先分布在各业务系统中的信息交换整合到集成平台，实现医院各个科室之间信息的互联互通，降低重复检查，减少就诊费用和时间，使患者花费更少的费用和更短的时间得到更好的医疗服务，最大限度地方便患者就医；方便医院一线医护人员工作，使一线医护人员更方便地获取患者的各种信息，及时为患者提供医疗服务；方便医院管理层做出正确的分析决策，使医院管理层及时掌握医院的各种医疗指标和运行指标，对医院资源进行合理调配，降低投入成本，提高资源利用率[92]。

二、信息融合

（一）含义

信息融合（Information Fusion）起初被称为数据融合，起源于1973年美国国防部资助开发的声纳信号处理系统，其概念在20世纪70年代就已出现在一些文献中。

（二）发展历程

军事领域是信息融合的诞生地，也是信息融合技术应用最为成功的地方。20世纪80年代，为满足军事领域中作战的需要，多传感器数据融合（Multi-sensor Data Fusion, MSDF）技术应运而生。1988年，美国将CI（Command, Control, Communication, and Intelligence）系统中的数据融合技术列为国防部重点开发的二十项关键技术之一。由于信息融合技术在海湾战争中表现出了巨大潜力，战争结束后，美国国防部又在CI系统中加入计算机，开发了以信息融合为中心的CI系统。此外，英国陆军开发了炮兵智能信息融合系统（AIDD）和机动与控制系统（WAVELL）；欧洲五国还制定了联合开展多传感器信号与知识综合系统（SKIDS）的研究计划；法国也研发了多平台态势感知演示验证系统（TsMPF）。20世纪90年代以来，传感器技术和计算机技术的迅速发展大大推动了信息融合技术的研究，信息融合技术的应用领域也从军事迅速扩展到了民用。经过20年的发展，信息融合技术已经在许多民用领域取得成效。这些领域主要包括：机器人和智能仪器系统、智能制造系统、战场任务与无人驾驶飞机、航天应用、目标检测与跟踪、图像分析与理解、惯性导航、模式识别等领域。信息融合已成为现代信息处理的一种通用工具和思维模式。

（三）模型

现有系统模型大致可以分为两大类：一类是功能型模型，主要根据节点顺序构建。比较典型的功能型模型主要有UK情报环、Boyd控制回路（OODA环）；另一类是数据型模型，主要根据数据提取加以构建。典型的数据型模型则有JDL模型、瀑布模型、Dasarathy模型、混合模型。

（四）方法

多传感器数据融合的常用方法基本上可概括为两大类：随机类方法和人工智能类方法。随机类方法有加权平均法、卡尔曼滤波法、贝叶斯估计法、证据推理方法、产生式规则等；而人工智能类方法有模糊逻辑理论、神经网络、粗糙集理论、专家系统等。

1. 随机类方法

（1）加权平均法

加权平均法，利用过去若干个按照时间顺序排列起来的同一变量的观测值并以时间顺序数为权数，计算出观测值的加权算术平均数，以这一数字作为未来期间该变量的预测值的一种趋势预测法。

[92] 张立，胡正刚，杜智，等. 医院信息系统集成平台建设的目的和效果. 中国卫生信息管理杂志，2012, 9(2): 47-49.

（2）卡尔曼滤波法

卡尔曼滤波（Kalman filtering）是一种利用线性系统状态方程，通过系统输入输出观测数据，对系统状态进行最优估计的算法。

（3）贝叶斯估计法

贝叶斯估计法，是在给定训练数据 D 时，确定假设空间 H 中的最佳假设。贝叶斯理论提供了一种计算假设概率的方法，基于假设的先验概率、给定假设下观察到不同数据的概率以及观察到的数据本身。

（4）证据推理方法

证据推理方法又称为登姆普斯特 - 谢弗推理（Dempster-Shafer Reasoning）方法，简称 D-S 推理，是贝叶斯推理的扩充。D-S 理论将假设视为一个集合，引入信任函数、似信度函数、类概率函数等概念描述命题的精确信任程度、信任程度和估计信任程度，对命题的不确定性做多角度的描述。对从不同性质的数据源中提取的证据，利用正交求和方法综合证据，通过证据的积累缩小集合，从而获得问题的解。

（5）产生式规则

产生式规则采用符号表示目标特征和相应传感器信息之间的联系，与每一个规则相联系的置信因子表示它的不确定性程度。在同一个逻辑推理过程中，当两个或多个规则形成一个联合规则时，可以产生融合。

2. 人工智能类方法

（1）模糊逻辑

模糊逻辑是多值逻辑，通过指定一个 0 到 1 之间的实数表示真实度，相当于隐含算子的前提，允许将多个传感器信息融合（Multi-sensor Information Fusion，MSIF）过程中的不确定性直接表示在推理过程中。如果采用某种系统化的方法对融合过程中的不确定性进行推理建模，则可以产生一致性模糊推理。与概率统计方法相比，逻辑推理有许多优点，它在一定程度上克服了概率论所面临的问题，它对信息的表示和处理更加接近人类的思维方式，它一般比较适于在高层次上应用（如决策），但是，逻辑推理本身还不够成熟和系统化。此外，由于逻辑推理对信息的描述存在很大的主观因素，信息的表示和处理缺乏客观性。模糊集合理论对于数据融合的实际价值在于它外延与模糊逻辑，模糊逻辑是一种多值逻辑，隶属度可被视为一个数据真值的不精确表示。在 MSIF 过程中，存在的不确定性可以直接用模糊逻辑表示，然后，使用多值逻辑推理，根据模糊集合理论的各种演算对各种命题进行合并，进而实现数据融合。

（2）神经网络

神经网络具有很强的容错性以及自学习、自组织及自适应能力，能够模拟复杂的非线性映射。神经网络的这些特性和强大的非线性处理能力，恰好满足了多传感器数据融合技术处理的要求。在多传感器系统中，各信息源所提供的环境信息都具有一定程度的不确定性，对这些不确定信息的融合过程实际上是一个不确定性推理过程。神经网络根据当前系统所接受的样本相似性确定分类标准，这种确定方法主要表现在网络的权值分布上，同时，可以采用神经网络特定的学习算法来获取知识，得到不确定性推理机制。利用神经网络的信号处理能力和自动推理功能，即可实现多传感器数据融合。

（3）粗糙集理论

粗糙集理论作为一种数据分析处理理论，在 1982 年由波兰科学家帕夫拉克（Z. Pawlak）创立。由于语言的问题，该理论创立之初只有东欧国家的一些学者研究和应用它，后来它才受到国际数学界和计算机界的重视。1991 年，帕夫拉克出版了《粗糙集——关于数据推理的理论》这本专著，从此粗糙集理论及其应用的研究进入了一个新的阶段。粗集理论的核心是有关知识、集合的划分、近似集合等概念。粗糙集理论作为一种处理不精确（imprecise）、不一致（inconsistent）、不完整（incomplete）等各种不完备的信息的有效工具，一方面得益于其数学基础成熟、不需要先验知识；另一方面得益于它的易用性。由于粗糙集理论创建的目的和研究的出发点就是直接对数据进行分析和推理，从中发现隐含的知识，揭示潜在的规律，因此它是一种天然的数据挖掘或知识发现方法，它与基于概率论的数据挖掘方法、基于模糊理论的数据挖掘方法和基于证据推理方法的数据挖掘方法等其他处理不确定性问题理论的方法相比，最显著的区别是它不需要提供问题所需处理的数据集合之外的任何先验知识，而且与处理其他不确定性问题的理论有很强的互补性（特别是模糊理论）。

（4）专家系统

专家系统是一个具有大量的专门知识与经验的程序系统，它应用人工智能技术和计算机技术，根据某领域一个或多个专家提供的知识和经验，进行推理和判断，模拟人类专家的决策过程，以便解决那些需要人类专家处理的复杂问题。专家系统的发展已经历了三个阶段，正向第四个阶段过渡和发展。第一代专家系统（DENDRAL、MACSYMA 等）以高度专业化、求解专门问题能力强为特点，但在体系结构的完整性、可移植性、系统的透明性和灵活性等方面存在缺陷，求解一般问题的能力弱。第二代专家系统（MYCIN、CASNET、PROSPECTOR、HEARSAY 等）属单学科专业型、应用型系统，其体系结构较完整，移植性方面也有所改善，而且在系统的人机接口、解释机制、知识获取技术、不确定推理技术以及增强专家系统的知识表示和推理方法的启发性、通用性等方面都有所改进。第三代专家系统属多学科综合型系统，采用多种人工智能语言，综合采用各种知识表示方法和多种推理机制及控制策略，并开始运用各种知识工程语言、骨架系统及专家系统开发工具和环境来研制大型综合专家系统。在总结前三代专家系统的设计方法和实现技术的基础上，现在已开始采用大型多专家协作系统、多种知识表示、综合知识库、自组织解题机制、多学科协同解题与并行推理、专家系统工具与环境、人工神经网络知识获取和学习机制等最新人工智能技术来实现具有多知识库、多主体的第四代专家系统。

三、信息的抽取、转化和加载

（一）ETL 任务

抽取、转化和加载（Extraction-Transformation-Loading, ETL）负责将分散的、异构数据源中的数据，如关系数据、平面数据文件等，抽取到临时中间层后进行清洗、转换、集成，最后加载到数据仓库或数据集市中，成为联机分析处理、数据挖掘的基础。

ETL 作为商务智能 / 数据仓库（Business Intelligence/Data Warehouse，BI/DW）的核心和灵魂，能够按照统一的规则集成并提高数据的价值，是负责完成数据从数据源向目标数据库转化的过程，是实施数据库的重要步骤。

如果说数据库的模型设计是一座大厦的设计蓝图，数据是砖瓦的话，那么 ETL 就是建设大厦的过程。

在整个项目中，最难的部分是用户需求分析和模型设计，而 ETL 规则设计和实施则是工作量最大的，占整个项目的 60% ~ 80%，这是国内外从众多实践中得到的普遍共识。

（二）ETL 工具

1. OWB

OWB（Oracle Warehouse Builder）是 Oracle 的一个综合工具，它提供对 ETL、完全集成的关系和维度建模、数据质量、数据审计以及数据和元数据的整个生命周期的管理。

2. ODI

ODI（Oracle Data Integrator）是 Oracle 的数据集成类工具。

3. Beeload

Beeload 集数据抽取、清洗、转换及装载于一体，通过标准化企业各个业务系统产生的数据，向数据库提供高质量的数据，从而为企业高层基于数据库的正确决策分析提供有力的保证。

4. Kettle

Kettle 是一款开源的 ETL 工具，纯 java 编写，可以在 Window、Linux、Unix 上运行，数据抽取高效稳定。

5. DataStage

IBM 的 DataStage 提供了图形框架，可使用该框架来设计和运行用于变换和清理数据的作业。

（三）ETL 质量

ETL 的质量问题具体表现为正确性、完整性、一致性、完备性、有效性、时效性和可获取性等几个特性。

影响质量的原因有很多，由系统集成和历史数据造成的原因主要包括：业务系统不同时期系统之间数据模型不一致；业务系统不同时期业务过程有变化；旧系统模块在运营、人事、财务、办公系统等方面不一致；遗留系统和新业务、管理系统数据集成不完备带来的不一致性。

（四）ETL 过程

1. 准备工作

ETL 前应制定流程化的配置管理和标准协议；如果条件允许，可利用数据中转区对业务数据进行预处理，保证集成与加载的高效性。

2. 空值处理

可捕获字段空值，进行加载或替换为其他含义数据，并可根据字段空值实现分流加载到不同目标库。

3. 规范化数据格式

实现字段格式约束定义，对数据源中时间、数值、字符等数据，可自定义加载格式。

4. 拆分数据

依据业务需求对字段进行分解。

5. 验证数据正确性

可利用 Lookup 及拆分功能进行数据验证。

6. 数据替换

因业务因素，可实现无效数据、缺失数据的替换。

7. Lookup 查获丢失数据

Lookup 实现子查询，并返回用其他手段获取缺失字段，保证字段完整性。

8. 建立 ETL 过程的主外键约束

对于无依赖性的非法数据，可替换或导出到错误数据文件中，保证主键唯一记录的加载。

（五）数据清洗

1. 定义

ETL 过程中的数据清洗是指发现并纠正数据文件中可识别的错误的最后一道程序，包括检查数据一致性、处理无效值和缺失值等。

因为数据库中的数据是面向某一主题的数据的集合，这些数据从多个业务系统中抽取而来且包含历史数据，这样就避免不了有的数据是错误数据，有的数据相互之间有冲突。这些错误的或有冲突的数据被称为"脏数据"，要按照一定的规则把"脏数据""洗掉"，这就是数据清洗。

2. 不符合要求的数据种类

不符合要求的数据主要有三大类。

（1）残缺数据

这一类数据主要是一些应该有的信息缺失，如供应商的名称、分公司的名称、客户的区域信息缺失、业务系统中主表与明细表不能匹配等。对于这一类数据，将其过滤出来，按缺失的内容分别写入不同的 Excel 文件给客户，要求他们在规定的时间内补全。补全后才能写入数据库。

（2）错误数据

这一类错误产生的原因是业务系统不够健全，在接收输入后没有进行判断而直接写入后台数据库造成的，如数值数据输成全角数字字符，字符串数据后面有一个回车操作，日期格式不正确，日期越界等。这一类数据也要分类，对于类似于全角字符、数据前后有不可见字符的问题，只能通过写 SQL 语句的方式找出来，然后要求客户在业务系统修正之后抽取。日期格式不正确或日期越界这一类错误会导致 ETL 运行失败，这一类错误需要去业务系统数据库用 SQL 的方式挑出来，交给业务主管部门限期修正，修正之后再抽取。

（3）重复数据

对于这一类数据，特别是当维表中会出现这种情况时，要将重复数据记录的所有字段导出来，让客户确认并整理。

3.任务

数据清洗的任务是过滤那些不符合要求的数据，将过滤的结果交给业务主管部门，确认是过滤掉还是由业务单位修正之后再进行抽取。

数据清洗与问卷审核不同，录入后的数据清理一般是由计算机而不是由人工完成的。数据清洗是一个反复的过程，不可能在几天内完成，只有不断发现问题，解决问题。

对于是否过滤、是否修正，一般要求客户确认。对于过滤掉的数据，要写入文件或将过滤数据写入数据表。在 ETL 开发的初期，可以每天向业务单位发送过滤数据的邮件，促使他们尽快修正错误，作为将来验证数据的依据。

数据清洗需要注意的是：不要将有用的数据过滤掉，对每个过滤规则要认真进行验证，并要用户确认。

第六节 医学信息的搜索

一、搜索引擎

（一）搜索引擎概念

搜索引擎（Search Engine）是指应用专门的计算机程序搜索、采集互联网上的信息资源，加以分析处理并提供互联网用户所需信息服务的集成系统。

（二）搜索引擎发展历程

1990 年，加拿大麦吉尔大学（University of McGill）计算机学院的师生开发出了网络匿名 FTP 服务器文件资源搜索程序 Archie。当时，万维网（World Wide Web）还没有出现，人们通过 FTP 来共享交流资源。Archie 能定期搜集并分析 FTP 服务器上的文件名信息，提供查找分布在各个 FTP 主机中的文件。用户必须输入精确的文件名进行搜索，Archie 告诉用户哪个 FTP 服务器能下载该文件。虽然 Archie 搜集的信息资源不是网页（HTML 文件），但与搜索引擎的基本工作方式是一样的：自动搜集信息资源、建立索引、提供检索服务。所以，Archie 被公认为现代搜索引擎的鼻祖。从 Archie 起至今，搜索引擎的发展大概经历了五个时代[93]。

1.第一代：分类目录时代（人工时代）

在自己的搜索引擎首页设置导航网站作为自己的首页，这个网址就是搜索引擎第一代的代表。导航网站陈列出几乎是所有在互联网上的分类网址。所以，导航网站也可以说是分类目录网站，用户可以从这个分类目录里找到自己想要的东西，这就是第一代搜索引擎。

2.第二代：文本检索时代（海量自动获取与排序清单）

在文本检索时代，搜索引擎查询信息的方法是通过用户所输入的查询信息提交给服务器，服务器通过查阅，返回给用户一些相关程度高的信息。这一代的搜索引擎的信息检索模型主要包括布尔模型、概率模型或向量空间模型等。通过这些模型来计算用户输入的查询信息与网页内容相关程度高低，将相关度高的则返回给用户。采取这种模式的搜索引擎主要是一些早期的搜索引擎，如 Alta Vista、Excite 等。

3.第三代：整合分析时代（立体搜索与结果整合）

第三代的搜索引擎所使用的方法大概与如今的网站外部链接形式基本相同。现今外部链接代表的是一种推荐的含义，通过每个网站的推荐链接的数量来判断一个网站的流行性和重要性。然后搜索引擎再结合网页内容的重要性和相似程度来改善用户搜索的信息质量。这种模式的首先使用者是 Google。Google 不仅为首次使用并且大获成功，这一成就在当时引起了学术界和其他商业搜索引擎的极大关注。

---

[93] 搜索引擎发展史 . 百度知道 . http://baike.baidu.com/link?url=o1wvwMqySvxq_1jgvrQTmUuIA6Lj8xShctgduOKvclmJukA80Y6XMreM1f9NMCz_qO0gIi69BJhcfFPglzyPRa.

后来，学术界以此成就为基础，提出了更多的改进的链接分析算法。大多数的主流搜索引擎都在使用分析链接技术算法。

4.第四代：用户中心时代（以移动互联网为标志的个人需求精准搜索）

前三代搜索引擎都是基于 PC 互联网的搜索，而精准到个人需求的移动互联网搜索为"第四代搜索引擎"。第四代搜索引擎技术以用户为中心。当客户输入查询请求时，同一个查询请求的关键词在用户的背后可能是不同查询要求，甚至是同一个用户，所查询的关键词一样，也会因为所在的时间和所在的场合不同而需要的结果不同。所有主流搜索引擎都在致力于解决同一个问题：怎样才能从用户所输入的一个简短的关键词来判断用户的真正查询请求。移动设备的使用者即使不向移动搜索互联网授权任何特征信息，移动搜索互联网仍然可以通过移动设备使用者在搜索时的大量特征，例如，上网的时间习惯，操作习惯，内容归类，去逐渐勾勒出使用者的特征信息，这种"推测式"算法的可能性也是由于移动设备具有唯一性、随身性而产生的。

5.第五代：生活生态圈搜索时代（以物联网为标志的实体搜索）

第五代搜索引擎是基于物联网的搜索。物联网搜索拥有更广阔的搜索空间。通过物联网搜索，不仅可以实现查找物品、查找地方、查找人、搜索环境状态、监控身体健康状况，还可以实现被查找，例如，泊车后超过某个时间点，主动呼叫车主等。

（三）搜索引擎种类

1.主流搜索引擎

（1）全文搜索引擎（Full Text Search Engine）

全文搜索引擎通常也称为机器人搜索引擎，是指在互联网上的各个网站中搜索和提取以文字为主的信息建立索引数据库，根据用户的搜索需求检索数据库，将结果处理后返回给用户的一种搜索引擎。

代表性产品：Google、AltaVista、Lycos、Inktomi、WiseNut、Baidu。

优点：搜索自动化的程度较高，获取信息量丰富，更新及时。

缺点：存在无关冗余信息返回过多的缺点，增加了用户的操作量和难度。

（2）目录索引搜索引擎（Index Directory Search Engine）

目录索引搜索引擎是通过人工搜索处理，将网站按照内谷和种类进行分类归档，建立层次化的网站地址链接列表目录。用户查询时并不需要输入关键字，通过分类目录来查找所需的信息。

代表性产品："Yahoo!"、LookSmart、DMOZ、hao123。

优点：因为分类汇总过程是通过人工识别的，所以信息分类准确，导航质量高。

缺点：信息量有限，更新速度较慢。严格意义上不能称为真正的搜索引擎，是互联网搜索引擎的早期模式。

（3）元搜索引擎（Meta Search Engine）

元搜索引擎是一种中介式的搜索引擎检索接口代理，它是在后台对其他独立搜索引擎（源搜索引擎）进行调用整合，对返回结果进行控制优化，再作为自己的结果反馈给用户的搜索引擎。

代表性产品：Ask.com、InfoGrid、Ixquick、ProFusion、Mamma、MetaCrawler 等。

优点：具有较强的语法转换功能和对搜索结果汇总、删选合并的处理能力。缓解了互联网信息量的高速增长对独立搜索引擎检索网络数据的速度和覆盖程度的影响。制作与维护技术相对简单便捷。

缺点：只能返回十几、数十条"相关度"较高的结果，大量可能有价值的源搜索引擎的检索结果被淹没，影响检索结果的全面性，需要用户做更多的自行筛选，多数元搜索引擎特有的强大功能无法实现。

2.非主流搜索引擎

（1）门户搜索引擎（Portal Search Engine）

虽然很多门户网站也提供信息搜索服务，但其自身并没有完整搜索引擎技术模块，其搜索功能是通过专业的搜索引擎服务提供商或与某品牌搜索引擎直接合作来实现的。

例如，"Yahoo!"在 2004 年前曾先后与 Altavista、Inktomi 及 Google 进行合作，搜狐在推出"搜狗"搜索引擎之前也曾与百度及中搜合作。

（2）集成搜索引擎（All-in-One Search Page）

集成搜索引擎通常也称为"多引擎同步检索系统"，是将多个独立的搜索引擎集成在同一个界面上；用户检索前要选择使用的搜索引擎，只进行一次检索输入操作，由所选择的多个引擎同时搜索，将各引擎的搜索结果以不同页面返回给用户。

其操作流程和元搜索引擎相似，但实质上是利用网站链接技术形成的搜索引擎集合，并非真正意义上的搜索引擎。

（3）免费链接列表（Free For All Links）

免费链接列表通常提供简单的链接条目列表，有些有简单的分类目录，不过规模要比目录索引搜索引擎小很多。

（4）垂直搜索引擎（Vertical Search Engine）

垂直搜索引擎也称为专业搜索引擎或专用搜索引擎，它是对搜索引擎搜索结果的细化处理和强化整合。

垂直搜索引擎与常规的网页搜索引擎的最大区别是：对非结构化网页信息进行特定的结构化信息数据处理。因此，其因具有高度的目标化和专业化而在搜索引擎市场中占据了一席之地，其搜索结果具有很高的针对性，用户的满意度也相对较高。

（5）语义搜索引擎（Semantic Search Engine）

语义搜索引擎是通过对互联网中信息资源对象进行语义标注，并从语义层次上处理用户的检索请求，使用户输入的自然语言具备语义上的逻辑关系，从而能够在网络环境下进行广泛有效的语义推理搜索，以增加搜索结果的准确性和完整性的搜索引擎。

按照搜索对象不同，语义搜索引擎可以分为：

1）万维网语义搜索引擎

万维网语义搜索引擎即针对万维网进行语义搜索的搜索引擎，它又可以细分为语义化搜索引擎和知识型语义搜索引擎两种。

语义化搜索引擎是对普通网络文档进行搜索的语义搜索引擎，其搜索框架与传统搜索引擎相同，只是通过使用本体技术、语义网技术、自然语言处理等语义技术来改善关键词搜索方式，以增强搜索效果，其代表性产品有 PowerSet 和 Hakia。

知识型语义搜索引擎是一种基于知识库基础的、以逻辑推理方式对万维网内容进行语义索引的搜索引擎，不过目前还只停留在概念设计阶段。

2）垂直语义搜索引擎

垂直语义搜索引擎是专门面向某个领域提供语义搜索服务的一类语义搜索引擎。具有代表性的是新西兰怀卡托大学（the University of Waikato）国立数字图书馆的 Koru 系统和中国东南大学万维网科学研究所的"猎鹰 -S"（Falcon-S）系统。

（6）语义网搜索引擎

语义网搜索引擎是针对语义网文档（Semantic Web Documents, SWD）进行搜索的搜索引擎。这种语义搜索引擎的界面通常与传统搜索引擎界面相似，也采用关键词搜索方式，提供对 RDF、RDFS、OWL 等格式语义网文档的搜索服务。在语义网中，基于本体的语义检索搜索引擎有 SHOE、OntoBroker、OntoSeek、WebKB、Corese。

作为最新一代搜索引擎中的主要技术，目前语义搜索引擎还没有被广泛应用，这与其目前对海量网络信息进行大规模标注的技术不成熟、用户查询习惯不易变更等因素都有关。

众多的研究机构和商业组织都在开展和支持这一未来主流搜索引擎领域的研究和开发工作，并取得了众多成果，各界对语义搜索引擎的强大功能和前景都一致看好。

（四）搜索引擎机制

1. 倒排索引

倒排索引（Inverted index），也常被称为反向索引、置入档案或反向档案，是一种用来存储在全文搜索下某个单词在一个文档或一组文档中的存储位置的映射的索引方法。它是文档检索系统中最常用的数据结构。

倒排索引有两种不同的倒排索引形式：① 一条记录的水平倒排索引（或反向档案索引）：包含每个引用单词的文档的列表，这种形式提供了更多的兼容性（如短语搜索），但需要更多的时间和空间来创建；② 一个单词的水平倒排索引（或完全反向索引）：又包含每个单词在一个文档中的位置。

以英文为例，假设被索引的文档如下：

T_0= "it is what it is"

T_1= "what is it"

T_2= "it is a book"

则简单反向文件索引为：

"a"：{2}

"book"：{2}

"is"：{0, 1, 2}

"it"：{0, 1, 2}

"what"：{0, 1}

格式为：当前查询的单词：{ 所在文档 , 所在文档 , …}。

检索的条件 "what" "is" 和 "it" 将对应这个集合：{0, 1} $\cap$ {0, 1, 2} $\cap$ {0, 1, 2}={0, 1}。

而完全反向索引则为：

"a"：{(2, 2)}

"book"：{(2, 3)}

"is"：{(0, 1), (0, 4), (1, 1), (2, 1)}

"it"：{(0, 0), (0, 3), (1, 2), (2, 0)}

"what"：{(0, 2), (1, 0)}

其格式为：当前查询的单词：{(所在文档 , 所处位置), (所在文档 , 所处位置), …}。

例如，"book"：{(2, 3)} 表示 "book" 在 T_2 文档里，所处的位置是第四个单词（地址为 3）。

如果执行短语搜索 "What is it"，得到这个短语的全部单词各自的结果所在文档为 T_0 和 T_1，但是这个短语检索的连续的条件仅在 T_0 中得到。

2. 结果排序

（1）依据所属网站的排序

这种排序方法主要以专业网站排名机构公布的网站排名数据结果为基础，对根据用户查询而检索到的搜索结果进行排序处理，再返回给用户。

业界最著名的排名系统是 Alexa 网站排名系统。Alexa 网站成立于 1996 年，是第三方的网站流量统计机构，其排名系统的网站信息数据库收录了超过 350 亿条的网页 URL 链接。但该排名系统只对安装 Alexa 工具条客户端的网站进行统计，这是 Alexa 排名系统的局限性，不过其网站覆盖率在全球范围内最广，因而具有相当可靠的参考价值（图 68）。

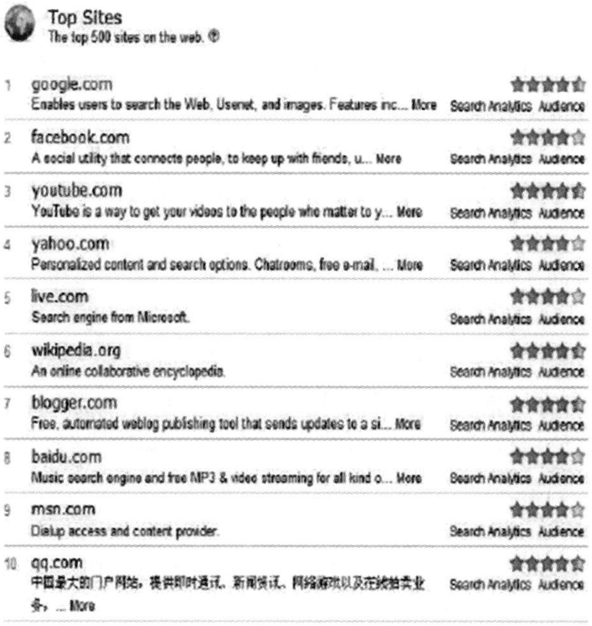

图 68　Alexa 在 2010 年 1 月全球网站排名排在前 10 位

以 Google 为例，共有 7 个评价指标：

1）排名走势，即目前的全球综合排名名次变化情况，Google 排名第一。

2）日访问量，即每天访问该网站的全球互联网用户的百分率，全球有 40.27% 的用户访问 Google.com。

3）日页面浏览率，即每天该网站在全球页面浏览数中所占的百分率，Google 的浏览量占全球浏览量的 4.528%。

4）日用户页面浏览率，即每个用户每天在该网站的浏览率，平均每个用户每天在 google 网站的浏览率为有 11.04%。

5）返回率，即由单独页面跳转回该网站的百分率。

6）页面停留时间，即每日用户在该网站的浏览停留时间。

7）搜索访问率，即通过搜索引擎的搜索结果链接来访问该网站的百分率。

（2）基于网页间相互关系的排序

HITS 和 PageRank 等著名的网页排序算法的出现大大促进了搜索引擎的发展，并已成为当今各大主流搜索引擎的核心搜索结果排序技术。

1）HITS 算法

HITS 算法是克莱因伯格（Jon Kleinberg）于 1998 年提出的一种网页链接分析算法。这种算法的核心设计思想是：网页的重要程度与所查询的主题相关。该算法通过计算搜索引擎的信息检索结果与结果页面所连接的所有页面之间的链接关系，来对搜索引擎检索结果页面进行质量评估。HITS 算法为每个网页设定两个评估指标，用以说明每个网页的页面质量，即权威度（Authority）和链接度（Hub）。

权威度取决于网页自身所含信息内容的质量，如果该网页所含信息质量越高，就会被越多的网页所引用，那么这个网页的权威度就越高。

链接度取决于该网页所提供的链接的质量，如果该网页所提供的链接越多指向权威度高的网页，那么这个网页的链接度就越高。

HITS 算法可以描述一个网页所具有的权威度和链接度的一种相符关系，即一个具有高链接度的网页应该尽可能多地链接到具有高权威度的网页，而一个具有高权威度的网页应该尽可能多地被很多具有高链接度的网页所链接。

HITS 算法的设计思想在很大程度上符合互联网用户对网络资源质量的普遍评估标准，并且其算法本身具有高度的数学严谨性，因此在搜索引擎技术研究领域和商用产业化领域都受到了广泛的关注和研究。但是其设计思想却决定了该算法在实时应用过程中的可操作性不高。因为实际的大量计算分析过程是在搜索引擎返回检索内容之后对检索结果所包含的所有网页进行评估指标计算，对于用户查询操作日处理量超过几十亿次产业化搜索引擎来说，计算效率导致的运营成本过高是不能被接受的。

2）PageRank 算法

PageRank 算法，作为当前全球使用用户最多的搜索引擎服务提供商 Google 公司的核心技术，使 Google 搜索引擎的搜索结果的排序优于其他众多的搜索引擎。

PageRank 网页排序算法是 Google 的创始人拉里·佩奇（Larry Lawrence Page）和谢尔盖·布林（Sergey Brin）于 1998 年提出的。这种算法的核心设计思想是：网页的重要程度是与其所链接和被链接的程度相关的。该算法通过计算搜索引擎搜索到的网页中链接指向的网站和其被链接到的网站之间的迭代关系，来对所有被搜索到的页面进行等级评定。

当用户进行信息搜索操作时，搜索引擎根据检索结果中所有页面的等级加以处理排序，再返回给用户。

PageRank 算法为每个网页设定的等级评定参数，为 Page Rank（PR）值，取值范围由 0 ~ 10，用以说明该网页的重要程度等级，等级越高的网页越重要。

通常，PR 值为 1 表明该网页重要程度一般，PR 值为 7 ~ 10 表明该网页非常受互联网用户或其他网站的欢迎，一般 PR 值达到 4 就说明该网页是一个不错的网页。

0 ~ 10 等级之间的差异不是线性的，而是指数刻度的，即高低等级网页之间的重要性差异是呈指数增长的。

PageRank 算法将网页所含的链接分为两种：① 外部链接（Link In）：又称为链入链接，是指该网页中被其他网页所链入的链接。外部链接的数量是指如果这个网页被许多网页所链接，那么这个网页可能就是重要的网页。外部链接的质量是指即使该网页没有被其他网站多次链接到，但被一个重要网页所引用，那么这个网页也可能是一个重要的网页。② 内部链接（Link Out）：又称为链出链接，是指从该网页链出到其他网页的链接。这类似于科技参考文献的引用，一篇文章如果被众多文章所引用，说明这篇文章很重要；如果一篇很重要的文章引用了一篇文章，说明被引用的文章也应该是重要的。

在算法实现过程中，拉里·佩奇和谢尔盖·布林从理论上证明了：无论网页的初始 PR 值如何选取，迭代算法在没有人工干预的情况下，可以保证网页排名的估计值最终收敛到它的真实值。之后他们又用稀疏矩阵计算的方法解决了数据矩阵超大的计算量问题，最终使这一网页排名算法得以在实际应用中实现。

随着 Google 的技术团队对 PageRank 算法的不断改进和发展，Google 搜索引擎最终建立起了区别于其他同类产品的技术优势。

PageRank 网页排序算法的局限性在于：① 网页链接与网页主题的相关性：PageRank 算法无法区分网页链接与用户所查询主题之间的联系，使搜索引擎在信息检索过程中容易出现检索内容主题转移的问题；② 网页历史与网页等级的关系：一般说来，存在时间较长的网页比新创建的网页拥有更多的链接和链接机会，而实际上，新创建的网页对于用户来说可能更有时效价值；③ 网站类型与网页等级的关系：PageRank 算法的网页评级侧较重于综合性网站，因其特点比其他专业性网站更容易被其他网站所引用，但实际上专业性网站对于用户更加权威和精确。

由于 Google 搜索引擎在技术上和商业推广上的成功，其搜索结果的权威性也不断提高，导致了互联网上众多网站对其自身 PR 等级的不正常追求，一度致使网站的发展背离了以质量和服务为主的方向，以至于 Google 修改了它的系统来应对这种通过非良性手段试图提高网站搜索结果排名的行为。相信随着 PageRank 技术的不断改进，类似情况的再次发生也将逐步避免。

（3）搜索关键字竞价排序

关键字竞价排序，通常称之为竞价排名，它的出现最早可以追溯到 2000 年，是由当时美国著名的搜索引擎 Overture 所采用的，之后被多个主流搜索引擎所引用，主要用于广告投放方面。

在极大程度上，使用竞价排名的搜索引擎所返回给用户的搜索结果的网页排序是由竞价排名指标来决定的。其基本特点是：按照点击率付费，拥有关键词所有权公司的广告出现在搜索结果的靠前的位置，如果用户点击，则搜索引擎服务商从广告所有者那里收取广告费。目前比较典型的代表有 Google 的 AdWords 功能和百度竞价排名。

由于关键字竞价排序模式主要是为商业化营销服务的，而且对搜索结果的排序进行人为干预，因此，对提高搜索引擎搜索结果的有效性方面对用户并没有帮助。对于非因产品需求目的使用搜索引擎的用户，其对搜索引擎的用户体验不会得到提升，不利于搜索引擎技术的发展和用户实用性的提高。

关键字竞价排序不是搜索引擎技术的主流发展方向。

（五）搜索引擎在医学领域中的应用

作为目前在全球互联网搜索引擎市场所占份额最大、用户使用最普遍的搜索引擎，Google 搜索引擎在互联网医学信息检索的应用中发挥着重要作用，其所依赖的 PageRank 网页排序技术搜索引擎在行业内同类技术中独树一帜，受到了广大互联网搜索引擎用户的普遍青睐和众多研究机构的大力支持[94]。

2006 年，澳大利亚布里斯班（Brisbane）亚历山德拉公主医院的 Hangwi Tang 和 Jennifer Hwee Kwoon Ng 两位内科医师向人们示范了使用 Google 搜索引擎检索医学信息和知识来辅助医生诊断的可行性。

他们选择了《新英格兰医学杂志》2005 年公布的病例诊断案例作为实验样本材料。在事先并不了解每个病例诊断案例所公布的正确诊断结果的情况下，他们经过讨论分析，为每一个病例选择了 3 ~ 5 个医学术语作为信息搜索的关键词，使用 Google 搜索引擎分别对每个诊断案例的每组关键词进行信息检索，选择并记录与每个诊断案例的搜索结果中最显著的三种与症状特征相匹配的诊断结果。然后将这些根据信息搜索得到的诊断结果与原案例的正确诊断结果相比较，以确认其正确性。

在全部测试的 26 个病例诊断案例中，有 15 个的信息搜索诊断结果与原案例正确的结果相符，其中不包括一个符合度较高的部分符合的案例，确定的诊断正确率达到了 58%（95% 的置信区间为 38% ~ 77%）。

由此，他们建议，在常规的疾病诊断过程中应该把类似于 Google 一样的互联网信息搜索引擎作为一种有效的辅助工具，并应该训练医生们使其熟练操作和使用[95]。

虽然结果是研究人员满意的，但研究者同样指出，信息搜索的效果和可用性都是基于搜索引擎用户的知识水平和操作经验的。

同年晚些时候，英国综合媒体门户网站 The Independent（www.independent.co.uk）劳伦斯（Jeremy Laurance）撰文对 Hangwi Tang 等人的研究进行了详细的介绍和说明，同时他还幽默的建议用 Google 代替听诊器和温度计作为更有效的诊断工具，当医生一筹莫展的时候让患者去求助于 Google[96]。

2008 年，针对 Hangwi Tang 和 Jennifer Hwee Kwoon Ng 的研究，希腊阿尔法生物科学学院（AIBS）的塞姆普奥斯（Ilias I. Siempos）和斯潘诺斯（Alex Spanos）等人进行相应的研究，试图测定非医学专业背景的个人是否有可能通过使用互联网信息资源获得正确的疾病诊断结果。

他们邀请了 2 名男性和 2 名女性共 4 名非医学专业背景的受测人员参与研究，同样是在事先不知道正确诊断结果的情况下，使用 Google 搜索引擎对 Hangwi Tang 等人曾使用的 26 个病例诊断案例做相同的辅助诊断。同时，他们邀请 4 名见习医生进行同样的事情，用以同 4 名非医学背景的受测人员进行比较。结果显示。

非医学专业的受测人员平均花 8.9 分钟阅读病例报告，花 17.9 分钟用 Google 来搜索案例的诊断结果，总体的诊断正确率达到 22.1%（95% 的置信区间为 4.5% ~ 39.7%），低于见习医生的诊断正确率 50.9%（95% 的置信区间为 37.4% ~ 64.5%），并且非医学背景受测人员的结果不具有统计学显著性差异。

研究结果表明，非医学专业人员偶尔也可以通过互联网所提供的医学信息和相关知识对常见的疾病症

---

[94] 王缪璞. 基于用户体验的互联网搜索引擎医学信息检索可用性评估研究. 吉林大学博士学位论文, 2010.

[95] Tang H, Ng JHK. Googling for a diagnosis-use of Google as a diagnostic aid: internet based study. Br Med J, 2006, 333: 1143-1145.

[96] How about Dr. Google? Search engine's prowess in medical diagnosis stumps researcher. Bio-Medicine News, Friday, November 10 2006.http://www.bio-medicine.org/medicine-news/How-about-Dr-Google-3F-Search-engine-u2019s-prowess-in-medical-diagnosis-stumps-researcher-15711-1.

状做出正确的诊断。这种新的患者获助方式对于医患之间的交流是有很大的帮助的[97]。

所有这些研究表明，无论对于专业人士还是对于普通的大众，Google 搜索引擎在提供和评估医学信息方面可以起到重要的作用。

美国国家癌症协会（NCI）阿罗拉（Neeraj K Arora）等人于 2008 年的研究证实了这一可能性。他们依据 2003 年 NCI 发布的《国家健康信息趋势调查》（HINTS）公布的调查结果，采集癌症患者在互联网使用能力和从互联网所获取有关致癌原因及预防方面信息的可信度，运用线性和逻辑回归模型对数据进行分析。结果显示，有 44.9% 的美国人在互联网上查找过与癌症相关的信息，其中，有 47.7% 的用户表示搜索过程并不顺利，41.3% 的用户有受挫的经历，有 57.7% 的用户表示对获得的信息结果的质量持怀疑态度。具有负面体验经历的受测用户多于有正面体验经历的用户，概率比（Odds Ratio, OR）为 2.0（95% 的置信区间为 1.5 ~ 2.6）[98]。

同时，美国印第安纳大学（Indiana University）的癌症研究专家赫尔夫特（Paul R Helft）根据自己的研究工作对阿罗拉等人的观点表示支持[99]。

因此，对于用户来说，给 Google 所提供信息的宽泛程度做鉴定评估是十分重要的。

二、搜索评价

（一）查全率

查全率（Recall Ratio），是指搜索引擎根据用户需求检索出的相关信息数量和数据库中所有相关信息总量的比率。

目前，互联网信息总量过大且更新速度非常快，不但整个互联网空间的信息总量难以计算，与用户检索内容相关的信息总量就更难以计算。所以现有的搜索引擎的查全率都比较低，这是因为各自独立的搜索引擎很难完全覆盖所有的互联网信息资源。

（二）查准率

查准率（PrecisionRatio），是指搜索引擎根据用户需求检索出的相关信息数量中实际符合用户需求的信息所占的比率。

由于受到信息相关检索技术制约，一般搜索引擎的查全率和查准率成负相关关系，而且对用户需求符合程度的判断也非可绝对量化的标准。然而，对于用户使用搜索引擎的目的而言，提高查准率依然是现在搜索引擎性能评估研究领域的主流方向之一，查准率是核心的主要性能评估指标。

（三）F 值

F 值是查全率和查准率的调和均值，其计算公式为：

$$F = \frac{2 \times Recall \times Precision}{Recall + Precision}$$

（四）响应时间

响应时间（Answer Time）是指从搜索引擎用户提交搜索要求到得到返回结果的等待时间。响应时间是比较简单普遍的搜索引擎性能评估指标，而且普通用户对搜索引擎常规搜索的响应时间的要求不是特别高。互联网上运营的搜索引擎几乎都能把常规搜索的响应时间控制在 1 秒钟之内。

（五）用户负担

用户负担（User Burthen）是指用户在使用搜索引擎的整个信息查询过程中所花费的时间、操作量及情

[97] Siempos II, Spanos A, Issaris EA, et al. Non-physicians may reach correct diagnoses by using Google: a pilot study. Swiss Med Wkly, 2008, 138(49-50): 741-745.

[98] Arora NK, Hesse BW, Rimer BK, et al. Frustrated and confused: the American public rates its cancer-related information seeking experiences. J Gen Intern Med, 2008, 23(3): 223-228.

[99] Helft PR. A new age for cancer information seeking: are we better off now? J Gen InternMed, 2008, 23: 350-352.

感耐受等客观指标。

（六）用户体验

用户体验（User Experience）是指互联网用户在使用搜索引擎查询所需信息的过程中建立起来的主观感受，包括：用户对搜索引擎的操作流程的学习掌握程度，搜索引擎的使用效率，返回结果的全面性和准确性，以及用户对该搜索引擎使用的满意程度等。通过用户的搜索行为来了解用户的目的和需求成为搜索引擎研发人员的主要设计方向。

第七节　医学信息的分析和评价

一、信息分析

（一）信息分析的概念

信息分析是指根据特定问题的需要，对大量相关信息进行全面的系统化、综合化和适用化的深层次加工并形成新的信息的过程。

医学信息分析是指根据研究课题的目标，收集国内外相关医学信息，对有价值的医学信息进行综合分析，编写出有根据、有对比、有评价和有预测的报告，为医学教学、科研、临床决策、卫生服务、卫生管理和市场活动提供知识管理和科学服务。

（二）信息分析的性质

信息分析是在科技、经济、文化与社会生活等背景下，运用信息管理理论、决策理论、系统方法、计算机技术等现代科技知识和手段，对信息领域各种复杂的现象和问题，从普遍存在的内在联系入手，研究其规律性、找出解决问题的最佳方案，为发展战略、方针政策、规划设计、组织管理等提供科学的决策依据。

医学信息分析目的明确、涉及范围广、门类多，内容更具多样性、复杂性、不确定性和局限性。在医学信息分析过程中，基本不采用实验和试验手段，通常会采取战略与战术相结合、定性和定量相结合的综合性方法。医学信息分析是集医药卫生、信息技术、信息分析方法的现代技术理论与综合方法于一体的科学工作。另外，医学信息分析具有一定的从属性，在决策支持方面具有重要的作用。

（三）信息分析的流程

1. 选题

选题的基本原则是：目的性、政策性、科学性、创新性、必要性、可行性和效益性。

选题来源比较多，可以从国家、省市、研究机构和研究单位规划中选题，从实践过程中所遇到的具体问题中选题，从学科交叉的边缘区选题，从学术争论中选题，从项目指南中选题，从工作中发现的异常现象中选题。

2. 规划

在规划中，要明确课题的目的、提出拟解决的主要问题、决定信息搜集的范围和深度、分析方法和实施步骤、时间安排、人员分工、成果形式、可能取得的效益等。

3. 信息收集和整理

（1）信息收集

根据课题规划，采用文献调研、实地调研的方式收集各种文献信息、非文献信息。

文献信息根据载体不同，可以分为印刷型、缩微型、机读型、声像型和网络型；根据编辑出版形式不同，可以分为图书、期刊、报纸、研究报告、会议文献、专利文献、标准文献、政府出版物等。文献调研方法有信息检索法（系统检索、追溯检索、浏览检索）、预定采购法、交换索取法等。

非文献信息分为口头信息和实物信息：① 口头信息是：一种零次信息，具有速度快、内容新、针对性强和灵活生动的优点，可以弥补文献信息的不足，但同时也具有信息容易失真、收集和保管困难、传播范围小的缺点。收集渠道有专业研讨会、展览会、商品交易会、技术鉴定会、商品订货会、产品展销会、信息发布会等。②实物信息：在实物设计与生产过程中凝聚了人类的思想、知识和智慧。通过对实物的质地、外观、规格、颜色、运动规律、发生装置等方面的分析研究，利用反向工程，可以推测出生产者的设计思路和加工制作方法。实物信息的收集可以与口头信息的收集同步进行，可以通过参观考察收集。对口头信息和实物信息的实际调查具有针对性强、互动性好、直观、原始数据多、内容新、速度快、形式多样、渠道广泛等特点。

（2）信息整理

信息整理包括信息形式上的整理和信息内容上的整理。

信息形式上的整理，不涉及信息的具体内容，凭借信息的某一外在依据，进行分门别类的整理，是一种粗线条的信息初级组织。包括按承载信息的载体分类整理期刊、图书等；按使用方向分类整理；按内容线索大致分类整理。

信息内容上的整理，包括对信息资料的分类整理；对数据的汇总整理；对观点的归纳和总结整理等。

在信息整理的过程中，应注意根据信息内容的特点采用不同揭示方法，例如，注意信息内容单元化；注明原始信息的出处；心得体会或联想之类的札记应有明显的标记，以防与原始信息混淆。

4. 信息分析与综合

信息分析与综合的步骤是：浏览、阅读与整理原始资料，提出最初的假设，再收集、整理、评价信息，确定前提，验证假设并形成推论，形成最终的结论。

5. 信息分析产品的制作

信息分析产品的类型有：系统资料类、动态报道类、研究报告类。

6. 信息的利用与反馈

在用户使用信息分析产品的过程中，要及时收集用户的反馈信息，以不断改善信息分析质量，提高信息分析的水平。

（四）信息分析的方法

信息分析的方法多种多样，大致可以分为逻辑分析方法、统计分析方法、系统分析方法、社会学方法和计量分析方法。

1. 逻辑分析方法

（1）归纳推理

所谓归纳推理，就是根据一类事物的部分对象具有某种性质，推出这类事物的所有对象都具有这种性质的推理。归纳推理是从特殊到一般的推理，它属于合情推理。

（2）演绎推理

演绎推理的主要形式是"三段论"，由大前提、小前提、结论三部分组成。大前提是已知的一般原理，小前提是研究的特殊场合，结论是将特殊场合归到一般原理之下得出的新知识。演绎推理是一种必然性推理，它揭示了个别和一般的必然联系，只要推理的前提是真实的，推理形式是合乎逻辑的，推理的结论也必然是真实的。

（3）比较法

比较法也称对比法，就是对照各个研究对象，以确定其间差异点和共同点的一种逻辑思维方法。通过比较，可以揭示事物的水平和差距，认识事物发展的过程和规律，评价事物的优劣和真伪。

2. 统计分析方法

（1）相关分析

利用事物的相关关系进行分析研究，以一种或几种已知事物来判断或推知未知事物的方法统称为相关分析。按事物之间的联系方式，相关关系可以分为因果相关、伴随相关等。因果相关是利用已知事物与未知事物之间的因果关系来研究事物的方法。伴随关系是利用已知事物和未知事物相伴出现的特点来研究事物的方法。

（2）回归分析

回归分析是通过规定因变量和自变量来确定变量之间的因果关系，建立回归模型，并根据实测数据来求解模型的各个参数，然后评价回归模型是否能够很好地拟合实测数据；如果能够很好地拟合，则可以根据自变量做进一步预测。正确应用回归分析预测时应注意：用定性分析判断现象之间的依存关系，避免回归预测的任意外推，应用合适的数据资料。

（3）聚类分析

聚类分析是一种将研究对象分为相对同质的群组（clusters）的统计分析技术。聚类分析的主要特征是：简单、直观；主要应用于探索性研究，其分析结果可以提供多个可能的解，需要研究者的主观判断和后续的分析来选择最终的解；不管实际数据中是否真正存在不同的类别，利用聚类分析都能得到分成若干类别的解；聚类分析的解完全依赖于研究者所选择的聚类变量，增加或删除一些变量对最终的解都可能产生实质性的影响。

（4）时间序列分析

时间序列分析是根据系统观测得到的时间序列数据，通过曲线拟合和参数估计来建立数学模型的理论和方法。它一般采用曲线拟合和参数估计方法（如非线性最小二乘法）进行。时间序列预测一般反映三种实际变化规律：趋势变化、周期性变化、随机性变化。

一个时间序列通常由四种要素组成：① 趋势：是时间序列在长时期内呈现出来的持续向上或持续向下的变动趋势。② 季节变动：是时间序列在一年内重复出现的周期性波动；它是诸如气候条件、生产条件、节假日或人们的风俗习惯等各种因素影响的结果。③ 循环波动：是时间序列呈现出是非固定长度的周期性变动；循环波动的周期可能会持续一段时间，但与趋势不同，它不是朝着单一方向的持续变动，而是涨落相同的交替波动。④ 不规则波动：是时间序列中除去趋势、季节变动和周期波动之后的随机波动；不规则波动通常总是夹杂在时间序列中，致使时间序列产生一种波浪形或震荡式的变动。只含有随机波动的序列也称为平稳序列。

（5）因子分析

因子分析是指研究从变量群中提取共性因子的统计技术。因子分析的主要目的是描述隐藏在一组测量到的变量中的一些更基本的但又无法直接测量到的隐性变量。在实际应用中，通过因子得分可以得出不同因子的重要性指标，而管理者可根据这些指标的重要性来决定首先要解决的问题。

（6）Meta 分析

广义上的 Meta 分析是指一个科学的研究活动，是指全面收集所有相关研究并逐个进行严格评价和分析，再用定量合成的方法对资料进行统计学处理以得出综合性结论的整个过程。狭义上的 Meta 指的是一种单纯的定量合成的统计学方法。

Meta 分析的主要步骤是：明确简洁地提出需要解决的问题；制定检索策略，全面广泛地收集随机对照试验；确定纳入和排除标准，剔除不符合要求的文献；资料选择和提取，包括原文的结果数据、图表等；各试验的质量评估和特征描述；统计学处理；结果解释、做出结论及评价；维护和更新资料。

3. 系统分析方法

（1）关联树法

所谓关联树，就是为某一目的分出各类问题，并清理出各类问题的对等关系、从属关系、交叉关系。关联树法可用于评估技术目标的可行性，决定最佳研究计划与其选择的基础，建立研发专案的绩效目标。

（2）层次分析

层次分析是一种定性与定量相结合确定因子权重的方法。层次分析法不仅适用于存在不确定性和主观信息的情况，还允许以合乎逻辑的方式运用经验、洞察力和直觉。

层次分析的步骤是：建立层次结构模型，构造成对比较阵，计算权向量并做一致性检验，计算组合权向量并做组合一致性检验。

（3）SWOT 分析

SWOT 分析即基于内外部竞争环境和竞争条件的态势分析，就是将与研究对象密切相关的各种主要内部优势（Strengths）、劣势（Weaknesses）和外部的机会（Opportunities）和威胁（Threats）等通过调查列举出来，并依照矩阵形式排列，然后用系统分析的思想，把各种因素相互匹配起来加以分析，从中得出一系列相应的结论，而结论通常带有一定的决策性。运用这种方法，可以对研究对象所处的情景进行全面、系统、准确的研究，从而根据研究结果制定相应的发展战略、计划以及对策等。

（4）PEST 分析

PEST 分析是指宏观环境的分析，P 是政治（politics），E 是经济（economic），S 是社会（society），T 是技术（technology）。政治环境主要包括政治制度与体制、政局、政府的态度等。法律环境主要包括政府制定的法律、法规。经济环境的关键战略要素是 GDP、利率水平、财政货币政策、通货膨胀、失业率水平、居民可支配收入水平、汇率、能源供给成本、市场机制、市场需求等。社会环境主要包括人口环境和文化背景。技术环境不仅包括发明，而且还包括与企业市场有关的新技术、新工艺、新材料的出现和发展趋势以及应用背景。

（5）灰色关联度分析

灰色关联度分析是一种多因素统计分析方法，它以各因素的样本数据为依据，用灰色关联度来描述因素间关系的强弱、大小和次序。若样本数据反映出的两因素变化的态势（方向、大小和速度等）基本一致，则它们之间的关联度较大；反之，则较小。此方法的优点在于思路明晰，可以在很大程度上减少由于信息不对称带来的损失，并且对数据要求较低，工作量较少。其主要缺点在于要求需要对各项指标的最优值进行确定，主观性过强，同时部分指标的最优值难以确定。

（6）TRIZ 分析

TRIZ 分析，又称为萃智分析，是一种发明问题解决理论，是从全世界 200 多万件高水平发明专利中总结提炼出的一整套解决发明难题的分析方法、分析工具、发明原理、解题模型、标准解法等系统工具与方法。TRIZ 提供给发明者一个清晰的发明创新路线图，完全改变了过去研发工作中靠千百次反复试验或靠专家的灵感突发而解决问题的方式。与不掌握 TRIZ 的科技人员相比，掌握 TRIZ 的科技人员其发明创新能力提高6～10 倍。TRIZ 有 40 种基本原理：分割原理；抽取（拆出）原理；局部质量（性质）原理；不对称原理；合并（联合）原理；普遍性（多功能）原理；嵌套原理；配重（反重量）原理；预先反作用；预先作用原理；预先应急措施原理；等势原理；逆向思维（相反）原理；曲面化（球形）原理；动态原理；不足或超额行动（局部作用或过量作用）原理；一维变多维（向另一维度过渡）原理；机械振动原理；周期作用原理；连续有益作用原理；紧急行动（跃过）原理；变害为利原理；反馈（反向联系）原理；"中介"原理；自我服务原理；复制原理；一次性用品（用廉价的不持久性代替昂贵的持久性）原理；机械系统的替代（代替力学原理）原理；气体与液压结构（利用气动和液压结构）原理；柔性外壳或薄膜（利用软壳和薄膜）原理；利用多孔材料原理；改变颜色原理；同质（一致）原理；抛弃与再生（部分剔除和再生）原理；改变物体聚合态原理；相变原理；利用热膨胀原理；加速氧化（利用强氧化剂）原理；惰性环境（采用惰性介质）原理；复合（混合）材料原理。

4.社会学分析方法

（1）头脑风暴法

头脑风暴法是一种无限制的自由联想和讨论的方法，其目的在于产生新观念或激发创新设想。采用头脑风暴法组织群体决策时，要集中有关专家召开专题会议，主持者以明确的方式向所有参与者阐明问题，说明会议的规则，尽力创造融洽轻松的会议气氛。主持者一般不发表意见，以免影响会议的自由气氛。由专家们"自由"提出尽可能多的方案。

（2）德尔菲法

德尔菲法是采用背对背的通信方式征询专家小组成员的预测意见，经过几轮征询，专家小组的预测意见趋于集中，最后做出符合未来发展趋势的预测结论。德尔菲法又名专家意见法或专家函询调查法，是依据系统的程序，采用匿名发表意见的方式，即团队成员之间不得互相讨论，不发生横向联系，只能与调查人员发生关系，以反复填写问卷，以集结问卷填写人的共识及搜集各方意见来构造团队沟通流程，应对复杂任务难题的管理技术。经过几次反复征询和反馈，专家组成员的意见逐步趋于集中，最后获得具有很高准确率的集体判断结果。

（3）社会网络分析

社交网络，即指社交网络服务（Social Network Service, SNS）。整个 SNS 的发展过程是循着人们逐渐将线下生活的更完整的信息流转移到线上进行低成本管理的路线而发展的。

目前，虚拟社交与现实社交的交叉越来越大。社会网络分析是从"社交关系"角度出发，研究社会现象和社会结构，从而捕捉由社会结构形成的态度和行为。

在网络中，任选两个节点，连通这两个节点的最少边数定义为这两个节点的路径长度；网络中所有节点对的路径长度的平均值定义为网络特征路径长度。这是网络的全局特征。

假设某个节点有 k 条边，则这 k 条边连接的节点（k 个）之间最多可能存在的边的条数为 k（k − 1）/2，用实际存在的边数除以最多可能存在的边数得到的分数值，定义为这个节点的聚合系数。所有节点的聚合系数的均值定义为网络的聚合系数。聚合系数是网络的局部特征。

规则网络具有很高的聚合系数。随机网络的聚合系数很小。大世界(large world)网络特征路径长度很大，其特征路径长度随着网络中节点的数量（n）线性增长。小世界（small world）网络特征路径长度很小，其特征路径长度随着 log(n) 增长。

在从规则网络向随机网络转换的过程中，特征路径长度和聚合系数实际上都会下降，到变成随机网络时，下降到最小。但这并不是说大的聚合系数一定伴随着大的路径长度，而小的路径长度一定伴随着小的聚合系数。小世界网络就具有大的聚合系数，而特征路径长度很小。

若将一个小世界网络中的点代表一个人，而连接线代表人与人认识，则此小世界网络可以反映陌生人由彼此共同认识的人而联结的小世界现象。实际的社会、生态等网络都是小世界网络。在这样的系统里，信息传递速度快，并且少量改变几个连接就可以剧烈地改变网络的性能。

社会网络分析法包括中心度分析、子群分析、角色分析和基于置换的统计分析等。Ucinet（包含NetDraw、Mage、Pajek）软件包是一种社会网络分析工具，它具有很强的矩阵分析功能，如矩阵代数和多元统计分析，可用于分析用户信息交流过程中形成的不同社会网络及其关系。

5.计量分析方法

（1）引文分析

引文分析法，就是利用各种数学及统计学方法进行比较、归纳、抽象、概括等的逻辑方法，对科学期刊、论文、著者等分析对象的引用和被引用现象进行分析，以揭示其数量特征和内在规律的一种信息计量研究方法。

引文分析大致有三种基本类型：① 引文数量分析：主要用于评价期刊和论文，研究文献情报流的规律等；② 引文网状分析：主要用于揭示科学结构、学科相关程度和进行文献检索等；③ 引文链状分析：主要用于对引文的链状结构进行研究可以揭示科学的发展过程并展望未来的前景。

（2）内容分析

内容分析是一种可以使研究者通过间接的方式来研究人类的行为，即通过分析有关这些行为的信息来进行研究的方法。

内容分析的主要优点在于它的非介入性：① 研究者通过直接观察或其他方式获得的信息，可以通过对书籍或其他信息媒介进行非介入式的分析而得到，而分析的内容并不会因研究者的参与或介入而受到影响；② 研究不受时空限制，研究者可以对一些文献记录或历史文档进行钻研，以了解以前的社会生活状况；③ 在时间和资源消耗方面相对简单和经济。

内容分析是一种量化分析方法。它的主要特点是：通过对文献内容"量"的分析，可以达到对文献"质"的更深认识；在研究程序上，包括调查研究的全过程；在分析单位上，主要研究文献内容由语言所反映的特性。内容分析的作用是找出能反映文献内容的一定本质方面又易于计数的特征，克服定性分析的主观性并深化质的分析。

内容分析大致分为定量分析和定性分析两种。定量分析是用比较规范的方法读取相关的文本资料的内容，把文本资料上的文字、非量化的有交流价值的信息转化为定量的数据，建立有意义的类目分解交流内容，并以此来分析信息的某些特征。定性分析主要由研究者通过阅读、收听或观看，然后依靠主观的感受理解、体会和分析，来解读、判断和挖掘信息中所蕴涵的本质内容。

二、信息评价

（一）信息评价的概念

信息评价是指根据评价标准对收集到的信息及其信源进行量化和非量化的测量过程。

（二）信息评价的基本原则

1.整体完备性原则

总体的各个方面是相互联系和相互制约的，信息评价指标体系内各项具体指标之间应是相互联系、相互制约、相互依赖、相互补充的关系，彼此之间协调一致，它们合在一起能够表现出一定的整体功能。

2.科学合理性原则

信息评价体系的设计必须符合信息本身的性质特点，反映信息总体情况、内部及相互之间的数量关系；要根据信息学理论对信息进行深刻的定性分析；必须符合实际，从实际出发。

3.简易可行性原则

信息评价要有足够的信息可利用，要有足够的人力、物力和财力可利用，要有切实可行的量化方法可利用，操作过程不能过于复杂。

（三）信息评价的过程

信息评价的过程包括以下几个步骤：明确评价目标，确定评价指标体系，确定评价标准，确定指标权数，选择适当的评价方法求得综合评价值，根据综合评价值对评价对象进行评价。

（四）信息评价的指标体系

信息评价可以从两方面入手：一是对信息源的评价，二是对信息本身的评价[100]。

1. 对信息源的评价

（1）可靠性（Reliability）

评价信息源的可靠性首先可以根据该信息源过去的记录确定。如果一个信息源过去提供的信息是准确的，那么可以合理地推测它在具体案例里提供的信息一般也是准确的，反之亦然。

可靠性可以分为六个级别：完全可靠、通常可靠、比较可靠、通常不可靠、不可靠、无法评价可靠性。

（2）接近性（Proximity）

接近性是指信息源与产生信息的事件的邻近性。如果一个信息源是事件的直接观察者或参加者，则其接近性就非常高。如果一个信息源不是事件直接参加者或直接观察者，则其提供的信息只是从直接参加者或观察者那里听到的，该信息源的接近性就大大降低。因为离产生信息的事件越远，出错和扭曲的可能性就越大。

（3）适当性（Appropriateness）

适当性指信息源的权威性。由于没有人或机构能在任何事情上都是专家，即使是在某些问题上有权威性的专家在另外一些问题上仍然缺乏适当性。

2. 对信息本身的评价

（1）似真性（Plausibility）

似真性指信息的真实性是否有条件限制；是在任何条件下都真实还是只在一定条件下真实。这些条件

[100] 张冬梅,曾忠禄.竞争情报中的信息评价.现代情报,2006,(7):187-188,191.

可能是已知的条件，也可能只是一种可能的条件。在任何条件下都真实的信息可靠性较高，在一定条件下真实的信息需要根据具体条件来判断。

似真性可以分为六个级别：经其他渠道证实、很可能是真实的、可能是真实的、真实性值得怀疑、很不可能是真实的、无法评价真实性。

（2）预期性（Expectability）

预期性是主要根据分析员已有的相关知识来判断某事发生的可能性或真实性。如果有关某事件的信息完全与分析员判断一致，符合分析员的预期，则可以说该信息的预期性比较高。预期性越高，该信息就越可靠。但在采用预期性标准时，遇到最新问题时，如果分析员的知识跟不上形势的发展，其预期性则可能不正确。

（3）支持性（Support）

支持性是指该信息是否有另外一条证据证明。另外一条证据可能是来自不同信息源的同一条信息，也可能是能导致得出同一结论的不同信息。

三、循证医学和实效研究中的信息分析和评价

（一）循证医学

1. 循证医学的概念

循证医学（Evidence-Based Medicine, EBM）是 20 世纪 90 年代后迅速发展起来的一种新的医学模式，又称实证医学，其核心思想是："任何医疗卫生方案、决策的确定都应遵循客观的临床科学研究产生的最佳证据"，并结合医疗人员的专业知识和经验及患者的个人倾向性，制定出科学的预防对策和措施，达到预防疾病、促进健康和提高生命质量的目的。

循证医学的形成和发展对医学研究，尤其是临床医学研究以及医学教育、医学科研、卫生事业管理和医学信息研究产生了巨大的影响。

2. 循证医学的发展史

1992 年，英国成立了循证医学中心，并提出了循证医学的概念。

1993 年，成立了国际循证医学协作网（网址：http://www.cochrane.org）。

1996 年，国际著名内科学家萨基特（David L. Sackett）明确提出了循证医学的定义，并于第二年主编和出版了第一部循证医学专著。

1999 年，我国在华西医科大学成立了中国循证医学中心，王家良教授主编出版了中国第一部循证医学专著。

3. 临床证据的等级

循证医学问世近 20 年来，其证据质量先后经历了"老五级"（表 14）、"新五级"（表 15）、"新九级"（图 69）和"GRADE"（表 16 和表 17）四个阶段。

表 14　临床证据的等级（老五级）

级别	临床研究结论	可靠性
I	随机对照试验（RCT）的系统评价或 Meta 分析	最高，金标准
II	单个样本量足够的 RCT	可靠性较高，建议使用
III	设有对照组但未用随机方法分组（非 RCT）	有一定的可靠性，可以采用
IV	无对照的病例观察	可靠性较差，可供参考
V	个人经验和观点	可靠性最差，仅供参考

表 15 临床证据的等级（新五级）

级别	研究类型：治疗/预防、病因/危害
1a	同质 RCT 的系统评价（Systemic Review, SR）
1b	单个 RCT（置信区间窄）
1c	全或无病案系列
2a	同质队列研究的系统评价（SR）
2b	单个队列研究（包括低质量 RCT，如随访＜80%）
2c	结果研究；生态学研究
3a	同质病例对照研究的系统评价（SR）
3b	单个病例对照
4	病例系列研究（包括低质量队列和病例对照研究）
5	基于经验未经严格论证的专家意见

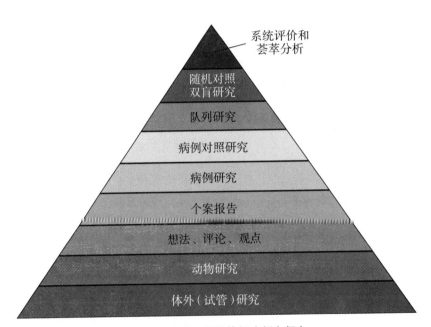

图 69 临床证据的等级（新九级）

表 16 临床证据的等级（GRADE 的证据质量）

证据质量	定义
高质量	进一步研究也不可能改变疗效评估结果可信度
中等质量	进一步研究很可能影响疗效评估结果可信度，且可能改变该评估结果
低质量	进一步研究极有可能影响疗效评估结果可信度，且该评估结果很可能改变
极低质量	任何疗效评估结果都很不确定

表 17 临床证据的等级（GRADE 的推荐强度等级）

推荐强度等级	定义
强	明确显示干预措施利大于弊或弊大于利
弱	利弊不确定或无论质量高低的证据均小时利弊相当

前三者关注设计质量，对过程质量监控和转化的需求重视不够；而"GRADE"关注转化质量，从证据分级出发，整合了分类、分级和转化标准，代表了当前对研究证据进行分类分级的国际最高水平，意义和影响重大。

目前，包括 WHO 和 Cochrane 协作网等在内的 28 个国际组织、协会已采纳 GRADE 标准。GRADE 同样适用于制作系统评价、卫生技术评估及指南。WHO 已经采用 GRADE 标准制定了《甲型流感 H1N1 指南》。

4. 循证医学的原则

任何医疗决策的确定都要基于临床科研所取得的最佳证据，即无论临床医生确定治疗方案和专家确定治疗指南，都应依据现有的最佳证据进行。

证据是循证医学的基石，其主要来源是医学期刊的研究报告，特别是临床随机对照试验（RCT）的研究成果以及对这些研究进行的 Meta 分析。

运用循证医学思想指导临床实践，最关键的内容是根据临床所面临的问题进行系统的文献检索，了解相关问题的研究进展，对研究结果进行科学评价以获得最佳证据。

5. 循证医学的实施

循证医学指导临床实践的 5A 路径[101]：评估患者（Assess）、提出临床问题（Ask）、收集有价值的证据（Acquire）、评阅证据（Appraise）、应用于患者（Apply）。

（1）评估患者（Assess）

掌握患者特征，包括病史采集、体格检查、制定具有针对性辅助检查的流程、明确患者的主要问题等，为临床决策提供必要信息。

（2）提出临床问题（Ask）

根据患者时间情况提出针对性强、便于检索的关键性问题，包括背景和前景问题，多涉及病因、诊断、防治和预后，可遵循 PICO 原则提出：

P（Patient or problem）：患者或问题

I（Intervention）：干预措施；

C（Comparison intervention）：对照干预措施

O（Outcome）：结局指标

（3）收集有价值的证据（Acquire）

广泛收集相关证据，如学术报告、会议论文、毕业论文等；查阅期刊、电子光盘检索；检索电子数据库等。各类型证据的优先级别不同，推荐随机对照临床试验、Meta 分析和系统综述。

（4）评阅证据（Appraise）

研究结果的真实性、重要性和实用性为基本评阅内容，建议参照 1993 年盖亚特（Guyatt）等提出的 6 个评价标准评估随机对照试验的真实性：随机分配、确立追踪、测量、安慰剂效应、机会和真实效应。

（5）应用于患者（Apply）

获得最新的高质量证据仅仅标志着合理决策的良好开端，医生还需要综合权衡循证证据与真实世界关联性，如与临床实践、患者实际情况的匹配度、适用性和可行性。

6. 循证医学案例[102]

患者，男性，65 岁，主因"反复发作性胸痛 8 个月"入院，诊断为稳定性心绞痛。

（1）Assess

厘清患者个体特征、病史和体检、辅助检查，明细诊断、风险分层等。

（2）Ask

考量疗效和安全性，冠状动脉介入治疗与最佳药物治疗相比能否减少稳定性冠心病患者心肌梗死和死亡。

[101] 陈灏珠，金雪娟. 循证医学与心血管病临床实践. 中国循证心血管医学杂志，2008, 1(1): 1-5.

[102] 陈灏珠. 选定需求循佳证　切合实际作决策：心血管病循证医学与临床实践. 医师报，2013. 文章号：W089766.

（3）Acquire

COURAGE 试验（血运重建和强化药物治疗的临床转归）纳入理想药物治疗稳定性冠心病患者，强化调脂治疗使 LDL-C（低密度脂蛋白胆固醇）降至 60 ~ 85 mg/L，随机行或不行血管成形术治疗。

随访 2.5 ~ 7.0 年，两组超过 70% 的患者心绞痛症状缓解。

研究结论：稳定性冠心病患者最佳药物治疗后进行冠状动脉介入干预未减少死亡、心肌梗死或其他主要心血管事件。

（4）Appraise

该试验药物治疗组和介入治疗组符合随机分组原则，基线可比；数据估计、疗效分析囊括大部分研究患者，两组均仅有 9% 的患者失访；独立数据和安全监测小组，独立数据协调中心进行数据管理和统计分析；实行盲法；终点判断标准化。

符合高质量 RCT。

（5）Apply

明确研究指标与真实世界的符合性，如年龄、合并症、适用性。该试验亚组分析证实，对心肌缺血或冠状动脉病变严重的稳定性冠心病，介入治疗可明显获益。2012 年《稳定性缺血性心脏病诊断和治疗指南》推荐优化药物为一线治疗，此后对症状持续或冠状动脉病变严重者建议行血运重建，但要考虑患者选择。

7. 循证医学存在的问题

经典 RCT 评价即理论疗效（Efficacy）通常要求研究对象患单一疾病、采用标准治疗和单一干预措施，以此评价干预措施在理想状态下所能达到的最大效果。而在临床实际中，患者经常罹患多种疾病，同时接受多种治疗措施，最终疗效是所研究的干预措施与其他各种处理因素的综合效果。RCT 是在理想条件下开展的理论疗效研究，难以提供临床实际疗效或效果（Effectiveness）的证据。RCT 常常需要制定严格的入选及排除标准，导致研究对象代表性不够，进而不同程度地限制了将其结论推论到总体。盲法有时难以实现，尤其是评价医疗器械时。因此，RCT 在评价常规医疗实践中不同治疗方法对患者的实际疗效时面临一定的挑战。

为了帮助临床医师、患者和管理者更好地进行诊疗决策，仅有理论疗效是不够的，还需要提供这些疗法在"真实世界"中的效果。基于这种埋念，2009 年颁布的《美国复苏与再投资法》中有拨款 11 亿美元用于实效研究（Outcome Research），或者称为疗效比较研究（CER，Comparative Effectiveness Research）。

（二）实效研究

1. 实效研究的概念

实效研究就是在实际医疗环境下，对具体医疗干预和实际操作的最终结果的评估。

医疗干预包括患者接受的所有医疗措施；最终结果包括人们能直接体会和最关心的医疗结果（如痊愈、生活质量、死亡）以及取得结果的付出（如时间、经费、生活能力等）。实际医疗环境有别于评估新医疗技术或产品常采用的 RCT 中的"医疗控制环境"，强调真实世界。

2009 年，美国提出的疗效比较研究（CER）相对更为具体，即系统研究预防、诊断、治疗和监测健康状况的不同干预及策略在真实世界中的效果，它通过开发、扩充和使用各种数据来源和方法，评价不同患者群的健康相关结局，从而告知患者、医务人员、决策者哪种干预最安全、有效、易得。可以对比的策略或措施包括药物与药物、疫苗与疫苗、手术与观察等待或药物治疗、住院与门诊治疗、介入装置与药物治疗、护理模式（病例管理、技能培训）等。

2. 实效研究的目标

实效研究关注安全、效果、公平、效率、及时、系统的响应能力和以患者为中心，旨在为医护人员、政府、保险机构及患者提供科学的医疗依据。目前更多在卫生经济和政策研究领域使用。

3. 实效研究案例

2013 年，《美国医学会杂志》（JAMA）发表的一项研究结果显示，机器人辅助子宫切除术并不比腹腔镜子宫切除术有效，而且两者的围术期事件发生率相似。此外，机器人辅助子宫切除术的费用比任何其他子宫切除术明显更高[103]。

在这项队列研究中，研究者对机器人辅助子宫切除术的应用情况进行了评估。分析对象是2007—2010年441家医院进行的264 758例治疗良性疾病的子宫切除术，包括123 288例经腹子宫切除术、54 912例经阴道子宫切除术、75 761例腹腔镜子宫切除术和10 797例机器人辅助子宫切除术。

结果显示，2007年第一季度，经阴道子宫切除术病例占所有子宫切除术病例的百分比的21.7%，2010年第一季度这一比率降至19.8%。同期经腹子宫切除手术病例占所有子宫切除术病例的比率从53.6%降至40.1%。相比之下，腹腔镜子宫切除术病例的比率从24.3%增至30.5%。机器人辅助子宫切除术比率从0.5%增至9.5%，增幅最大。

研究者通过比较腹腔镜子宫切除术组和机器人辅助子宫切除术组的并发症发生率发现：两组未校正的总并发症发生率非常相似（5.3%对5.5%）；术中并发症（2.4%对2.5%）、手术部位并发症（2.0%对1.7%）、内科并发症（1.2%对1.6%）、输血（1.8%对1.4%）、再次手术（均为0.1%）、非常规出院（0.3%对0.2%）和院内死亡（均为0%）的发生率也相似。然而，腹腔镜子宫切除术的中位总费用为6 679美元，而机器人辅助子宫切除术为8 868美元（$P<0.001$）。在排除机器人平台的固定成本而仅对可变费用进行分析后发现，机器人辅助子宫切除术仍是最昂贵的子宫切除术类型。有学者假设，如果完全用机器人辅助子宫切除术代替常规手术，医疗费用将增加25亿美元以上。

4、实效研究存在的问题

实效研究以评价真实临床环境下的干预效果为主，而真实环境千差万别，结局指标如何选择；实效研究更多采用观察性流行病学研究设计，而观察性研究中的混杂和偏倚在所难免；实效研究常常利用已有的电子病历和各种保险理赔数据库，我国的各种数据库彼此分离，缺乏统一的标识码进行数据库的链接，数据库的完整性和数据质量也亟待提高；在统计分析方面，当实效研究面对海量数据时，传统的分析手段可能无效；结果解读和临床应用时，如何定位证据级别和进行风险效益权衡。

5、实效研究和循证医学的关系

循证医学中的RCT属于新治疗措施实施前的研究，而关注真实世界的实效研究属于新治疗措施实施后的研究；实效研究和循证医学是承启关系，而不是对同一个问题的平行论证；精心设计的RCT是临床上任何干预措施效果评价的基础，其结果需要真实世界研究的进一步验证及拓展补充，综合循证医学和实效研究才是最佳选择。

第八节　医学信息的传播和交流

一、信息传播和信息交流概述

信息需要是人类的基本需要，信息传播与交流也就成为人类社会的一种基本活动，是人类有目的的行为。传播和交流的英文都是communication，其词源是拉丁文commivni，意思是"与他人建立共同意识"。

（一）信息传播

1.定义

所谓信息传播，就是指信息的发布和扩散，是人与人之间（即主体与客体之间）的信息传递与分享，是加强主客体双方相互联系的桥梁和纽带。

2.要素

信息传播具有四个要素：传播者、受传者、传播媒介、传播情境。这四个要素适用于个体内向传播、

---

[103] Wright JD, Ananth CV, Lewin SN, et al. Robotically assisted vs laparoscopic hysterectomy among women with benign gynecologic disease. JAMA, 2013, 309(7): 689-98.

人际传播、组织传播、集团间传播等各个层次领域的传播活动。

3. 研究内容

信息传播主要研究内容包括：控制研究（Control Studies）、内容分析（Content Analysis）、媒介分析（Media Analysis）、受众分析（Audience Analysis）、效果研究（Effect Studies）。

4. 模式

（1）基本模式

简单地讲，信息传播是单向、无实时反馈的过程（图70）。

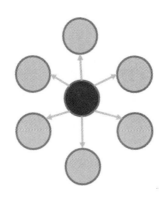

图70　信息传播的基本模式

（2）"5W"模式

拉斯韦尔提出的"5W"线性信息传播模式包含五个元素：谁（who）传播、传播了什么（says what）、通过什么渠道（in which channel）传播、传播给谁（to whom）、传播的效果如何（with what effect），强调的是：传者、受者、信息、渠道和效果。

（3）"大众传播场"模式

1963年，德国学者马莱茨克提出了"大众传播场"模式（图71）。

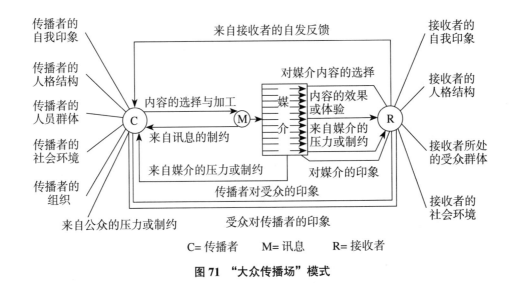

图71　"大众传播场"模式

所谓大众传播场，即大众传播过程中诸种社会关系的群集和总和。这一模式说明：传播是一种复杂的社会行为，是一个变量众多的社会互动过程。这种互动并不仅仅是有形的变量——社会作用力之间的互动，也是无形的变量——社会心理因素之间的互动。这样的视角使社会传播系统研究得到了进一步的拓展。

5.影响信息传播效果的主要因素

（1）传播者

传播者处于主导和控制地位，对所传播信息进行着有意无意选择，起着"把关人"的作用。但是传播效果主要取决于传受双方的共享信息和意义。传受双方"共同经验"和"共同语言"越多，传播效果越好；同时，传播者的信誉和威望越高，传播效果就越好。传播者必须随时通过反馈机制调整传播内容与形式，保证信息的双向流动，使传播获得成功。

（2）信息内容

语言符号的选择、讯息的表达方式和内容的取舍也影响着传播效果，表现为传播内容的真实性、科学性、相关性、针对性和趣味性。

（3）接受者

从表面上看，接受者在传播活动中处于被动地位，但是对于传播信息，接受者有其自主选择性，符合其选择者，才能被接受和利用。在传播活动中，接受者以各种方式向传播者反馈信息、作出反应，从而影响传播者下一步的传播活动。只有通过接受者积极的主观能动作用，传播活动才能达到良好的传播效果。

（4）社会环境

社会环境是指传播者和接受者在长期的传播活动中自然形成的舆论和气氛。"众口一词"会增强传播效果，而"众说纷纭"则会削弱传播效果。当一个社会成员不同意大多数人的意见时，往往会采取保持沉默态度，这样就加强了看起来已为大多数人所同意的那种意见。随着时间推移，主导观点的舆论越来越强，非主导观点的舆论越来越弱，像是一个上大下小的螺旋，这个现象被称为"沉默的螺旋"（the Spiral of Silence）理论。

（二）信息交流

1.定义

信息交流是认知主体之间借助一定的符号，通过一定的方式或渠道进行的信息交换过程。信息交流可以分为共时交流和历时交流两种。共时信息交流（或称为横向交流）的主要功能是克服交流的空间障碍，达到及时的信息共享；而历时信息交流（或称为纵向交流）的主要功能在于消除交流的时间障碍，填补过去和现在的鸿沟，将古代与现代联系起来，为继承和发展提供条件。共时信息交流的手段有：互联网、传真、电话、电报、广播、电视、邮政、身势、旗语、钟鼓、灯火、口语、实物等。历时信息交流手段有：录音、录像、会话、文献、档案、古迹、文物等。

2.要素

（1）信息发送者

信息发送者，也称为信息传递者或信息生产者，是信息的初始来源，位于信息传递链的初始环节。

（2）信息接受者

信息接受者，或者称受信者，是信息的最后接受者或利用者。

（3）交流通道

交流通道，即信息达到受信者所经过的渠道。

（4）符号体系

符号体系是信息交流时所依附的载体。它包括语言、文字、手势、表情、信物、信号等，还包括这些符号体系内部各符号元素之间互相联系与组织的方式及规则。

（5）支持条件

支持条件是指信息交流得以实现的保障。它包括：自然条件，如光、声、电、空气在传导信息时的作用；技术条件，包括各种通信技术、存储、处理技术等；社会条件，即信息交流的社会保障体系，如法律、政策、经济条件、信息机构及相关组织的建立。

3. 模式

（1）基本模式

与信息传播的基本模式相比，信息交流是双向、有实时反馈的过程（图72）。

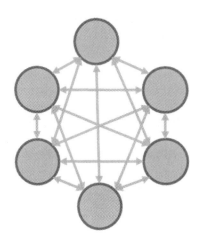

图72　信息交流的基本模式

（2）信息栈模式

信息栈是信息从信息源（S）向接受者（R）流动过程中经过的环节。信息栈根据功能特征分为时间栈和空间栈。时间栈主要实现信息的时间传递，有档案馆、博物馆、图书馆、美术馆、文献中心等；空间栈主要实现信息的远距离传递，有新闻、报纸、互联网、邮政系统、广播电视等。

当信息交流双方（S或R）在信息交流过程中由于无法直接将信息传递给另一方，而将信息交流行为转移到社会中的信息栈，由信息栈代理S或R来传递交流信息，从而完成信息交流时，这个过程称为社会代理。信息栈被称为代理者（A），栈交流被称为社会代理交流。

直接交流的媒介系统是纯自然的和客观的，没有社会因素的介入；而社会代理交流则是借助于社会系统的介入才完成的交流。直接交流生动、直观、反馈迅速、时间间隔短；而社会代理交流则没有这些特征。在直接交流中，源信息（即S提供的信息）或需求信息（R提出的信息）是直接沟通的，信息内容不会受到社会系统的干预和控制；而社会代理交流的源信息和需求信息均需由A代理，由于表述与转换而常常发生变化。许多专职的社会代理信息机构比较严谨，直接交流则具有较大的随意性。直接交流都是共时交流；而社会代理交流既有共时交流，又有历时交流，历时交流又有回溯式和未来式两种，其信息传递的时间范围及空间范围都比较大，且能有效地对S、R进行匹配。

（3）香农-韦弗的通信模型

1949年，美国贝尔电话实验室的香农（Shannon）及其合作者韦弗（Weaver）提出了一个通信系统的模型——后来被人们视为信息论的基本模式而广泛引用。

在该模型中，信源发出讯息，经过发射器，把讯息变换为信号；信号在信道中传递的过程会受到噪声的干扰，所以接收到的信号实际上是"信号＋噪声"；经过接收器，信号被还原成讯息，传递给信宿。

由于可能受到噪声的干扰，信号不是稳定不变的，这可能会导致发出的信号与接收的信号之间产生差别。也就是说，由信源发出的讯息与信宿接受的讯息两者的含义可能不同。

申农和韦弗的这一通信系统模型不仅适用于通信系统，也可以推广到其他信息系统。他们在该模式中提出了一个新因素——"噪声"，表示信息在传递过程中受到干扰的情形。这说明信息系统的基本问题是要解决有效性与可靠性这两个方面的问题，即以最大速率准确无误地传递信息。"噪声"的概念也提醒人们注意研究交流过程中的干扰与障碍问题。

（4）米哈依洛夫的科学交流系统模式

20世纪中期，美国社会学家H·门泽尔根据科学交流的特点，将科学交流划分为"正式"过程和"非正式"过程。这一理论经前苏联情报学家、教育家А.И.米哈依洛夫整理，得到了体系严密的广义的科学交流系统模式。该模式曾在传统的基于纸介质的科学交流系统中发挥了重要的作用，对当今网络环境下的科学交流活动也仍将产生积极的影响。

А.И.米哈依洛夫将科学交流的过程归纳为9项基本活动，并将这些基本活动概括为非正式过程和正式过程。其中，非正式过程基本上是由科学家和专家本人完成的、通过个人接触进行的科学交流过程；而正式过程则是借助于科学技术文献进行科学情报交流的过程（图73）[105]。

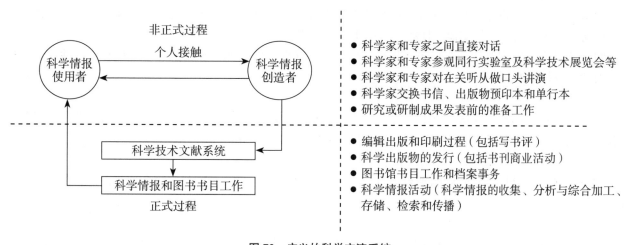

图73　广义的科学交流系统

4.信息交流的主要类型

（1）人际信息交流

人际信息交流是个人与个人之间的信息交流活动，是由两个个体系统相互连接而组成的新的信息交流系统，是一种最典型、最直观、最常见、最丰富的社会信息交流活动，也是人与人之间社会关系的直接体现。

人际信息交流的基本功能是：完善发展自我、协调人际关系，交流思想感情，统一社会态度，支配他人行动、传承社会文化等。

人际信息交流的特点是：方法灵活，渠道多；表达的意思丰富多彩；双方互动频度高、反馈及时；建立在自愿与合意的基础之上；适用于在较短时间内改变接受者的态度和行为；随意性较大、保密性强。

（2）组织信息交流

组织信息交流是指组织成员或组织与组织之间的信息交流行为，它包括两方面：一是组织内的信息交流，如成员、部门之间相互信息联系；二是组织外信息交流，如组织向外输出信息或从外界输入信息。

组织信息交流的目的是：密切组织成员之间的联系，协调行动，指挥管理，决策应变，达成共识，发展组织生命力，应付外部环境变化。

组织信息交流的主要特点是：信息交流者是以组织或团体的名义进行的；信息大多是指令性、训导性和劝服性的内容；具体活动是在有组织的领导的情况下进行的；交流活动有一定的规模，参加者少则十几人，多则上百人，甚至成千上万人。

（3）大众信息交流

大众信息交流就是专业化的媒介组织运用先进的传播技术和产业化手段，以社会上一般大众为对象而

[105] 李国红.А.И.米哈依洛夫科学交流模式述评.情报探索,2005,(6):44-46.

进行的大规模的信息生产和传播活动。

大众信息交流媒体主要有印刷媒介和电子媒介两大类。印刷媒介包括第一传媒报纸、杂志等；电子媒介包括第二传媒广播、第三传媒电视以及第四传媒网络等。

大众信息交流有报道型信息流、引导型信息流、教育型信息流和娱乐型信息流四种类型。

大众信息交流特点是：传播者是从事信息生产和传播的专业媒介组织；运用先进的传播技术和产业化手段；受众量大、分布广泛，反馈迟缓、零散、间接、具有积聚性；信息既具有商品属性，又具有文化属性；信息交流的双方的联系是间接的、松散的；制度化的社会信息交流方式；影响接受者的立场、观点、态度、行为、文化素养。

（4）网络信息交流

网络信息交流是指通过网络这种新型媒体类型而进行的信息交流方式，是一种人际信息交流媒体、组织信息交流媒体和大众信息交流媒体相结合产生的新的媒体类型。

网络信息交流的主要特征有：多元化、个性化、交互性、快捷性、开放性、全球性和广泛性、丰富性和无限性、虚拟性和可计量性。

1）多元化

多元化的特征体现在信息交流主体的多元化，信息交流方式的多元化（从点到面、从面到点、从点到点、一点对多点、多点对多点等），网络信息交流引起的网络文化多元化。

2）个性化

网络信息交流借助于互联网的平台以及信息技术，可以充分考虑交流双方的个性化偏好，提供个性化需求。

3）交互性

交流者除了可以在极大的范围内选择自己所需的信息外，还可以参与信息交流，如 BBS、网上聊天、微博、博客等，均体现了网络信息交流的交互性。

4）快捷性

网络可以快速地传输文字、声音和图像，速度极快，且不受印刷、运输、发行等传统信息交流方式受制因素的制约，可以在瞬间将信息发送给用户。

5）开放性

信息交流者获得了空前的自主和自由，信息交流十分自由和开放。一方面人们可以从网络上获取大量真实信息，另一方面导致网络信息参差不齐、鱼龙混杂。

6）全球性和广泛性

这个特性是由网络的技术特征决定的。互联网就像一张张开的无形的蜘蛛网，将全世界联系起来，形成了一个"地球村"。

7）丰富性和无限性

在网络环境下，任何网上交流者都是传播者。同时网络的开放性也决定了只要有条件，人人都可以扮演信息交流双方的任何一方的角色。因而网络交流信息内容丰富多彩，同时在空间和时间上没有限制。

8）虚拟性和可计量性

网络信息交流可以实现传统信息交流手段不能实现的一些其他功能：信息储存和信息检索功能，电子商务功能（如网络广告、网络拍卖、网络营销、网络贸易、网络采购等），信息分析与计量功能等。

5.信息交流的实现与障碍

（1）信息交流的实现机制

信息交流过程的核心是信息传递，但任何信息的传递都伴随着载体和符号的运动。在载体变换过程中，符号要发生转换，即信息要从一种载体中的符号形式转换成另一种载体中的符号形式。在载体位移过程中，符号表现为保持状态。

信息交流过程的时间和空间实际上表现为载体变换、载体位移、符号转换与符号保持四个方面。

（2）信息交流的障碍

信息交流的障碍包括信息变异的障碍和信息无序的障碍。

1）信息变异的障碍

信息变异主要是指信息失真，包括信息附加和信息衰减。

信息失真的衡量标准是 S 的发出信息，它是描述信息栈及 R 在收到 S 所传递的信息内容时，接收到的信息与 S 发出信息的相似性的度量。

信息失真的原因有：技术或通道障碍导致信息失真；信息栈过多导致信息失真；社会因素导致信息失真；自然因素导致信息失真。

信息失真的形式有、物理失真、语义改变、语用衰减。所谓物理失真是指信息传递所依赖的物质系统（包括载体及符号）在传递信息时发生失真。语义改变指信息传递过程中，语义转换造成的信息损失。所谓语用是指信息对于接收者 R 的价值。信息的重复提供会其使价值迅速减低。

2）信息无序的障碍

信息数量大、增长快，分散程度越来越大；内容交叉重复，载体及渠道多样化；新陈代谢加速，信息质量下降。

6.信息交流的保真与冗余

（1）信息保真

所谓保真也就是守恒。信息保真就是力求使信息交流能够达到或超过这一标准。因此，人类发明和采用了一系列技术方法和信息手段，从国家政策、社会条件等方面来改善信息环境，使社会信息交流渠道更畅通，信息传递更准确。

（2）信息冗余

冗余是在信息多路传递基础上产生的、为实现信息准确传递、较少失真的一种基本方法。它是指在信息交流过程中，为了使信息准确地自 S 传递到 R 而使用的各种冗余方法以加强信息传递的准确性效果。

二、医学信息的传播与交流

（一）医学信息传播

1.概述

医学信息传播是一种利用信息学理论和技术，将医学研究成果转化为大众健康知识，并通过态度和行为改变，降低疾病患病率和死亡率，有效提高一个社区或国家生活质量和健康水准为目的的行为。

医学信息传播的目标是满足大众对医药卫生健康信息的渴求。

2.研究层次

医学信息传播的研究层次分为：个人的生理、心理健康状况相关的自我个体层次；医生与患者的关系、医生与患者家属的关系等相关的人际层次；医院与患者的关系、医护人员在职训练相关的组织层次；媒介议题设置、媒介与受众的关系相关的大众层次。

3.研究方向

医学信息传播的研究方向包括：大众健康传播媒介与效果（健康观念、知识、行为）；组织对个人健康信念的维持、改变和健康行为的促进等（高血压、糖尿病、冠心病等综合防治）；以"医患关系"为核心的人际信息传播；社会、政治、经济等外部环境因素对健康传播的影响；信息技术对医学信息传播的影响（数字媒体）；不同文化背景下的医学信息传播比较（边缘文化群体）；现代医学与传统医学的差异；艾滋病、安乐死、同性恋、器官移植、药物滥用预防、药物不良反应、食品和疫苗安全等议题；突发公共卫生事件相关信息传播（"非典"、禽流感、口蹄疫、苏丹红、三鹿奶粉事件）；医药卫生健康信息传播研究史；健康教育与健康促进。

（二）医学信息交流

1.医学信息交流的模式

（1）医学信息交流的种类

医学信息交流按照形式的不同可以分为正式交流和非正式交流；按照内容的不同可以分为业务交流、技术交流、学术交流；按照参与者的不同可分为医务人员之间的信息交流、医务人员与其他领域人员之间的信息交流、医务人员与患者之间的信息交流、医务人员与大众之间的信息交流、患者与患者之间的信息交流、大众之间的信息交流。

（2）医患模式和医患信息沟通的方式

医生和患者及患者家属之间的良性信息交流对于建立和谐互利的医患关系具有重要作用。

1）医患模式

按照决策者进行划分，医患模式有三种[106]：

第一种是患者的伦理让位，由医生决定患者应采用何种治疗方式，这种模式是建立在信息不对称基础上的，医生具有知识权威，掌握话语权，面对患者的质疑，可以采取医学威胁、知识压倒、开诚布公、情感投入的方式来回应。这样的模式在低经济水平社会尚能得到一定的认可。当社会经济、文化水平逐渐提高，患者的权利意识开始苏醒时，此类模式则易引发医患矛盾。

第二种是医生的伦理让位，即医生根据自身掌握的医学技术，提供给患者相应的医疗信息，由患者自行决定采用何种治疗方案。这样的治疗方式完全由患者主导，医生仅提供专业技术，不承担任何责任，患者自我负责。在我国，此类情况较为多见。如此，医生将患者"物化"，医生仅出售自己的医学技术，对患者缺乏同情心和负责的心态，给患者留下一种"冷漠"的印象。另一方面，会导致医生采用防御性医疗行为，如在开具各类检查单、进行诊疗服务时，主要是为了减少其医疗缺陷的责任。它是医患冲突的副产品，会导致医生给予患者过度医疗，从而导致医疗资源的浪费和医患之间的不信任。

第三种是医患双方共同决策模式。该模式针对的是慢性病且具有一定医学常识的患者，强调医患双方共同积极参与医疗过程，并对各自做出的决定负责。如此医患之间存在着一种非法律性的涉及双方责任与利益的约定关系，该模式避免了前两种模式中的伦理让位，可使医患双方都保持道德的完整性。这种共同决策的模式可使医患双方的关系建立在平等的基础上，强调了医生应具备的人文素养以及医患之间的有效互动。但是，其过于强调医患个体层面的交流，忽视了整个宏观环境下其他因素对医患关系的影响，其实际应用效果由具体坏境决定。

2）医患沟通方式

医生和患者接触的任何时候都是进行医患沟通的机会，双方沟通的方式多种多样，如医疗业务工作中不同环节的沟通（入院沟通、门诊沟通、住院沟通、检查沟通、治疗沟通和出院沟通等）、书信、家访、电子邮件、电话随访、微博、微信沟通等。这种从医学诊疗业务中延伸出来的关怀服务，有利于深化医患间的情感交流，也有利于增强患者对医院的忠诚度。

（三）网络医疗卫生舆情研究

1．舆情监测基本情况

（1）舆情和网络舆情的定义

舆情是指在一定的社会空间内，围绕中介性社会事件的发生、发展和变化，民众对社会管理者产生和持有的社会政治态度。它是较多群众关于社会中各种现象、问题所表达的信念、态度、意见和情绪等表现的总和。

网络舆情是指由于各种事件的刺激而产生的、在互联网上传播的、公众对某一焦点所表现出的有一定影响力的、带倾向性的意见或言论，能够最直接、快速地反映各个层面的社会舆情状况与发展态势。

（2）网络舆情的必备条件

形成网络舆论必须具备一段时间、众多网民、同一事件或话题、较为集中的评论等条件。仅仅是一条新闻在网络上被点阅并不能成为网络舆情，网络舆情必须有一定的反馈。

---

[106] 吴佳玲,陈一铭,季彤.从传播学角度思考医患关系.医学与哲学,2012,33(7A):23-25.

（3）网络舆情特点

网络舆情的五大特点是：直接性、突发性、丰富性、互动性和偏差性。

（4）网络舆情信息的主要来源

网络舆情信息的主要来源有：新闻评论、BBS、RSS（聚合内容，Really Simple Syndication）、聊天室、网站、网上调查、网上访谈、QQ、飞信、MSN、博客、微博、微信等。

（5）网络舆论生成发酵模式[107]

传统媒体报道或网友爆料→网友讨论（新闻跟帖、论坛发帖等）→形成网络舆论压力（"意见领袖"发挥突出作用）→媒体跟进呼应网络议题，挖掘新的事实（新老媒体互动）→政府应对→再掀波澜（假设出现应对不当）→政府解决问题和官员问责→网友注意力转移→网络舆论消散。

虚假信息可能在其中的多个环节产生。

2. 网络舆情监测

现代社会进入大众麦克风时代（自媒体时代）。许多机构开展网络舆情监测，并定期发布监测报告，如人民网舆情频道《地方应对网络舆情能力季度报告》、中青华云《舆情监测系统月报》、北京市公共卫生信息中心《全国卫生信息化舆情监测周报》、新华网《舆情在线》、监测系统《今日热点舆情》等。

医疗卫生网络舆情监测的内容包括：突发公共卫生事件、卫生行政部门分发布的消息、媒体报道的医疗事故、公众对医药卫生事业改革的看法和意见、虚假药品和医疗广告、卫生系统人员违规违法行为等所有与卫生有关的最新消息[108]。

通过倾向性分析可以明确网络传播者所蕴涵的感情、态度、观点、立场、意图等主观反映。通过倾向性分析预警功能，对突发事件、涉及内容安全的敏感话题可以及时发现并报警。

3. 应对医疗卫生网络舆情的主要措施[109]

（1）建立科学有效机制，及时引导舆论

建立有效的预警机制、信息搜集责任机制、快速报告机制、隐瞒和外泄查处追责机制、不良舆情信息移交相关部门查处机制和反馈机制，能够依照舆情反映的对象是否具体、线索是否翔实、情节是否严重、后果是否值得关注等确定出一定的级别，然后进入初步核实程序。建立反馈机制，对于什么时间沟通、什么时间反馈调查处理结果、反馈应遵守什么样的纪律等，做出制度性的约束和规范。要制定应对预案，根据预案进行反复演练。经常巡查、监测各种舆情信息源，进行话题发现与追踪，努力做到早发现、早处置。对于网上涉医的负面言论和信息，应进行主动导帖和积极跟帖，及时引导舆论方向。要对舆情信息进行分析，包括性质分析（正性、中性、负性）、情感分析、倾向性分析、多维度关联舆情分析。要收集、追踪重点发帖对象，对其背景和所持舆论立场进行分析，有针对性地制定舆论引导思路和措施。

（2）及早介入潜在危机，掌控舆论导向

对于潜在的舆情危机事件，应及早介入，密切关注其发展，最大限度地将舆情控制和引导在健康理性的轨道上。要在网络上培养大量"意见领袖"，积极发展"盟友"，通过网民来引导网民，从而掌控舆论导向。

（3）积极面对网络舆论，发布权威信息

要积极、妥善面对网络舆论，处理突发事件要有大局意识。保持开放坦诚的态度，把网络意见作为了解民意的一个窗口，自觉接受群众监督。"谣言止于公开"，出现网络舆情后要迅速核查，快速公布，及时与公众对话。公开透明才能增强群众的信任感，公开透明才能避免谣言散布。有错误的要敢于道歉，有误解的要积极澄清，纯粹情绪性的东西则应以冷处理为主。要尊重网民，积极应对网民。与网民互动，会带来一种良好的互动气氛。在发布信息时要遵循以下原则：积极应对，态度诚恳；速报事实，慎报原因；建立新闻发言人制度，统一对外发布信息，确保信息的权威性，避免出现多种不同声音的使自己陷入被动。

[107] 姜胜洪. 从网络舆论发酵机制看"治谣". 人民论坛，11月上（总第421期），2013-11-04. http://politics.rmlt.com.cn/2013/1104/175808.shtml.

[108] 陈媛. 卫生网络舆情监测及应对策略探析. 卫生软科学，2013，27(11): 698-699.

[109] 刘琰，张晓膺，周瑞珏. 医院网络舆情的产生与应对. 江苏卫生事业管理，2013，24(3): 89-91.

（4）消除危机根本成因，加强正面宣传

注重修复，改进服务，认真调查，有则改之，无则加勉；要从制度、人员、服务等各方面进行危机后的形象修复工作，从根本上消除危机形成的原因。借助媒体的传播力量加强正面宣传工作，在关键时刻借力媒体来应对和化解各种舆论危机，及时消除不良影响。每一个舆情事件的结束并不代表着舆情工作的完结，而恰恰是改进工作的开始。要不断提高应对"网络问政"的语言水平，做到大众化、个性化和人文化。

文献导读

文献1

作者：Unertl KM, Weinger MB, Johnson KB, et al.

题目：Describing and modeling workflow and information flow in chronic disease care.

出处：Journal of the American Medical Informatics Association, 2009 Nov-Dec;16(6):826-36. doi: 10.1197/jamia.M3000. Epub 2009 Aug 28.

摘要：OBJECTIVES: The goal of the study was to develop an in-depth understanding of work practices, workflow, and information flow in chronic disease care, to facilitate development of context-appropriate informatics tools. DESIGN: The study was conducted over a 10-month period in three ambulatory clinics providing chronic disease care. The authors iteratively collected data using direct observation and semi-structured interviews. MEASUREMENTS: The authors observed all aspects of care in three different chronic disease clinics for over 150 hours, including 157 patient-provider interactions. Observation focused on interactions among people, processes, and technology. Observation data were analyzed through an open coding approach. The authors then developed models of workflow and information flow using Hierarchical Task Analysis and Soft Systems Methodology. The authors also conducted nine semi-structured interviews to confirm and refine the models. RESULTS: The study had three primary outcomes: models of workflow for each clinic, models of information flow for each clinic, and an in-depth description of work practices and the role of health information technology (HIT) in the clinics. The authors identified gaps between the existing HIT functionality and the needs of chronic disease providers. CONCLUSIONS: In response to the analysis of workflow and information flow, the authors developed ten guidelines for design of HIT to support chronic disease care, including recommendations to pursue modular approaches to design that would support disease-specific needs. The study demonstrates the importance of evaluating workflow and information flow in HIT design and implementation.

文献2

作者：钟华,安新颖.

题目：知识管理工具在医学信息分析中的应用探讨.

出处：医学信息学杂志,2010; 31(1): 38-42.

摘要：介绍知识管理的内涵及工具，从规划、收集、存储、分析、传播个阶段分析知识管理与医学信息分析的关系及相互影响作用，并对知识库、知识地图和实践社团这个知识管理工具在医学信息分析领域中的应用进行探讨。

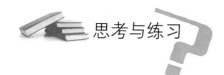

思考与练习

1. 什么是信息管理？信息管理的主要内容是什么？

2. 简述信息管理的基本原理。

3. 什么是医学信息管理？医学信息管理的性质是什么？

4. 简述医学信息的活动周期。

5. 医学信息的级次是如何划分的？

6. 医学信息的存储主要有哪些方式？

7. 什么是信息集成？什么是信息融合？

8. 企业信息集成有哪些类型？

9. 什么是医院信息集成？主要有哪几种方法？医院信息集成的作用是什么？

10. ETL 和数据清洗的任务是什么？

11. 什么是搜索引擎？搜索引擎的发展经历了哪几个阶段？

12. 如何对搜索效果进行评价？

13. 什么是医学信息分析？医学信息分析具有哪些特点？

14. 医学信息分析主要有哪些方法？

15. 信息评价的基本原则是什么？如何对信息源和信息本身进行评价？

16. 简述循证医学和实效研究的关系。

17. 影响信息传播效果的主要因素是什么？

18. 网络信息交流有哪些特点？

19. 信息交流过程中可能会有哪些障碍？

20. 什么是医学信息传播？医学信息传播有哪些研究方向？

21. 医患关系有哪几种模式？如何加强医患沟通？

22. 舆情、网络舆情的概念分别是什么？

23. 网络舆情形成的条件是什么？

24. 简述网络舆情生成发酵的模式。

25. 医疗卫生网络舆情监测的内容是什么？

26. 应对医疗卫生网络舆情有哪些策略和措施？

第十三章

医学信息系统

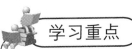

学习目的

　　了解系统科学的定义、研究对象、意义和发展状况；掌握一般系统论的定义、内容和原则；掌握系统的定义；理解系统的特点；了解系统复杂性的含义；掌握信息系统的概念和种类；了解信息系统建设规划的要素；了解信息系统的可行性分析方法；了解医学信息系统层次模型的构成和各类医学信息系统的主要功能；理解医学信息系统研发的基本原则和策略；了解医学信息系统研发的方法论；了解医学信息系统软件生命周期模型；了解统一建模语言（UML）和统一软件开发过程（RUP）；掌握信息系统评价的定义和种类；了解医学信息系统评价方法。

学习重点

　　系统论的定义、内容和原则；系统的定义；信息系统的概念和种类；掌握信息系统评价的定义和种类。

第一节　系统科学和信息系统概述

一、系统科学

（一）系统科学的定义

　　系统科学是以系统为研究对象、以系统思想为中心的一类新兴的学科群，是20世纪初叶以来发展最快的一大类横断性、综合性科学。

（二）系统科学的研究对象

　　随着系统科学的发展，人们逐步区分出"系统"与"复杂系统"两类对象。因此，不同学者对系统科学的研究对象的界定有不同的侧重点。

　　一类侧重于将系统科学界定为以"系统"为研究对象的科学。贝塔朗菲（L. von Bertalanffy）就把系统科学界定为对各门科学（如物理学、生物学、心理学和社会科学等）中的"系统"的科学探索和科学理论以及适用于所有系统的原理性学说——即一般系统论（General Systems Theory, GST）。贝塔朗菲认为，凡"系统"皆有共同的一般方面、对应性和同构性。

　　另一类侧重于将系统科学界定为以"复杂系统"为研究对象的科学，认为系统科学是研究复杂系统的种类性质和演化机制、揭示各种复杂系统在演化过程中遵循的共同规律的现代前沿科学。

（三）系统科学的意义

1.系统科学以其思维方式的变革提出了一种新的科学视角，开启了人类科学探索、认识世界的新时代

思维方式的变革体现在科学研究的方方面面：从孤立地研究对象转向在相互联系中研究；从用静止的观点观察事物（存在的科学）转向强调整体地处理问题；从研究外力作用下的运动转向研究事物由于内在非线性作用导致的自组织运动；从实体中心论转向关系中心论；从排除目的性、秩序性、组织性、能动性等概念转向重新接纳这些观念；从偏爱平衡态、可逆过程和线性特性转向重点研究非平衡态、不可逆过程和非线性特性等。

2.系统科学以其综合性、跨学科性和方法论的普适性影响并促进当代科学的发展

系统科学，特别是复杂系统科学，以其独特的思维方式和科学的自然观、时空观，以有机和生命的意义理解世界，探索以往科学未曾涉猎的领域，揭示出比传统科学更为广阔也更为真实的现象世界。系统科学由于其横断性、综合性和跨学科性，它的一些基本思想、基本观点、基本理论和基本方法对其他科学领域产生了广泛的影响。这种影响不仅大大推进了相关科学的发展，也解决了许多科学难题。例如，还原论和整体论旷日持久的争论在系统科学那里可以得到一种回答，被称为"可重构性分析"（Reconstructibility Analysis）的方法给我们提供了一种关于整体和部分之间关系性质的新的视角，这种方法远远超越了从还原论和整体论中产生的思维方式。另外，系统科学产生于科学发展的综合化趋势，同时它的科学使命也在进一步促进跨学科、综合性科学的发展。

3.系统科学超越了西方中心主义，为中西方文化与科学的交流对话提供了新的历史契机

系统科学的发展，将改变"西方中心论"，使更多的西方人希望从东方传统中去寻求思维方式和科学精神。系统科学"范式"（Paradigm），将是"整体论"与"还原论"思维方式的互补，是东方传统与西方传统科学精神的共融。

4.系统科学是信息时代的二维科学，是信息社会的智力工具

信息社会的系统科学可以描述为二维科学，它超越了基于科学实验之间的边界并使人们有可能发展出一种真实的跨学科方法论，从而更加适合处理信息社会中内在的各种大规模的社会问题。各种系统理论是建设信息社会必需的科学理论，各种信息技术、自动化技术、系统工程等是建设信息社会必需的基本技术。信息社会的方法面面，政治的、经济的、文化的、生态的、军事的、管理的等，都需要从系统科学中寻找理念、思路、原理和方法。

（四）系统科学的发展状况

作为系统科学意义上的现代系统理论，萌发于20世纪初，形成于20世纪三四十年代，发展于20世纪五六十年代。其代表性的理论乃是一般系统理论、控制论、信息论等学科的创立和发展。

20世纪70年代，系统科学的发展步入了第二个阶段——自组织理论阶段。自组织理论主要有耗散结构（Dissipative Structure）理论、协同学（Synergetics）、超循环理论、突变论等。

系统运动发展的第三个阶段是20世纪80年代以来复杂系统科学的兴起。混沌理论（Chaology）、分形（Fractal）理论、复杂适应系统（Complex Adaptive Systems，CAS）理论等是现代较有影响的几种复杂系统理论，它们在探索复杂系统的复杂性和规律性方面取得了引人注目的成就。

系统科学的发展需要解决的关键性问题有：复杂性、不确定性、可靠性和有用性的问题；信息的本质问题、模糊系统以及非线性混沌系统问题；各种目的定向系统，特别是自组织、自保护、自繁殖和自创生系统的研究问题；相关领域具体的系统问题（如元胞自动机、神经网络系统、基于分形几何的系统、心理系统的意识与审美问题等）。

二、一般系统论

（一）一般系统论的定义

一般系统论是研究系统的一般模式、结构和规律的学问。它研究各种系统的共同特征，用数学方法定量地描述其功能，寻求并确立适用于一切系统的原理、原则和数学模型，是具有逻辑和数学性质的一门新兴科学。

创立一般系统论的主要代表人物有两位，就是波格丹诺夫（А. А. Богданов）和贝塔朗菲。俄国哲学家、内科医生波格丹诺夫于 20 世纪 20 年代发表的《组织形态学》，已越来越被人们誉为系统科学的开山之作。美籍奥地利生物学家贝塔朗菲 1937 年在芝加哥大学的一次哲学讨论会上第一次提出了一般系统论概念。1968 年，贝塔朗菲出版了《一般系统论：基础、发展和应用》，此书全面总结了他的研究工作，是说明其一般系统论思想、内容和理论框架的代表性著作。

（二）一般系统论的内容

一般系统论有狭义和广义之分。狭义的一般系统论着重对系统本身进行分析研究。而广义的一般系统论包括三个方面的内容：一是系统的科学，又称为数学系统论，是用精确的数学语言来描述系统，研究适用于一切系统的根本学说。二是系统技术，涉及控制论、信息论、运筹学和系统工程等领域，是用系统思想和系统方法来研究工程系统、生命系统、经济系统和社会系统等。三是系统哲学，包括系统的本体论、认识论、价值论等，是研究一般系统论的科学方法论的性质并把它上升到哲学方法论的地位。

（三）一般系统论的原则

一般系统论的原则主要是整体性原则、结构功能原则、目的性原则和最优化原则。

1. 整体性原则

一般系统论的核心思想是系统的整体观念。贝塔朗菲反对那种认为要素性能好，整体性能一定好，以局部说明整体的机械论的观点，体现在三个方面：整体的性质不是要素具备的；要素的性质影响整体；要素性质之间相互影响。

2. 结构功能原则

要素不变时，结构决定功能；结构、要素都不同，则可以有相同的功能；同一结构可能有多种功能。

3. 目的性原则

确定或把握系统目标并采取相应的手段去实现。

4. 最优化原则

为了最好地实现目标而通过改变要素和结构使系统功能最佳。

三、系统

（一）系统的定义

在日常用语中，系统可能仅仅是指显示某种类型的组织的任何复杂事物，如法律系统、热带风暴系统、生态系统、神经系统、办公室计算机系统、图书分类系统等。而在信息系统领域中，"系统"的意思更为明确。

一般系统论（GST）将系统定义为：互相交互的不同部件的集合，而这些部件的运作如同单个统一物体。

构成系统必须具备三个条件：一是至少要由两个或两个以上的元素（部分）组成；二是元素（部分）之间相互联系、相互作用，按照一定方式形成一个整体；三是整体具有的结构和功能是各个元素（部分）的功能中所没有的。

（二）系统的特点

图 74 展示了系统的主要部件及其相互关系。

一般系统论（GST）认为，系统拥有如下特点：

1. 系统存在于环境中。环境是指与系统关联且存在于系统外部的任何事物。

2. 系统与环境通过某种边界进行区分。

3. 系统从环境中接收输入并将输出发送给环境。

4. 两个系统（或子系统）之间或系统和边界之间的共享边界，称为接口，用于传递信息流，或传递从某个系统到另一个系统的实体流。每个流都是某一系统的输出，并且是另一系统的输入。

5. 系统按照某种方式改变输入，产生输出。通常，系统将简单的要素组合，生成更为复杂的事物。一些系统，包括信息系统，都有明确的目的，并且是通过按照某种方式将输入转变为输出得以实现。

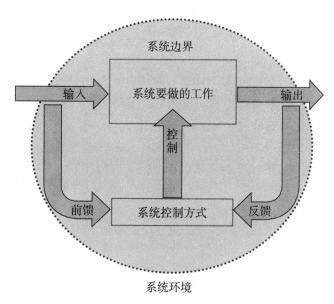

图74 系统的主要部件及相互关系

6.持久存在的系统会有一种控制机制,可以改变系统运行方式,以响应环境中或系统自身内部的不同条件。

7.系统控制依赖于反馈(有时称为前馈)。反馈即对系统的输出进行采样,并且按照反馈的字面意思,将采样值送回控制单元,以便可以被用于对系统的运行做出决定。前馈信息是对输入而非输出的采样。

8.系统具有新生特性,换言之,系统不仅仅是部件的简单汇总。作为整体,系统拥有部件汇总后所不具备的性质或特性。

9.系统可能由子系统组成,每个子系统都可以按照自身标准被认为是单个系统,甚至可能拥有自己的子系统。

(三)系统的复杂性

1.本体论意义上的复杂性

尼古拉斯·雷舍尔(Nicholas Rescher)把系统本体论意义上的复杂性分为四个方面:① 组分复杂性:即系统构成的复杂性和类别的复杂性;② 结构复杂性:即系统组织的复杂性和层级的复杂性;③ 功能复杂性:即系统操作的复杂性和规则的复杂性;④ 环境复杂性:即系统与环境之间的交互复杂性和系统对于环境适应的复杂性。

2.认识论意义上的复杂性

认识运动是由认识主体、认识客体和认识中介三个分系统构成的系统。以有限的主体去把握无限的对象世界,是认识论复杂性产生的根本原因。认识过程中主体所凭借的物质手段、操作程序和语言,是沟通主体与认识对象的中介,这些中介也可能是认识活动产生复杂性的根源。

在社会生活中,由于人具有意识和利益考量,当个人或人群被作为认识对象时,其变现形式一般都或多或少不同于未被作为认识对象时的表现,认识主体的观察、调查、研究会引起认识对象的变化,产生对象自在状态下没有的复杂性。

认识运动的过程性也可能产生复杂性。未来的不可预料性是认识论复杂性的主要表现形式之一。它的存在常常使认识主体产生困惑,做出错误的判断和决策。

雷舍尔把描述复杂性、生成复杂性、计算复杂性看成认识论复杂性的三种基本形式。

3.语言哲学意义上的复杂性

语言是意识借以同存在物联系的媒介。人所掌握的知识主要是言表知识,文本世界的复杂性都是用语言文字表达的,属于言表知识;人类还有大量不能用语言表达的意会知识,后者要比前者复杂得多。被理解的存在未必都能用语言表达出来,存在的许多精深而复杂的属性是可意会而不可言表的。语言能够记录、载荷、保存大部分被理解的存在，但意会到而不能言语表达的存在，往往是那些最复杂奥妙的存在。

4.辩证论意义上的复杂性

辩证论认为，一切事物都是对立面的统一，两个对立面通过中介相互联系，又在一定条件下相互转化或过渡。现实世界的矛盾无穷无尽，两个对立面各自秉性和连接对立面的中介千差万别，需要仔细辨别。共时性地看，不同矛盾的中介因空间不同而千差万别；历时性地看，不同矛盾的中介随时间延伸而千变万化；这两方面都是产生复杂性的根源。

人们在现实生活中经常碰到如何对待两个相反的事物、方面、倾向、概念的问题。所谓复杂就复杂在两个相反的方面难于兼顾，又必须兼顾。在多种矛盾同时存在即矛盾群体的情况下，辩证论强调抓主要矛盾。对于复杂性问题，如果把主要矛盾当成唯一矛盾，把主要矛盾方面当成唯一方面，那就是误将复杂性问题约化为简单性问题对待，必将造成人为的复杂性。

圣塔菲学者认为，复杂性是由简单性演化而来的。复杂之所以来自简单，在于简单性中蕴藏着复杂性的基因、种子、胚胎；由简单性演化而产生出复杂性的机制，在于大大小小智能体（Agent）为相互适应并且适应环境而采取的主动行动，正是这种适应性造就了复杂性。

5.价值论意义上的复杂性

价值问题涉及价值主体与价值客体的关系。价值就是客体对主体存续和发展的影响、作用、意义。主体的价值需求，客体的价值供应，通过主客体相互联系、相互作用而形成一定的价值关系，客体以多种多样的属性呈现于主体面前，主体以自身多种多样的需求为尺度对客体属性进行价值的感知、评价、衡量、选择、改进，在实现主体价值需求的过程中，不可避免地产生价值论意义上的复杂性。

主体追求的价值多种多样，有功利价值、认知价值、伦理价值、审美价值、信仰价值等。个人和群体都具有这些价值需求。这些价值需求中的每一种都具有各自的内在复杂性。它们之间的相互影响和制约又带来价值系统整体的复杂性。

价值系统具有矛盾复杂性的基本规定性，包括：价值的客体性与主体性、客观性与主观性的对立统一；自然属性与社会属性的对立统一；正价值和负价值的对立统一；特殊价值与普遍价值的对立统一；局部价值与全局价值、短期价值与长期价值、即时价值与永恒价值的对立统一；个体主体和群体主体的对立统一。

6.实践论意义上的复杂性

实践过程中，各种意义上的复杂性不可分离地融合交织在一起。过程是时间与空间、过去与现在、短期与长期、眼下与未来的矛盾统一，必然带来另一类矛盾复杂性。实践意义上的复杂性多半与主体的决策相联系。无论目标确定，还是方案、方法、程序的选择和创建，或者目标的重建、方案的重新设计，复杂的实践过程常常把主体推向"左右为难"的境地。

雷舍尔提出了复杂性自增强性概念，在实践论意义上极有价值。社会实践是非线性动力学系统，具有自增强、自放大机制，现有复杂性因素在实践中不断自我增强，将产生更多更精致的复杂性。

四、信息系统

（一）信息系统的概念

信息系统是与信息加工、信息传递、信息存储以及信息利用等有关的系统，一般是指人、机共存的系统。

传统意义的信息系统在计算机发明之前就已经存在。现代IT技术的使用已经使传统意义的信息系统的内容和性质发生了巨大的变化。

（二）信息系统的种类

信息系统可以分为数据处理系统、管理信息系统、决策支持系统、办公信息系统等执行特定功能的信息系统。

1.数据处理系统

数据处理系统是由设备、方法、过程以及人所组成、完成特定的数据处理功能的系统。它包括对数据信息的收集、存储、传输或变换等过程。在数据变换范围内有一系列操作属于数据处理，如数据的识别、复制、比较、分类、压缩、变形及计算活动等。

2. 管理信息系统

管理信息系统是收集、存储和分析信息，并向组织中的管理人员提供有用信息的系统。

根据管理职位级别，分为高层管理信息系统、中层管理信息系统和操作级管理信息系统。根据系统存储信息类别，分为文件系统和数据库系统；根据处理数据方式，分为批处理和实时处理系统；根据数据传输方式，分为集中式和分布式系统。

3. 决策支持系统

决策支持系统（Decision Support System, DSS）是一种以计算机为工具，应用决策科学及有关学科的理论与方法，以人机交互方式辅助决策者解决半结构化和非结构化决策问题的信息系统。DSS 将数据处理功能和各种模型等决策工具结合在一起来辅助决策。

4. 办公自动化系统

办公自动化系统是由计算机、办公自动化软件、通信网络、工作站等设备组成的、使办公过程实现自动化的系统。办公自动化系统一般包含信息采集、信息加工、信息传输、信息保存四个基本环节，综合体现了人、机、信息资源三者之间的管理。

（三）信息系统的建设规划

根据时间长短，信息系统的建设规划分为短期规划和中长期规划。

1. 短期规划

短期规划需要明确建设目标、发展战略、总体结构、技术路线、实施规划、建设概算、成本 / 效益估算和风险评估。

（1）建设目标

根据组织发展的总目标，结合组织现状以及信息系统建设的相关因素，确定出组织信息系统建设目标。信息系统建设目标必须与组织发展目标一致协调，信息系统建设目标和组织的总目标以及各层次子目标构成一个树状的目标体系，子目标是对总目标的细化和分解，总目标是对子目标的概括和综合。

（2）发展战略

信息系统发展战略是实现信息系统建设目标的全局性谋划，制定的依据是组织发展战略和组织信息系统建设目标。发展战略应包括组织的方向、纲领、方针、政策、技术、业务等方面的内容。

（3）总体结构

信息系统由多个子系统按照确定的关系模式构成，因而需要确定构成组织信息系统的各个子系统以及各子系统相互之间的关系。

（4）技术路线

需要考虑信息系统建设所涉及的计算机、网络、信息设备、软件、结构、方法等方面的技术，以及各种技术在信息系统建设中的作用，还有技术的来源、途径和方式等。

（5）实施规划

实施规划是从宏观上反映信息系统建设的实施步骤和计划，包括整体进度计划、各个子系统开发的时间安排以及开发所要求的技术、人才、资金、设备、场地等配套计划。

（6）建设概算

建设概算是指信息系统建设的宏观估算。除了给出总的资金需求之外，还应该分年度、分子系统、分项目列出估算细目。

（7）成本 / 效益估算

进行成本和效益的概要估算，以分析信息系统建设的投入 / 产出比。要求收益要大于支出，但对信息系统收益估算应注意信息系统建设所能够获取的社会效益。

（8）风险评估

对信息系统建设所面临的重大风险做出概要分析和评估，主要应从技术风险、资金风险、管理风险等方面进行分析，同时还应给出排除风险的措施，并对整个风险对信息系统建设所带来的影响做出评估。

2. 中长期规划

中长期规划需要不仅给出信息系统发展的趋势和设想的预测，还应包括发展的战略预测、战略构想、宏观构架、技术路线、建设路线等。

（四）信息系统的可行性分析

可行性分析（Feasibility Study）的意义在于：在项目定义阶段，用较小代价识别出错误构思的系统，从而规避未来更多资源投入的损失，包括人力、物力和财力，或者因遭遇到无法逾越的技术障碍或环境而导致的不可避免的失败。可行性分析主要包括四个方面：经济可行性、技术可行性、法律可行性和操作可行性。

1. 经济可行性

经济可行性也称投资/效益分析或成本/效益分析。它是分析信息系统项目所需要的花费和项目开发成功之后所能带来的经济效益。信息系统总成本包括系统开发成本和运行成本。信息系统的效益包括直接经济效益和间接经济效益。直接经济效益是信息系统能够直接获取的且能用资金度量的效益，如降低了成本、提高了资金周转率、减少了人员成本以及降低了消耗等。间接经济效益是指不能简单地或无法用资金计算的那部分效益。一些项目只能用间接的社会效益来衡量。

2. 技术可行性

技术可行性是对待开发信息系统的功能、性能和技术能力约束进行评估论证，其中包括技术人员、核心技术积累、软硬件条件等。在可行性研究阶段，项目目标比较模糊，因此技术可行性最好与项目功能、性能和约束的定义同时进行。在可行性研究阶段，调整开发目标和选择可行的技术体系均是可用的手段，而一旦项目进入开发阶段，任何方向性的调整都意味着更多的成本、代价和风险。加强前期的技术调研、寻求专家的咨询以及采用具有大量成功的应用案例及被广泛支持的技术标准和事实标准等均有助于改善项目的技术可行性。

3. 法律可行性

法律可行性是从法律角度来分析项目的可行性。法律可行性分析主要是指：根据国家有关的经济法规、规定，国家有关的发展规划、计划文件等，国家关于项目建设方面的标准、规范、定额资料等，国家和地区关于项目建设的法令、法规，项目审批文件，项目承办单位与有关方面签订的协议，对项目的可行性进行分析。

4. 操作可行性

操作可行性主要是指系统的运行方式、操作规程在用户组织内是否可以有效地实施；预期的终端操作人员是否可以胜任。

第二节　医学信息系统的层次模型和主要功能

一、医学信息系统的层次模型

从人类参与的程度和计算机应用的复杂性角度构建的医学信息系统层次模型如图75所示。从底层的数据交换和远程通信，到顶层的研究和开发，计算机应用的复杂性越高，人类的参与程度就越多。

（一）数据交换和传输层

第一层是应用计算机进行数据交换和传输，信息格式的标准化是基础。这一层几乎不需要人类的参与，与非医学领域的应用相比没有特殊区别。

（二）数据存储和检索层

第二层是应用计算机存储和检索数据。医学数据的特点是种类繁多、海量和极其复杂的关联性，还有医学数据应用服务对象和目标的多样性，这些需要人类的干预。

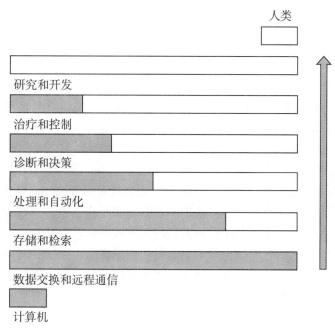

图 75 医学信息系统的层次模型

（三）信息处理层

第三层是应用计算机进行自动化和半自动化的医学信息处理。医学信息的处理需要医学专业知识支撑，建立在人类对人体、疾病、卫生等对象的研究和理解基础上。自动化只针对那些可以重复的、一般化的工作，更多的工作是人与计算机结合，以半自动化方式完成的。与前两层的不同之处是这一层多是专门为医疗卫生应用开发的。

（四）诊断和决策层

第四层是诊断和决策中的计算机应用。这层的应用需要人类将医学知识格式化，设计决策支持模型和标准，以便计算机处理。显然，在目前的信息技术支持下不可能由计算机系统进行诊断和决策，人类是这层应用中的主导。

（五）治疗和控制层

第五层是治疗和控制中的计算机应用。这一层的应用执行是在决策之后发出的指令，医学治疗和控制的复杂性是这层应用与工业生产的过程控制完全不同的地方，只有很少部分治疗能够用计算机实现控制。

（六）研究和开发层

第六层是研究和开发中的计算机应用。这层是人类智慧的体现，研究如何结构化、抽象化，建立各种模型和算法，开发应用系统，提供给第一到第五层的应用。

二、医学信息系统的主要功能

（一）医院管理系统

医院管理信息系统（Hospital Management Information System, HMIS）主要是指利用计算机软硬件技术、网络通信技术等现代化手段，针对行政、医疗事务和质量控制等进行管理，对医疗活动各阶段中产生的数据进行采集、存储、处理、提取、传输、统计、加工生成各种信息，从而为医院的整体运行提供全面的、自动化的管理及各种服务的信息系统。HMIS 的主要目标是支持医院的行政管理与事务处理业务，减轻事务处理人员的劳动强度，辅助医院管理，辅助高层领导决策，提高医院工作效率，从而使医院能够以较少的投入获得更好的社会效益与经济效益。医院的财务、人事、后勤、物流、楼宇、设备、药品、药事、车辆、耗材管理系统等均属于 HMIS 的范畴。

HMIS 需要与其他临床信息系统整合，从而共享信息。例如，医院的财务信息系统需要门急诊挂号信息或住院出院转院信息从而计算所需费用；此外，财务信息系统也需要与医疗保险系统整合，从而在费用计算过程中将医疗保险计划覆盖的费用自动地减免。所以，如果把整个医疗服务活动看成是一个整体的话，HMIS 就是支持完成部分医疗服务活动的一个子系统。它与其他医院信息系统的整合使安全、实时共享信息成为可能，有利于医院各部门方便高效地执行他们各自的职能。

（二）临床信息系统

1. 临床信息系统概况

临床信息系统（Clinical Information System，CIS）是主要针对患者诊疗信息进行管理的系统。其主要目标是：支持医院医护人员的临床活动，收集和处理患者的临床医疗信息，丰富和积累临床医学知识，提供临床咨询、辅助诊疗、辅助临床决策，提高医护人员的工作效率和诊疗质量，为患者提供更多、更快、更好的服务。挂号系统、收费系统、电子病历系统、遗嘱处理系统、医生工作站系统、护士工作站系统、临床检验系统、医学影像系统、输血及血库管理系统、手术麻醉管理系统、重症监护管理系统、营养配置信息系统、输液管理信息系统、样本管理系统、医院感染监控系统、不良医疗事件报告系统、人体器官移植信息管理系统和临床决策支持系统等，均属于 CIS 的范畴。

（1）电子病历

电子病历（Electronic Medical Records，EMR）是以电子化方式管理的有关个人终生健康状态和医疗保健行为的信息，涉及患者信息的采集、存储、传输、处理和利用的所有过程信息。它的内容包括纸质病历的所有信息。美国国立医学研究所将 EMR 定义为"是基于一个特定系统的电子化患者记录，该系统提供用户访问完整准确的数据、警示、提示和临床决策支持系统的能力"。美国国家健康信息技术联盟（National Alliance of Health Information Technology）将 EMR 定义为"是在某一医疗机构工作并被授权的临床服务提供者创建、收集、管理和使用的关于个人的健康和医疗信息系统"。在我国，《电子病历基本架构与数据标准（试行）》将 EMR 定义为：由医疗机构以电子化方式创建、保存和使用的，重点针对门诊、住院患者（或保健对象）临床诊疗和指导干预信息的数据集成系统，是居民个人在医疗机构历次就诊过程中产生和被记录的完整、详细的临床信息资源。

EMR 的功能总体上可归纳为三个方面：一是医疗信息的完整记录、存储和访问功能；二是连接医学知识库辅助临床决策的功能；三是为公共卫生和科研服务的信息再利用功能。美国健康信息和管理系统协会（HIMSS）和美国医学研究所（IOM）将 EMR 的功能特征概括为八个方面：① 随时随地安全、可靠、实时地访问患者健康记录；② 采集和管理就诊和长期的健康记录信息；③ 作为医生在医疗服务过程中的主要信息源；④ 辅助为患者或患者组制订诊疗计划和提供循证医疗；⑤ 提供用于持续质量改进、利用率调查、风险管理、资源计划和业绩管理的数据；⑥ 提供用于病案和医疗保险审核的相关信息；⑦ 提供纵向、适当过滤的信息以支持医疗研究、医学统计、公共卫生报告和流行病学活动；⑧ 支持临床试验和循证研究。

电子病历系统可为病历质量监控、医疗卫生服务信息以及数据统计分析和医疗保险费用审核提供技术支持，能够提供医疗费用分类查询、手术分级管理、临床路径管理、单病种质量控制、平均住院日、术前平均住院日、床位使用率、合理用药监控、药物占总收入比例等医疗质量管理与控制指标的统计分析。可以利用电子病历系统的优势建立医疗质量考核体系，以保证医疗质量、规范诊疗行为、提高医院管理水平。

电子病历作为临床信息系统的核心，记录着患者的完整就诊、检查和治疗信息。然而，电子病历不是一个独立的系统，它与其他临床信息系统是相互关联的，因为电子病历中的许多信息是由其他临床信息系统作为信息源提供的。例如，病案首页的信息来源于住院登记系统，实验室检查结果来源于实验室信息系统等。应该讲，电子病历需与医生工作站系统（医嘱输入）、护士工作站系统（护理记录）、门诊挂号系统、住院出院系统、医学影像信息系统和病案统计系统等接口，使这些系统之间的信息可以实现共享，并根据授权级别给予医务人员相应的权限，如记录、修改、确认等。

真正需要输入到电子病历的信息主要包括：医务人员对病情的原始记录，诊断描述、医嘱和治疗记录。其他诊疗就医相关的信息则通过与其他临床信息系统的整合而得到。无论诊疗信息从何处而来，从电子病历的角度看，患者信息是完整的、集成的；而不像其他临床信息系统，患者信息是局部的、离散的、有侧重的。医务人员作为最终用户，可以通过电子病历系统查到关于某一患者的任何诊疗检查和护理信息。

（2）医学影像信息系统

现代医学越来越多地依靠医学图像信息确定医疗诊断。医学图像种类多样，包括 B 超扫描图像、彩色多普勒超声图像、磁共振（MRI）图像、X-CT 图像、X 线透视图像、各种电子内镜图像、显微镜下病理切片图像等。

图像存储与传输系统(Picture Archiving and Communication Systems, PACS)是管理医学图像的信息系统。它把医学图像从采集、显示、储存、交换和输出进行数字化处理，最后实现图像的储存和传送。

PACS 的工作流程大概是这样的：拍照设备将影像拍摄完成并以 DICOM 格式创建影像文件，DICOM 格式的影像文件被分类存储至 PACS 服务器，放射科医生在医生工作站即可以查阅影像信息。完成这一流程需要：将医院中各种影像设备通过网络连接起来；影像文件采用标准的 DICOM 格式以便于传输和交换；放射科医生工作站需要配置高分辨率的显示装置和影像浏览软件；放射信息系统（Radiology Information System）则管理患者的基本信息、预约、费用和放射医生对所拍摄影像的诊断和解释。

PACS 系统作为临床信息系统中的一种特殊系统，需要与医院管理信息系统和电子病历系统集成，使这些系统具有可操作性。例如，医院其他科室医生使用电子病历下的医嘱可以以 HL7 的信息格式将信息传至 PACS 的放射信息系统，PACS 启动其工作流程。当放射诊断被输入 PACS 的，其他科室的医生可以通过其医生工作站阅览影像和诊断，影像文件和诊断文字本身被存储在 PACS 系统中。

（3）实验室信息系统

实验室信息系统（Laboratory Information System, LIS）是由许多不同的应用软件组成的一套整合的信息系统。医生和临床检验师使用 LIS 加工、存储和管理门诊和住院过程中所需的各项化验，包括血液学、生化、免疫和微生物等。

LIS 的基本功能包括：定制检查项目、患者登录、接收样本、记录结果、生成报告、患者数量统计、医师数量统计、实验室行政管理等。目前的 LIS 均使用条形码接受和确认检验样本，有些检查项目经过定制后系统可以自动提示取样量。检验结果可以手工或自动录入，临床检验师则负责找出关联作出判断，将结果自动生成报告，供临床医生阅读。LIS 需要同医院管理信息系统（HMIS）和电子病历（EMR）相集成，使这些系统的信息可以相互使用，例如，医生通过医生工作站可以方便、及时地看到患者的检验结果或 LIS 的检验报告。

需要指出的是，LIS 和实验室信息管理系统（Laboratory Information Management System，LIMS）是有区别的。LIMS 是一套用来管理工业生产、医学实验等研究以及实验室的样品、人员、仪器、标准品和其他实验室活动（如采购、实验流程自动控制等）的信息系统。LIMS 采用一定的国际规范，结合网络化技术，将实验室的业务流程和一切资源以及行政管理等以合理方式进行管理。而实验室信息系统（LIS）则是针对医院或其他临床实验室中临床检验流程的管理。

（4）护理信息系统

护理信息系统是利用信息技术、计算机技术和网络通信技术对护理管理和业务技术信息进行采集、存储、处理、传输、查询，以提高护理管理质量为目的的信息系统，是众多临床信息系统中的一个重要系统。

护理信息系统一般包括临床护理子系统和护理管理子系统。临床护理信息系统一般也称为护士工作站，主要完成护士工作的业务处理，包括护理计划、护理临床记录、出院计划等[110]。护理信息系统不仅仅记录和传送护理信息，而且可以利用输入系统的信息支持护理决策。近年来，护理信息系统的发展方向为护理专家系统、远程护理等。

---

[110] Toromanovic S, Hasanovic E, Masic I. Nursing Information Systems. Materia Socio-medica, 2010, 22(3): 168-171.

护理工作是一项系统工程。它与医疗、医技、药剂、后勤等部门都有着紧密联系，所以与各个科室、部门有着密切的协调合作。而护士与患者接触最多，能够掌握最详细且具有动态性患者健康信息，因此在临床各学科合作的过程中，护理信息的价值非常重要。护理信息系统，尤其是临床护理系统，需要与医院管理信息系统、电子病历和其他临床信息系统集成，使采集的数据为临床各科医务工作者共享，还可以接受临床医疗、临床检验相关信息，为开展后续的护理工作制订计划。

（5）临床决策支持系统

临床决策支持系统（Clinical decision support system, CDSS）是一种通过数据、模型等，以人机交互方式辅助临床工作人员决策的计算机应用系统。

CDSS 按系统结构分为基于知识库的和非基于知识库的。大多数 CDSS 属于前者。它由三大模块组成：知识库、推理机和通信模块。知识库包括词库、术语词典、模型结构和知识仓库四个部分。知识库存储着编译好的医学知识，例如，关于药物相互作用的 IF-THEN 规则。推理机则将知识库里的医学知识和规则应用于患者的资料并进行自动分析归纳，分析的结果通过通信模块反馈给用户。另外，用户也可以通过通信模块更新或自定义新的规则，以适应医学的发展。

将 CDSS 和电子病历相结合可以最大限度地收集到实时更新的原始的患者资料，可避免在将患者的资料再次转换到单独的 CDSS 系统过程中可能出现的信息出错，并可以提高效率而节省成本。

CDSS 可以用于提供诊断决策、用药决策、治疗决策和预测预后。系统提供警告、提醒、连接并查询医学文献数据库或诊疗信息资源。

当今的 CDSS 已经发展到涉及医学管理和医学专科的决策支持，如护理 DSS、用药 DSS、医疗管理 DSS、专科 DSS 等。需要指出的是，CDSS 不是要替代临床工作人员的决策权，而是更多的是辅助决策或提供决策选择，以提高医疗服务质量和效率，减少医疗错误和不良反应发生率，保证患者安全。

（三）远程医疗系统

远程医疗（Telemedicine）运用计算机、通信、医疗技术与设备，通过数据、文字、视频、音频和图像资料等医学信息异地交换，使专家与患者、专家与医务人员之间可以实现异地"面对面"医疗服务和专业指导。远程医疗为缓解医疗资源不均衡，提高整体医疗水平（特别是基层医院服务质量）和降低医疗费用提供了一种新型医疗服务方式。

远程医疗涉及医疗服务或指导提供方、医疗服务需求方和联系两者的通信网络和诊疗装置。所以从技术角度而言，远程医疗系统是指实现通过数据、文字、视频、音频和图像资料等医学信息异地交换的软硬件以及通信网络的设置和连接，确保信息交互清晰、实时和通畅。通信网络可以包括普通电话网、无线通信网以及通信卫星网等；计算机软硬件可包括计算机多媒体软硬件，信息存储和处理软件，信息显示软硬件等；诊疗仪器可包括数字化诊疗仪器检测心电图、血压、血氧等生理和电生理参数，血、尿、体液的各种生化含量指标以及 B 超、CT 等数字医学图像。

远程医疗系统的服务方式可分为实时（在线, real time）方式和非实时（离线, Store-and-forward）方式两种。实时方式是指医疗服务提供方和需求方实时在线交流，讨论病情；双方可以共享医疗信息，如医学影像资料等。这种方式往往需要双向互动视频显示和屏幕共享。非实时方式是指将医疗服务需求方的资料随时传送给服务提供方等待处理；医疗服务提供方可依据用户提供的资料做出相应的诊断。医学资料一般通过加密的电子邮件系统传输以保护患者隐私。

远程医疗可以广泛应用于几乎所有的医学专业，包括各临床专科、辅助诊断专业及医学科研、教育等远程医疗技术的应用领域，已从最初的高科技领域到后来的军用、民用，最终将向社区和家庭渗透，普及到每个老百姓。通过远程医疗系统，可以实现远程影像会诊、临床交互式会诊、远程培训、远程重症监护等[111]。

---

[111] 国家卫生和计划生育委员会. 远程医疗信息系统建设技术指南（2014 年版）. http://www.nhfpc.gov.cn/ewebeditor/uploadfile/2015/01/2015012210201839.pdf.

（四）移动医疗系统

移动医疗（mobile health）是电子医疗（e-health）的一个重要分支，指应用通信技术如计算机、移动电话和卫星通信等提供医疗和信息[112]。近年来，3G 业务的普及和医疗与信息通信技术的融合，为移动医疗的发展提供了机会。

在国外，从 20 世纪 90 年代开始，掌上计算机（PDA）被广泛应用于医院的数据采集，如体温、脉搏、呼吸、血压数据等，可以说这是移动医疗的雏形。此后，随着科技的发展，技术人员将掌上计算机的优点融入了智能手机和平板计算机中，更加方便了用户获取移动医疗服务。2011 年 2 月，美国食品药品管理局（FDA）首次允许医生使用 iPad 和 iPhone 查看医疗图像，并据此作出诊断。

目前，移动医疗系统应用主要包括无线查房、移动护理工作站、移动远程诊疗、社区健康管理以及市场上层出不穷的医疗健康类手机应用软件（App）等。

（五）社区卫生服务信息系统

社区卫生服务信息系统是以居民健康档案信息系统为核心，以基于电子病历的社区医生工作站系统为枢纽，以全科诊疗、收费管理、药房（品）管理等为主要的功能模块，满足居民健康档案管理、经济管理、监督管理和公共卫生信息服务管理等基本需求。

社区卫生服务信息系统的使用对象是城乡各级社区卫生服务中心、服务站、诊所、村卫生室等。

社区卫生服务信息系统包括的基本功能模块有：居民健康档案信息系统、基于社区医生工作站的全科医学诊疗系统、基于通用条形码技术的医卡通系统、双向转诊平台系统、药店（品）管理系统、社区护士工作站、社区医院收费管理系统、短信平台系统、区域健康服务业务交流平台系统等。同时为了更好地实现区域公共卫生数据资源共享，在普遍实施社区卫生服务信息系统的基础上，主管部门（卫生局、中心医院等）还应该建设中心数据库管理系统和基于浏览器 / 服务器（B/S）的社区居民健康服务系统等。

社区卫生服务信息系统的成功实施将使城乡社区卫生服务机构数字化、网络化，可以更好地满足城乡社区居民的健康保健水平，有效提升社区健康服务机构的服务质量。

（六）区域医疗信息系统

随着医院信息系统和电子病历的建设和普及，各个医疗机构纷纷开发了各自的医院信息系统和电子病历。由于缺乏信息标准和信息共享协议，这些系统就像一个个单独存在的"信息孤岛"。

为了使医疗组织之间快速、安全保密地交换患者医疗信息，某些在一定地理区域内的医疗和卫生健康机构组成了一个区域性的健康信息交换组织，共同监管组织成员机构健康信息交换，以改善社区医疗服务和健康保健。组织成员机构需要对可交换的医学信息达成协议并签署信息使用协议。为了有效地进行信息共享，组织成员需要确定数据集成所采用的技术和系统构架以及数据共享数据保护标准，从而建立一套区域协同医疗信息系统保证信息，可以安全有效地在组织成员机构之间交换共享。

依据数据交换模式，区域协同医疗信息系统主要采取三种方式集成数据：中央集成式、分散集成式和混合式[113]。在中央集成式中，所有组织成员机构将医疗数据定期发送到一个数据库，供其他组织成员机构使用；而分散集成式则采取系统只发送数据使用请求，而数据实际上还是存储在各组织成员机构自己的服务器内；混合式是指对不同的信息或根据各个组织成员机构不同的临床信息系统构建，中央集成式和分散集成式都被使用。

（七）公共卫生信息系统

公共卫生信息系统是利用先进的计算机、网络和通信技术，将群体健康疾病相关数据有效地收集、组织、管理。

公共卫生信息系统主要履行四方面的功能：疾病监测，卫生监督，疾病救治，指挥决策，健康保健和促进。相应于每一种功能，需要建立不同的信息系统。

疾病监测信息系统主要监测法定传染病，设定疾病监测点，实现实验室网络监测和临床症状监测；并

[112] 徐倩，赵文龙．国内外移动医疗应用现状及启示．检验医学与临床，2014, 11(9): 1295-1297.
[113] 杨宏桥，吴飞，甘仞初．构建区域协同医疗信息系统的设计方案研究．医疗卫生装备，2008, 29(5): 50-52.

由专病报告系统报告疾病发生病例。

卫生监督信息系统则包括危险因素、食品卫生与中毒、环境、放射、职业卫生和医疗服务的监督。

疾病救治系统则包括院前急救系统、应急医疗及患者转运管理、救治专家及人力资源调配以及药品和医疗物资储备的管理。

突发公共卫生事件应急指挥信息系统则可以对突发事件进行评估及预警，启动预案及进行趋势预测，并根据系统所含有的数据进行指挥调度和部门协调。

而对于一般大众的健康保健和促进则由妇幼保健信息系统、计划免疫系统、计划生育系统和健康监测系统等实现。

（八）医疗保险信息系统

医疗保险信息系统是运用计算机、网络通信等信息技术，实现医疗保险基金缴纳、记录、核算、支付及查询等服务的医疗保险业务计算机管理及服务系统。

医疗保险信息系统一般具有三大功能：一是网上查询，包括医疗政策法规及其他相关政策法规查询，医疗保险业务、办事程序查询，医疗保险统计资料及其他有关信息查询等；二是网上反馈，通过网络系统反映情况、意见和建议、开展网上信访等业务；三是网上业务，实现医疗保险的基金征缴、拨付、财务管理等基本业务的计算机化。

（九）临床试验数据管理系统

临床试验是探索新药、新技术、新疗法的安全性和有效性，提高医学科学技术发展水平的重要手段。为了确保临床试验结果准确可靠、科学可信，保护受试者权益和广大人民的用药安全，国际社会和世界各国都出台了一系列法规、规定和指导原则，用以规范临床试验的整个流程[114]。

临床试验数据的质量标准要求：数据具有可溯源性，数据应当具有原始性，数据必须真实，数据应当准确，数据要保持完整性，引用的数据应当得到证实。

临床数据管理系统的开发要符合《ICH-GCP：统一的指南》（the International Conference on Harmonisation-Good Clinical Practice: Consolidated Guideline）的规范，同时还要符合各国相关法规的要求。ICH-GCP 是有关人体试验的方案设计、组织实施、监察、稽查、记录、分析总结和报告的伦理学和科学的国际质量标准。

在临床试验领域，各国的数据库技术研究人员与本国、国际的临床试验管理有关法规相结合，开发出了适应本国国情的临床试验数据管理系统，提高了临床试验的效率和数据管理的质量。

目前，在临床试验中应用的有：临床试验项目管理系统（Clinical Trial Management System, CTMS）、电子数据采集系统（Electronic Data Collection System, EDC）、临床数据管理系统（Clinical Data Management System, CDMS）、药物不良事件报告系统（Adverse Event Reporting System, AERS）等。这些系统的特点是功能相对复杂、涉及临床试验的多个部门和多个阶段（如研究启动阶段、研究进行阶段和研究结束阶段等）。

此外，还有一些专门用于临床试验某一特定工作的系统，如在线受试者招募、中央随机化系统、临床试验药物管理系统、财务系统等。

第三节　医学信息系统的研发

一、医学信息系统研发的基本原则和策略

（一）医学信息系统研发的基本原则

医学信息系统的研发应遵循的基本原则有：前瞻性和现实性原则、整体性和功能性原则、适宜性和先进性原则、实用性和通用性原则、易操作性与可扩展性原则。

---

[114] 孙亚林, 贺佳, 曹阳. 国内外临床数据管理系统发展现状. 第二军医大学学报, 2006, 27(7): 721-725.

（二）医学信息系统研发的策略

1."自上而下"的研发策略

"自上而下"（Top Down）的研发策略是指：在信息系统建设过程中采取从整体到局部、从抽象到具体、从概要到详细的思维模式。这种研发策略的优点是整体性和逻辑性较强；缺点是不适于规模较大的系统。

2."自下而上"的研发策略

"自下而上"（Bottom Up）的研发策略是指：在信息系统建设过程中采取从局部到整体、从下层到上层的思维模式。这种研发策略的优点是见效快，容易开发；缺点是缺乏整体性和协调性，可能导致功能和数据冗余。

3."综合研发"策略

"综合研发"策略是指：在总体规划阶段采取"自上而下"的策略；而在系统研发阶段采用"自下而上"的策略。

二、医学信息系统研发的方法论

（一）什么是方法论

1.方法论的定义

信息系统领域的方法论是一种开发信息系统的通用方法。它必须涵盖项目的一些方面，虽然涵盖的内容会千差万别。通常，每个方法论都有步骤、技术、工具和文档，用于帮助系统开发者努力完成信息系统的开发。有时，也有一种生命周期或结构包含和组织这些步骤。最后，也会有某种潜在的思想用于获取有关信息系统开发的意义和目的的特定观点。

2.方法论的特点

使用方法论具有很多优势，包括：不管是就文档标准、用户接受度而言，还是就软件的可维护性和一致性而言，使用方法论都有助于生成更高质量的产品。方法论有助于保证用户需求得到完全满足。这并不意味着在任何开发工作进行之前，所有的需求都必须获取、归档和达成一致。使用方法论有助于项目经理更好地控制项目的进度，降低整体开发成本。方法论通过确定关键的参与者和交互以及提供针对整个过程的结构，促进项目参与者之间的通信。通过过程和文档的标准化，方法论还能鼓励组织内部实际技能的交流。

数十年来，信息系统的方法论一致在发展，并且被特别用来解决那些曾经被认为很重要的软件开发项目中的问题。然而，时至今日，仍没有一种方法论能够完全成功地实现这一目标，部分原因是计算是一个高度动态化的领域，而项目以及问题本质上是在变化的。在一个不断改变的世界里，之前的解决方案几乎不可能完全解决当前的问题。

（二）企业体系结构（EA）

企业体系结构（Enterprise Architecture, EA）包括企业架构、体系架构和实体体系结构三个方面。EA从整体层面定义企业发展的问题，并从业务、数据、应用和技术等层面展现企业的内部结构和关系，从而使各利益相关者在如何构建无边界信息流能力上做出有效决策。目前影响较大、使用比较广泛的 EA 框架和方法论主要有 FEA、TOGAF、Zachman 和 DoDAF。

（三）联邦企业架构（FEA）

美国联邦企业架构（Federal Enterprise Architecture, FEA）[115-116] 作为美国联邦政府的电子政务顶层架构，在美国电子政务集中统一管理中发挥着越来越重要的作用。FEA 已经形成了一个比较完善的方法论体系，已经成为一个值得各国政府部门和集团企业借鉴的重要顶层架构方法论。

FEA 由一套相互关联的参考模型组成，用来进行跨机构业务分析，识别机构内部或跨机构的重复投资、差距和机会。这些参考模型共同组成一个框架，用共同的和一致的方式来描述 FEA 的重要元素（图76）。

[115] Federal Enterprise Architecture Program Management Office. FEA Practice Guidance, 2007. http://www.whitehouse.gov/sites/default/files/omb/assets/fea_docs/FEA_Practice_Guidance_Nov_2007.pdf.

[116] 王璟璇，于施洋，杨道玲，等 . 电子政务顶层设计：FEA 方法体系研究 . 电子政务，2011,(8): 19-29.

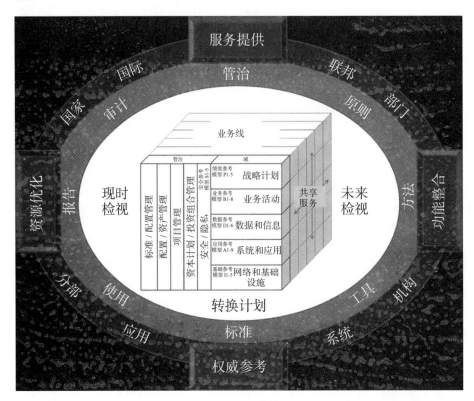

图76　FEA架构

三、医学信息系统软件生命周期模型

（一）什么是软件生命周期

软件生命周期（Software Life Cycle），也称为软件生存周期，是软件工程最基础的概念。软件"生命周期"的概念并不是说软件同硬件一样，存在"被用坏"和"老化"问题，而是指其无存在的价值。软件生命周期是指一个软件从提出开发要求开始直到该软件报废为止的整个时期。

软件生命周期的一种典型阶段划分为：问题定义、可行性研究、需求分析、概要设计（总体设计）、详细设计、编码、测试和维护八个阶段。

（二）医学信息系统软件生命周期模型的种类

医学信息系统软件生命周期模型有：瀑布模型、原型模型、快速原型模型、迭代模型、敏捷模型、螺旋模型、喷泉模型、基于知识的模型和变换模型等。

（一）瀑布模型

瀑布模型是将软件生命周期各活动规定为依线性顺序连接的若干阶段的模型，将软件生命周期分成七个阶段，包括：可行性分析、项目开发计划、需求分析、概要设计、详细设计、编码、测试和维护。每个阶段的工作都需要评审等技术确认。

瀑布模型是以文档形式驱动的，为合同双方最终确认产品规定了蓝本，为管理者进行项目开发管理提供了基础，为开发过程施加了"政策"或纪律限制，约束开发过程中的活动。瀑布模型以里程碑开发原则为基础，提供各阶段的检查点，确保用户需求，满足预算和时间限制。瀑布模型适于功能和性能明确、完整、无重大变化的软件开发。

瀑布模型的局限性在于：它是一种理想的线性开发模式，缺乏灵活性，特别是无法解决软件需求不明确或不准确的问题。这些缺点最终可能导致开发出的软件并不是用户真正需要的软件，并且问题往往是在开发过程完成后才能发现，已为时太晚。为此必须进行返工，或者在运行中进行大量修改。这种返工或修改付出的代价巨大。同时，随着软件开发项目的规模日益扩大，瀑布模型缺乏灵活性的缺点所引发的问题更为严重。为克服瀑布模型的不足，现在已提出若干其他模型。

（二）原型模型

原型模型则是借助一些软件开发工具或环境尽可能地构造一个实际系统的简化模型。

原型模型最大的特点是：利用原型法技术能够快速实现系统的初步模型，供开发人员和用户进行交流，以便较准确地获得用户的需求；采用逐步求精方法使原型逐步完善，这是一种在新的高层次上不断反复推进的过程，它可以大大避免在瀑布模型冗长的开发过程中看不见产品雏形的现象。

（三）快速原型模型

鉴于以前各个模型的缺点，许多研究人员得出结论：软件开发的早期阶段应该是一个学习与实践的过程，其活动包括开发人员和用户两个方面。不仅要求他们合作，而且要有一个实际的工作系统。用户开始虽然说不出未来系统的样子，但对现行系统可以非常熟练地实用。基于这种思想的技术就是快速原型开发。

快速原型模型分为探索型、实验型和演化型三种。

1. 探索型

用原型过程来代替需求分析，把原型作为需求说明的补充形式，运用原型尽可能使需求说明完整、一致、准确和无二义性，但在整体上仍采用瀑布模型。

2. 实验型

用原型过程来代替设计阶段，即在设计阶段引入原型，快速分析实现方案，快速构造原型，通过运行考察设计方案的可行性与合理性，原型称为设计的总体框架或设计结果的一部分。

3. 演化型

用原型过程来代替全部开发阶段。这是典型的演化提交模型的形式，它是在强有力的软件工具和环境支持下，通过原型过程的反复循环直接得到软件系统。不强调开发的严格阶段性和高质量的阶段性文档，不追求理想的开发模式。

（四）迭代模型

在迭代模型中，整个开发工作被组织为一系列的短小的、固定长度（如3周）的小项目，这些被称为一系列的迭代。每次迭代都包括需求分析、设计、实现与测试。采用这种方法，开发工作可以在需求被完整确定之前启动，并在一次迭代中完成系统的一部分功能或业务逻辑的开发工作，然后再通过客户的反馈来细化需求，并开始新一轮的迭代。

迭代式开发的优点是：降低风险、得到用户早期反馈、持续的测试和集成、使用变更、提高复用性。

（五）敏捷模型

敏捷模型更强调程序员团队与业务专家之间的紧密协作、面对面的沟通（认为比书面的文档更有效）、频繁交付新的软件版本、紧凑而自我组织型的团队、能够很好地适应需求变化的代码编写和团队组织方法，也更注重软件开发中人的作用。

敏捷方法在几周或几个月时间内完成相对较小的功能，强调的是能尽早地将尽量小的、可用的功能交付使用，并在整个项目周期中持续改善和增强。极限编程是敏捷开发的方法之一，更强调沟通、简单、回馈、勇气和尊重。

（六）螺旋模型

螺旋模型是一种风险驱动的模型。它将过程周期分为与瀑布模型大致相符的几个周期。每个螺旋周期可分为四个工作步骤：计划、风险分析、工程和用户评价。

螺旋模型适于大型软件的开发，它吸收了软件工程"演化"的概念，使开发人员和用户对每个螺旋周期出现的风险有所了解，从而做出相应的反应。但是，使用该模型需要有相当丰富的风险评估经验和专门知识，这使该模型的应用受到一定限制。

（七）喷泉模型

喷泉模型以面向对象的软件开发方法为基础，以用户需求为动力，以对象作为驱动的模型。它适于面向对象的开发方法。它克服了瀑布模型不支持软件重用和多项开发活动集成的局限性。

喷泉模型使开发具有迭代性和无间隙性。系统的某些部分常常重复工作多次，相关功能在每次迭代中随之加入演化的系统。无间隙是指在分析、设计和实现等开发活动之间不存在明显的边界。

（八）基于知识的模型

基于知识的模型是把瀑布模型和专家系统结合在一起，在开发的各个阶段都利用相应的专家系统来帮助软件人员完成开发工作，维护是在系统需求说明一级上进行。

为此，需要建立各阶段所需要的知识库，将模型、相应领域知识和软件工程知识分别存入数据库，以软件工程知识为基础的生成规则构成的专家系统与含有应用领域知识规则的其他专家系统相结合，构成了该应用领域的开发系统。

（九）变换模型

变换模型是主要用于软件的形式化开发方法，从软件需求形式化说明开始，经过一系列变换，最终得到系统的目标程序。一个形式化的软件开发方法要提供一套思维方法和描述开发手段，如规范描述的原则、程序开发的一般过程、描述语言等，使开发者能利用数学概念和表示方法恰当合理地构造形式规范，根据开发过程的框架及设计原则进行规范描述和系统化的设计，并对规范的性质和设计的步骤进行分析和验证。

四、统一建模语言（UML）

（一）UML 简介

统一建模语言（Unified Modeling Language, UML）是一种功能强大的、面向对象的可视化系统分析的建模语言。

模型是对现实客观世界的形状或状态的抽象模拟和简化。模型提供了系统的骨架（Sketch）和蓝图（Blueprint）。模型为人们展示了系统的各个部分是如何组织起来的，模型既可以包括详细的计划，也可以包括从很高的层次考虑系统的总体发展。一个好的模型包括那些有广泛影响的主要元素，而忽略那些与给定的抽象水平不相关的次要元素。每个系统都可以从不同的方面利用不同的模型来描述，因而每个模型都是一个语义上闭合的系统抽象。模型可以是结构性的，强调系统的组织；也可以是行为性的，强调系统的动态方面。对象建模的目标就是要为正在开发的系统制定一个精确、简明和易理解的对象模型。

通过建模可以达到四个目的：模型有助于按照实际情况或按照所需要的样式对系统进行可视化，模型能够规约系统的结构或行为；模型给出了指导构造系统的模板；模型对做出的决策进行文档化。

UML 采用一整套成熟的建模技术，广泛适用于各个应用领域。在软件开发的每个阶段，从需求分析到技术规范，再到结构设计及配置要求，UML 都提供了模型化和可视化的支持。它的各个模型都可以帮助开发人员更好地理解业务流程，建立更可靠、更完善的系统模型，从而使用户和开发人员对问题的描述达到相同的理解，以减少语义差异，保障分析的正确性。

（二）UML 图示

UML 共定义了三类 14 种图示（Diagrams）。

1. 结构性图示（Structure Diagrams）

结构性图示有 7 种，强调的是系统式的建模，包括：类图（Class Diagram）、组件图（Component Diagram）、复合结构图（Composite Structure Diagram）、部署图（Deployment Diagram）、对象图（Object Diagram）、包图（Package Diagram）、剖面图/总则图（Profile Diagram）。

2. 行为式图示（Behavior Diagrams）

行为式图示有 3 种，强调系统模型中触发的事件，包括：活动图（Activity Diagram），用来描述系统在处理某项活动时两个或多个对象之间的活动流程；状态机图（State Machine Diagram），用来描述系统动态特征，包括状态、转换、事件以及活动等；用例图（Use Case Diagram），用来描述参与者、用例、系统边界等，参与者可以是人、事物、时间或其他系统等。

3. 交互性图示（Interaction Diagrams）

交互性图示有 4 种，属于行为图示的子集合，强调系统模型中的资料流程，包括：通信图/协作图

（Communication Diagram）、顺序图（Sequence Diagram）、时序图（Timing Diagram）、交互概述图（Interaction Overview Diagram）。

五、统一软件开发过程（RUP）

（一）RUP简介

统一软件开发过程（Rational Unified Process, RUP）最初是由Rational软件公司（现在已合并到IBM公司）开发并向市场推广的一个软件工程过程。它是研发机构用以分配和管理任务及职责的一个规范化方法。RUP的目标是在预定的进度和预算范围内开发出符合最终用户需要的高质量软件。RUP综合了许多现代软件开发的最佳实践，并使用一种可剪裁的方式来体现这些实践，以适用于各种项目和组织。

RUP是一种面向对象且基于网络的程序开发方法，描述了如何有效地利用商业的、可靠的方法开发和部署软件，特别适用于大型软件团队开发大型项目。

（二）RUP模型

RUP是一种迭代二维开发模型（图77）。其中横轴代表时间，显示了过程的生命周期，体现开发过程的动态结构，用来描述它的术语主要包括周期、阶段和里程碑；纵轴代表工作流，包括核心过程工作流（Core Process Workflow）和核心支持工作流（Core Support Workflow），可以将活动非常自然地进行逻辑分组，体现开发过程的静态结构，用来描述它的术语主要包括活动、产物、工作者和工作流。

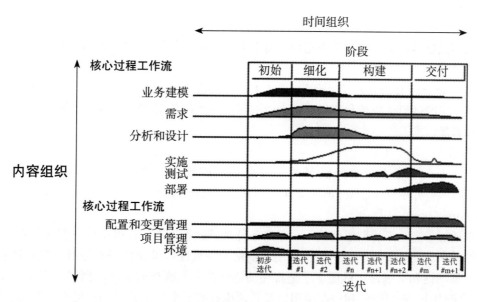

图77 RUP开发阶段示意图

（三）RUP阶段

RUP中的软件生命周期在时间上被分解为四个顺序的阶段，分别是：初始阶段、细化阶段、构造阶段和交付阶段。每个阶段结束于一个主要的里程碑；每个阶段本质上是两个里程碑之间的时间跨度。在每个阶段的结尾执行一次评估以确定这个阶段的目标是否已经满足。如果评估结果令人满意，可以允许项目进入下一个阶段。

1.初始阶段

初始阶段的目标是为系统建立业务案例并确定项目边界。为了达到该目的，必须识别所有与系统交互的外部实体，在较高层次上定义交互的特性。本阶段所关注的是整个项目进行中的业务和需求方面的主要风险。对于建立在原有系统基础上的开发项目来讲，初始阶段可能很短。

初始阶段结束时是第一个重要的里程碑：生命周期目标里程碑。用以评价项目基本的生存能力。

2. 细化阶段

细化阶段的目标是分析问题领域，建立健全体系结构基础，编制项目计划，淘汰项目中最高风险的元素。为达到该目的，必须在理解整个系统基础上对体系结构做出决策，包括范围、主要功能和诸如性能等非功能需求；同时为项目建立支持环境（创建开发案例，创建模板、准则并准备工具）。

细化阶段结束时是第二个重要的里程碑：生命周期结构里程碑。为系统的结构建立了管理基准并使项目小组能够在构建阶段进行衡量。此刻，要检验详细系统目标和范围、结构的选择以及主要风险的解决方案。

3. 构建阶段

在构建阶段，所有剩余的构件和应用程序功能被开发并集成为产品，所有的功能被详细测试。构建阶段的重点是管理资源及控制运作，以优化成本、进度和质量。

构建阶段结束时是第三个重要的里程碑：初始功能里程碑。初始功能里程碑决定了产品是否可以在测试环境中进行部署。此刻，要确定软件、环境、用户是否可以开始系统运作。此时的产品版本也常被称为"beta"版。

4. 交付阶段

交付阶段的重点是确保软件对最终用户是可用的。交付阶段可以跨越几次迭代，包括为发布做准备的产品测试，基于用户反馈的少量的调整。

在交付阶段的终点是第四个里程碑：产品发布里程碑。此刻，要确定目标是否实现，是否应该开始另一个开发周期。在一些情况下，这个里程碑可能与下一个周期的初始阶段的结束重合。

（四）RUP 工作流

1. 核心过程工作流

核心过程工作流包括以下步骤：业务建模、需求调研、分析和设计、实现、测试和部署。

（1）业务建模

业务建模（Business Modeling）工作流：描述了如何构想一个为新的目标组织并根据这个构想定义组织在一个业务模型中的过程、角色和责任。这个模型包括一个业务用例模型和一个业务目标模型。

（2）捕获和管理需求

1）什么是需求

需求（Requirement）是系统必须满足的条件或具备的能力。需求可以分为五种，分别是功能性（Functionality）需求、可用性（Usability）需求、可靠性（Reliability）需求、性能（Performance）需求和可支持性（Supportability）需求。

功能性需求通过指定结果所期望的输入和输出条件来描述系统行为；可用性需求是指人为因素（美学、易学性、易用性等）和用户界面、用户文档、培训资料的一致性；可靠性需求是指失败的频率和严重性以及可恢复性、可预测性和准确性；性能需求是指在功能性需求上施加的条件，例如，交易率、速度、有效性、准确性、相应时间、恢复时间和内存使用以及必须执行的某个给定的活动；可支持性需求是指可测性、可维护性和其他在系统发布以后使系统最新所需要的质量。

2）捕获和管理需求

首先，要收集项目相关人员的请求（Stakeholder Request），其中包括从最终用户、客户和市场以及其他项目相关人员处得到的所有的请求和希望的清单。

用项目相关人员的请求清单来开发构想文档。构想文档要包含关键项目相关人员和用户的需求以及系统的较高层次特征。这些系统特征表述了系统必须交付的服务，以满足项目相关人员的需要。构想文档要包含什么样的特征取决于实现所期望特征的成本分析以及对这项投入的投资回报的预测。

在编码之前，必须将这些特征转化为详细的软件需求。这个详细需求将在设计模型和最终用户文档中实现，并在测试模型中验证。

在项目的早期就要开始收集项目相关人员的请求，并决定在构想文档中要说明的需要和特征。在整个项目生命周期中，可以根据客户优先级、风险和架构稳定性使用这些特征，从而将需求分为"薄片"，以增量的方式细化它们。当细化这些需要时，必定会发现缺陷和不一致性，必须返回让项目相关人员重新确认和权衡，并更新项目相关人员的需要和构想。所以，需求工作流以迭代的形式不断重复，直至定义了所有的需求、考虑了所有反馈并管理好必然的变更为止。

构想文档会详细说明关键的需求和特征，并开发用例模型、用例和补充详细说明来描述系统将要做什么。这项工作将所有项目相关人员（包括客户和潜在的用户）看做是除系统需求之外的重要信息来源。构想文档为项目相关人员提供了用于需求可视化的合约性基础。

（3）分析和设计

分析（Analysis）的目的是将系统需求转变为另一种形式。这种形式能很好地将需求映射到软件设计人员所关心的领域，即转变为一组类和子系统的形式。用例将驱动这个转变，而后系统的非功能需求进一步将它塑造成形。分析关注的是要确保系统的功能性需求得到处理。为了简化，在分析时会忽略许多系统非功能性需求以及实现环境的约束。分析最终展现的是一幅近乎理想的系统画面。

设计（Design）的目的是使分析的结果适于非功能性需求、实现环境、性能需求等方面的约束。设计是分析的精化，它关注的是要确保在完全覆盖需求的同时优化系统设计。

（4）实现

实现（Implementation）是把设计模型转换成可执行代码的过程。从系统分析师或系统设计师的角度看，实现工作流的重点就是完成软件系统的可执行代码，定义代码的组织结构，实现代码、单元测试和系统集成。

（5）测试

在完成需求捕获、分析、设计、实现等阶段的开发后，得到了源代码，这时就必须开始寻找软件产品中可能存在的错误与缺陷，测试（Test）所有需求是否被正确实现，以确保在发布前发现所有错误和缺陷。

（6）部署

部署（Deployment）工作流的目的是成功地生成版本并将软件分发给最终用户。部署工作流描述了那些与确保软件产品对最终用户具有可用性相关的活动，包括：软件打包、生成软件本身以外的产品、安装软件、为用户提供帮助。在有些情况下，还可能包括计划和进行 beta 测试版、移植现有的软件和数据以及正式验收。

2. 核心支持工作流

（1）配置和变更管理

配置和变更管理（Configuration and Change Management, CCM）工作流的目的是跟踪并维护不断进化的项目资产的整体性。配置和变更管理工作流描绘了如何在多个成员组成的项目中控制大量的产物。配置和变更管理工作流提供了准则来管理演化系统中的多个变体，跟踪软件创建过程中的版本。工作流描述了如何管理并行开发、分布式开发，如何自动化创建工程；同时也阐述了对产品修改原因、时间、人员保持审计记录。

（2）项目管理

软件项目管理（Project Management）即平衡各种可能产生冲突的目标、管理风险、克服各种约束并成功交付使用户满意的产品的过程。其目标包括：为项目的管理提供框架，为计划、人员配备、执行和监控项目提供实用的准则，为管理风险提供框架等。

文档管理在项目管理中占有很大比重：① 初始阶段文档包括《项目建议书》《项目合同书》《项目任务书》《项目需求分析报告》《项目组成员登记表》《评审意见表》；② 细化阶段文档包括《项目进度计划书》《概要设计说明书》《数据库设计说明书》《软件设计输入文件》《软件设计输出文件》；③ 构造阶段文档包括《软件详细设计》《软件参考手册》；④ 交付阶段文档包括《测试大纲》《测试报告》《操作手册》《技术总结报告》《产品清单》《程序文件清单》。

（3）环境

环境（Environment）工作流的目的是向软件开发组织提供软件开发环境，包括过程和工具。环境工作流集中于配置项目过程中所需要的活动，同样也支持开发项目规范的活动，提供指导手册并介绍如何在组织中实现过程。

第四节　医学信息系统评价

一、信息系统评价

（一）信息系统评价的定义

信息系统评价是指对信息系统的性能进行估计、检查、测试、分析和评审，包括比较实际指标与计划指标以及评价系统实现目标的程度[117]。

（二）信息系统评价的种类

1.根据评价阶段

（1）事前评价

在信息系统开发之前进行可行性分析，论证系统开发的必要性、可行性、有效性及合理性，如系统收益是否会超过开发成本，技术人员数量及水平等，这一评价为信息系统的开发提供了可能性。

（2）事中评价

监督系统开发过程是否按照预定的计划进行，如果发生突变情况，决定系统开发是停止还是继续进行下去。

（3）事后评价

在系统开发完成后投入正式运行时对系统进行的检查，如系统的目标、功能和各项指标是否达到设计要求，该评价有助于查看开发出的系统是否按照原定计划进行，此外对开发出来的系统还要找出其薄弱环节并提出改进意见。

（4）跟踪评价

系统经过一段时间运行后，测试其运行的实际效益，对系统进行全面的评价，包括系统的综合性效益及短期发挥不出来的效益，其目的是更全面地体现信息系统的效益。

2.根据评价内容

（1）技术评价

从技术角度分析、评价信息系统，如对系统的可靠性、友好性、稳定性等方面进行考察。

（2）经济评价

从经济角度来分析系统，如系统投入运行后给组织机构带来的经济效益，开发系统所需要的成本等，该分析对于开发新系统或对现有旧系统进行改进可提供经济上的可行性与合理性分析。

（3）综合评价

综合组织、技术与经济的管理水平等对系统进行全面的评价。

二、医学信息系统评价

（一）电子病历成熟度评价

1.能力成熟度模型和电子病历应用分级模型的发展

医学信息系统的成熟度评价模型起源于机构的服务能力成熟度模型（Capability Maturity Model, CMM）。根据 CMM 模型，2005 年，美国医疗卫生信息与管理系统协会（HIMSS）拥有的非营利全资子公司 HIMSS Analytics 公司构建了电子病历成熟度模型，称为电子病历应用分级模型（Electronic Medical Record Adoption Model, EMRAM）。2006 年，HIMSS 发布了用于住院患者的 EMRAM。2012 年，EMRAM 增加了非住院电子病历应用分级模型（Ambulatory EMRAM, A-EMRAM），用于门诊电子病历系统应用情况的调查。2014 年，EMRAM 又增加了临床商务智能成熟度模型（Clinical Business Intelligence Maturity Model）。

---

[117] 高晨光，马宝英，高照艳，等.医院信息系统评价分类及方法.医学信息学杂志，2011, 32(4): 52-54, 63.

2.美国住院电子病历应用分级模型评价

美国住院电子病历应用分级模型（EMRAM）设计了 0 ~ 7 级的评价层次：① 0 级：LIS（Lab Information System，实验室信息系统）、RIS（Radio Information System，放射信息系统）、PIS（Pharmacy Information System，药房信息系统）辅助系统未安装；② 1 级：LIS、RIS、PIS 辅助系统已安装；③ 2 级：临床数据资源库（CDR）、受控医学术语（CMV）、临床决策支持（CDS）- 交叉核查、图像归档（Document Imaging）、科室之间信息交换（Health Information Exchange, HIE）；④ 3 级：护理文书电子化（Nursing/Clinical Documentation）、临床决策支持系统（CDSS）- 纠错、影像支持系统（PACS）；⑤ 4 级：计算机化医嘱系统（Computerized Provider Order Entry, CPOE）、CDSS- 诊疗方案、药品电子化管理（eMAR）；⑥ 5 级：闭环式用药管理（Closed Loop Medication Administration）、条码与射频技术应用（RFID）；⑦ 6 级：病历结构化（使用模版）、CDSS 与 R-PACS 全面运用；⑧ 7 级：病历完全结构化，支持医疗记录或文档的连续性（Continuity of Care Record，CCR；Continuity of Care Document，CCD），实现数据共享，建立数据仓库，支持急诊、门诊、手术患者数据连续性（Data Continuity with ED, Ambulatory, OP）。

3.美国非住院电子病历应用分级模型评价

美国非住院电子病历应用分级模型（A-EMRAM）同样设置了 0 ~ 7 级的评价层次[118]：① 0 级：纸质记录；② 1 级：编写式计算机获取临床信息、非结构化数据、多渠道数据内部消息传递；③ 2 级：CDR 初步应用——医嘱和实验室检查、服务点配有计算机，能访问外部数据——实验室检查；④ 3 级：传送消息、电子记录代替纸质记录——临床文书初步临床决策支持（CDS）；⑤ 4 级：计算机化医嘱系统（CPOE）、采用 EMR 结构化数据访问内部和外部的共享数据；⑥ 5 级：产生个人健康档案记录、在线更新个人健康档案（Personal Health Record, PHR）；⑦ 6 级：高级临床决策支持、主动健康管理、结构化消息传送；⑧ 7 级：健康信息交换（HIE），包括 EMR、EHR、PHP 以及其他业务系统（传染病报告、费用申报、健康教育等）。

（二）电子病历有效应用评价

美国国家卫生信息技术协调办公室（ONC）与美国医疗保险和医疗补助服务中心（CMS）设立的 EHR 激励计划（Incentive Program）是一项要求所有医疗机构参加的激励计划，激励医疗机构采用认证的 EHR 技术。

电子病历的有效应用（Meaningful Use）是一套重视电子病历的临床实际应用效果、分阶段分步骤、有奖有罚的评价工具。其发展分三个阶段：第一阶段（2011—2012 年）的核心是强调结构化、格式化收集临床数据，为临床数据共享做铺垫；第二阶段（2013 年）的核心是信息交换，包括电子处方、实验室结果共享、提高患者参与度、各类患者记录的传输、信息传输安全等；第三阶段（2015 年）的核心是促进质量、安全和效率，提高公共卫生水平，改善医疗结果，提供临床决策支持，患者数据自我管理等。

电子病历的有效应用是美国有史以来推动建立电子病历系统的最有效方法。从 2009 年实施以来，已帮助美国电子病历的使用率翻倍增长。

电子病历"有效应用"评价框架包括三个维度：有效的医学测量（CQM）、有效的信息交换（HIE）、有效的行为。

在临床数据存储与共享的第一阶段中，共有 28 个评价点、23 个核心指标。例如，① 评价点：全部医嘱实现 CPOE；相应的考核指标有：门诊糖尿病患者的控制率、门诊高血压患者血压控制率、门诊患者血脂检测率、所用吸烟患者的戒烟劝诫率；对应的成熟度等级分别是：EMRAM-6 和 A-EMRAM-4。② 评价点：药物交互作用、药物过敏核查；相应的考核指标有：所有患者的身高、体重、BMI 数据完整率；对应的成熟度等级分别是：EMRAM-6 和 A-EMRAM-4。③ 评价点：实时更新的问题和诊断列表（基于 ICD 9 或 SNOMED）；相应的考核指标有：医生使用 CPOE 直接下达医嘱的比率，如用药、检查检验申请、手术、放射治疗、转诊等；对应的成熟度等级分别是：EMRAM-6 和 A-EMRAM-3。

---

[118] 徐勇勇 . 电子病历"成熟度"与电子病历"有效使用"的评价模型与核心指标 . http://www.doc88.com/p-3177135036249.html.

在优化临床过程的第二阶段中，共有 18 个评价点、16 个核心指标。

在提高医疗质量的第三阶段中，共有 13 个评价点、10 个核心指标。

（三）电子病历系统功能应用水平分级评价

1.《电子病历系统功能应用水平评价方法及标准（试行）》

为保证我国以电子病历为核心的医院信息化建设工作顺利开展，逐步建立适合我国国情的电子病历系统应用水平评估和持续改进体系，2011 年，卫生部制定并发布了《电子病历系统功能应用水平评价方法及标准（试行）》。

2.电子病历系统功能应用水平级别

该标准将电子病历系统功能应用水平分为 0 ~ 7 级，每一等级的标准包括电子病历系统局部的要求和整体信息系统的要求。

1）0 级：未形成电子病历系统

医疗过程中的信息处理由手工或独立计算机完成，未使用联网的计算机系统。

2）1 级：部门内初步数据采集

局部要求：部门内部使用计算机采集医疗业务数据，这些数据能够在两台以上计算机之间共享，但数据共享过程需要手工操作（如移动存储设备、手工复制文件等）。

整体要求：部分医疗业务部门内部两个以上业务项目使用计算机采集数据，并能够通过移动存储设备、复制文件等共享数据（如影像科以光盘形式保存患者影像学检查资料，影像科医师需要通过调取光盘读取患者资料）。

3）2 级：部门内数据交换

局部要求：医疗机构部分医疗业务部门建立了内部共享的信息处理系统，业务信息可以通过网络在部门内部共享并进行处理。信息系统不支持部门之间的信息共享。

整体要求：部分医疗业务部门内部两个以上业务项目能够通过联网的计算机进行数据信息采集（如药剂科记录患者用药情况、药品库存情况等），但各部门之间未形成数据交换系统，或者部门间数据交换需要手工操作。部门内有统一的医疗数据字典。

4）3 级：部门间数据交换，初级医疗决策支持

局部要求：医疗业务部门可通过任何方式（如界面集成、调用信息系统数据等）获得部门外数字化数据信息，本信息系统的数据信息可供整个医疗机构共享。信息系统具有至少 1 项自动规则检查功能。

整体要求：实现部分医疗流程数据共享，可通过信息系统共享检查、检验、药品使用等信息（例如，临床科室能够用信息系统处理医嘱，系统自动将数据传送至药剂科、收费等部门并进行处理）。有多部门统一的医疗数据字典。医疗机构内有至少 1 个知识库或规则检查机制。

5）4 级：全院信息共享，中级医疗决策支持

局部要求：通过数据接口方式实现所有系统（如 HIS、LIS 等系统）的数据交换，提供至少 1 项知识库决策支持或流程控制服务。

整体要求：实现全流程信息计算机处理和共享。患者住院全流程信息在全院范围内安全共享。实现药品配伍、相互作用自动审核、合理用药监测等功能；提供临床诊疗规范、合理用药、临床路径等统一的知识库。

6）5 级：统一数据管理，各部门系统数据集成，基本建立以电子病历为基础的医院信息平台

局部要求：各部门系统数据由统一的临床数据管理系统进行管理，各知识库信息能够共享，信息系统为所有业务流程提供决策信息。

整体要求：全院形成统一的临床数据管理系统，实现各部门系统数据的集成。提供智能化病历书写工具，提供智能化病历书写模版，以结构化方式存储病历记录，医师能够通过系统获取患者检查检验、既往治疗相关数据，门诊、住院诊疗信息实现共享。医师在判读检查检验结果时，能够调取临床信息等

数据信息。实现临床路径管理与医嘱下达、执行的紧密结合。电子病历数据库能够为临床科研工作提供数据挖掘功能。

7）6级：全流程医疗数据闭环管理，高级医疗决策支持

局部要求：各个医疗业务项目均使用计算机进行身份识别（如条形码、磁卡、IC卡等）与数据采集，电子病历系统提供实时在线数据核查与管理功能。在业务处理过程中，能够依据知识库提供审核功能并及时向医护人员提供信息反馈和提示，减少医疗差错的发生概率。

整体要求：实现全流程数据跟踪与闭环管理。医疗、护理等实现全流程闭环信息记录与管理，能够提供高级医疗决策支持，形成全院跨部门的知识库（如症状＋体征＋检查检验＋诊断＋治疗＋药物合理使用知识库等），基本实现电子病历无纸化。

8）7级：完整电子病历系统，区域医疗信息共享

电子病历系统在实现医疗机构内部医疗信息共享基础上，能够按照标准与其他医疗机构进行安全、有效的信息共享，能够将患者在各个医疗机构产生的诊疗相关记录、个人健康信息进行整合，并根据临床要求形成完整的电子病历，能通过医院信息平台对接区域卫生信息平台，实现与其他医疗机构信息系统及居民电子健康档案的信息交换与共享。

3. 电子病历系统应用水平分级评价方法

该标准采用定量评分、整体分级的方法，综合评价医疗机构电子病历系统局部功能状态与整体应用水平，对电子病历系统应用水平分级主要评价以下三个方面：电子病历系统功能状态，电子病历系统有效应用范围，电子病历系统应用的基础环境。

（四）卫生信息互联互通标准化成熟度测评

近年来，卫生部统计信息中心不断加强卫生信息标准的研究开发工作。截至到2014年3月，已有230项卫生信息标准完成研制，占项目总数的97.05%；其中，正式发布102项（含2007年4项），已报批44项，已会／函审71项，已送审17项，在研7项。上述标准基本上满足了当前以健康档案和电子病历为核心的区域和医院信息化标准化需求。

为了探索建立一套适合我国国情的卫生信息互联互通标准测评技术规范及管理方案，进一步推进卫生信息标准的应用落地，2012年以来，统计信息中心组织部分省市和医院开展了卫生信息标准化试点建设及互联互通成熟度等级测评试点工作，一是指导各试点单位将现有的信息系统平台对照国家标准进行标准化改造，以实现互联互通；二是对照各地业务实际，分析梳理现有标准中存在的有关问题并进行补充完善；三是邀请国内第三方检测机构共同开发互联互通标准符合性测试规范和测评方案。目前，第一批测评试点工作已圆满结束，通过前期测评工作初步形成了一套科学可行的测评管理办法、测评方案、测试规范、检测工具和管理制度，为指导全国卫生信息标准化建设、全面开展测评工作奠定了基础。

测评工作坚持定量测试与定性评估相结合、自动化测试与专家组评审相结合、实验室测试与现场查验相结合、数据文档测试与交互服务测试相结合，测评工作流程明确，指标体系设置科学，测试方法先进有效。卫生信息互联互通标准化成熟度测评对象是区域卫生信息平台和医院信息平台，测评工作不但是对区域／医院信息平台标准化和互联互通程度的检测，更是一个以测促改、提升区域／医院卫生信息化水平的手段[119]。

文献导读

文献 1

作者：Fichman RG, Kohli R, Krishnan R.

题目：The Role of Information Systems in Healthcare Current Research and Future Trends.

出处：Information System Research, 2011, 22(3): 419-428.

摘要：Information systems have great potential to reduce healthcare costs and improve outcomes. The purpose of this special issue is to offer a forum for theory-driven research that explores the role of IS in the delivery of healthcare in its diverse organizational and regulatory settings. We identify six theoretically distinctive elements of the healthcare context and discuss how these elements increase the motivation for, and the salience of, the research results reported in the nine papers comprising this special issue. We also provide recommendations for future IS research focusing on the implications of technology-driven advances in three areas: social media, evidence-based medicine, and personalized medicine.

文献 2

作者：马锡坤，杨国斌，于京杰.

题目：国内电子病历发展与应用现状分析.

出处：计算机应用与软件, 2015, 32(1): 10-12, 38.

摘要：分析国内电子病历发展与应用现状。从国内电子病历发展历程、电子病历框架组成、主要功能及目前国内应用水平着手分析，并采用电子病历与传统纸质病历相比较的研究方法。国家推动促进了电子病历的快速发展。但国内电子病历应用水平不高，原因是缺少支持临床决策的临床数据库。电子病历具有许多纸张病历不具备的优越性，但还存在着法律、安全、标准等问题。电子病历是医院信息系统的核心，需要加强电子病历的集成和管理，提高电子病历质量。并且建立相应的法律法规和有效的认证检查机制，切实体现电子病历的合法性。

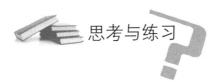

思考与练习

1. 什么是系统科学？系统科学的研究对象是什么？

2. 系统科学的研究对于信息社会建设和发展有什么意义？

3. 什么是一般系统论？一般系统论的内容、原则是什么？

4. 什么是系统？系统具有哪些特点？

5. 如何理解系统的复杂性？

6. 什么是信息系统？信息系统有哪些种类？

7. 在信息系统建设短期规划和中长期规划中有哪些要素？

8. 信息系统的可行性分析包括哪些具体内容？

9. 简述医学信息系统层次模型的构成。

10. 各类医学信息系统具有哪些主要功能？

11. 医学信息系统研发的基本原则和策略是什么？

12. 简述联邦企业架构（FEA）的主要内容。

13. 医学信息系统软件的生命周期模型有哪几种？

14. 统一建模语言（UML）有哪些图示表示方法？

15. 简述统一软件开发过程（RUP）模型。

16. 简述统一软件开发过程（RUP）的四个阶段。

17. 简述统一软件开发过程（RUP）工作流。

18. 什么是信息系统评价？信息系统评价有哪些种类？

19. 简述美国电子病历应用分级模型（EMRAM）的主要内容。

20. 举例说明美国电子病历有效应用评价的主要内容。

21. 简述我国电子病历系统功能应用水平评价方法及标准的主要内容。

22. 简述我国卫生信息互联互通标准化成熟度测评的基本状况。

第十四章

医学信息化和信息产业

学习目的

　　掌握信息化的概念；了解信息化的分类和全球信息化总体状况；了解信息产业的概念、特征、管理和发展趋势；掌握医药卫生信息化的概念；了解加拿大、美国、英国的医药卫生信息化发展历程；了解我国医药卫生信息化发展历程中各个阶段的特点；了解医药卫生信息产业的类别和产业链的组成；掌握医疗信息化行业市场调研的核心内容；了解国内外医疗信息化行业市场状况。

学习重点

　　信息化和医药卫生信息化的概念；医疗信息化行业市场调研的核心内容。

第一节　信　息　化

一、信息化的概念

　　信息化一词是 20 世纪 60 年代首先由日本学者梅棹忠夫提出的，是基于对人类社会从低级向高级的形态发展的认识，即从有形的物质产品创造价值的社会向无形的信息创造价值的社会转变的认识提出的。

　　2002 年，我国《国家"十五"信息化重点专项规划》对信息化做了界定：信息化是以信息技术广泛应用为主导，以信息资源为核心，以信息网络为基础，以信息产业为支撑，以信息人才为依托，以法规、政策、标准为保障的综合体系。

二、信息化的分类

（一）宏观领域

　　按照宏观领域划分，可以将信息划分为社会生产信息化、社会生活信息化和社会管理信息化。

（二）层次领域

　　按照层次领域划分，可以将信息划分为全球信息化、国家信息化、区域信息化、城乡信息化、组织信息化、企业信息化、家庭信息化和个人信息化。

（三）专门领域

　　按照专门领域划分，可以将信息划分为经济信息化、政治信息化、教育信息化、科学信息化、文化信息化、军事信息化、医药卫生信息化等。

三、全球信息化总体状况

信息化建设是一个长期的、动态的过程。信息化建设没有终点，只是由一个阶段发展到下一个阶段。推动信息化深入发展，对于加快推动经济结构调整和发展方式转变，拉动有效投资和消费需求，不断改善民生具有重要意义。

当前，围绕着促进技术创新和产业转型升级，在全球范围内，许多国家纷纷加快了推进信息技术研发和应用，对国际政治、经济、社会和文化产生深刻影响。

信息技术、产品、内容、网络和平台等加速融合发展。综合信息网络向宽带、融合、泛在方向演进；在物联网、互联网、电信网、传感网等网络技术的共同发展下，实现社会化的泛在网逐渐形成。而基于环境感知、内容感知的能力，泛在网为个人和社会提供了泛在的、无所不含的信息服务和应用。如今，手机支付、汽车网、医疗监控等一批移动通信新应用的不断涌现，有望促成移动通信网向智能网络的成功转型[120]。

"泛在网"，简称 U 网络，其名称来源于拉丁语的 Ubiquitous，是指无所不在的网络，它以无所不在、无所不包、无所不能为基本特征。

1991 年，施乐实验室的首席技术官韦泽（Mark Weiser）首次提出"泛在计算"或"U-计算"（Ubiquitous Computing）的概念。日本野村综研所在泛在计算概念基础上提出泛在网络，将泛在计算模式应用到网络服务中。与此同时，欧盟的环境感知智能（Ambient Intelligence）、北美的普适计算（Pervasive Computing）的概念描述与侧重点虽然不尽相同，但与泛在网络的核心思想不谋而合[121]。

最早提出 U 战略的日韩给出的泛在网络社会(U 社会)的定义是：无所不在的网络社会将是由智能网络、最先进的计算技术以及其他领先的数字技术基础设施武装而成的技术社会形态。"4A"化通信能力，即任何时间（Anytime）、任何地点（Anywhere）、任何人（Anyone）、任何物（Anything），仅是 U 社会的基础，更重要的是建立 U 网络之上的各种应用。

2009 年 9 月，国际电信联盟电信标准化部门（International Telecommunications Union-Telecommunication Standardization Sector, ITU-T）通过的 Y. 2002（Y. NGN-UbiNet）标准给出了泛在网络的定义：在预订服务的情况下，个人和（或）设备无论何时、何地、何种方式，以最少的技术限制接入服务和通信的能力。同时初步描绘了泛在网的愿景——"5C + 5Any"成为泛在网的关键特征，5C 分别是融合（Convergence）、内容（Content）、计算（Computing）、通信（Communication）和连接（Connectivity）；5Any 分别是任意时间（Anytime）、任意地点（Anywhere）、任意服务（Any service）、任意网络（Any network）和任意对象（Any object）。

随着经济发展和社会信息化水平的日益提高，构建"泛在网络社会"，带动信息产业的整体发展，已经成为一些发达国家和城市追求的目标。泛在网的普及，将把个人通信、广播、娱乐、业务应用都融合在一张网内，从而给个人用户带来更加丰富的业务体验。

已有的泛在网络技术包括：3G（3rd-generation，第三代移动通信技术）、LTE（Long Term Evolution，长期演进）技术、4G（4th-generation，第四代移动通信技术）、GSM（Global System of Mobile communication，全球移动通信系统）、WLAN（Wireless Local Area Networks，无线局域网络）、WiMax（Worldwide Interoperability for Microwave Access，全球微波互联接入）、RFID（Radio Frequency Identification，射频识别）、Zigbee（一种短距离、低功耗的无线通信技术）、NFC（Near Field Communication，近距离无线通信技术）、蓝牙（支持设备短距离通信的无线电技术）、光缆和其他有线线缆的通信协议和技术等。

泛在网分层概念架构如图 78 所示。

---

[120] 翟慧，任阳．泛在网融合需求凸显"全 IP 化构架 + 多样化终端"成利器．通信世界周刊．2011, (34): 36.
[121] 张平，苗杰，胡铮，田辉．泛在网络研究综述．北京邮电大学学报．2010, 33(5): 1-6.

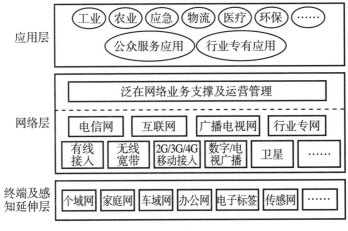

图78　泛在网分层概念架构

第二节　信　息　产　业

一、信息产业的概念

信息产业是社会经济活动中专门从事信息技术开发，设备、产品的研究生产，以及提供信息服务的产业部门的总称。

信息产业属于第四产业范畴，它包括电讯、电话、印刷、出版、新闻、广播、电视等传统的信息部门，以及电子计算机、激光、光导纤维、通信卫星等信息部门。

2013年，我国国家统计局根据《国民经济行业分类》（GB/T 4754-2011）提出三个产业分类：① 第一产业：是指农、林、牧、渔业；② 第二产业：是指采矿业、制造业、电力、热力、燃气及水生产和供应业、建筑业；③ 第三产业：即服务业，是指除第一产业、第二产业以外的其他行业，包括：批发和零售业，交通运输、仓储和邮政业，住宿和餐饮业，信息传输、软件和信息技术服务业，金融业，房地产业，租赁和商务服务业，科学研究和技术服务业，水利、环境和公共设施管理业，居民服务、修理和其他服务业，教育，卫生和社会工作，文化、体育和娱乐业，公共管理、社会保障和社会组织，国际组织，以及农、林、牧、渔业中的农、林、牧、渔服务业，采矿业中的开采辅助活动，制造业中的金属制品、机械和设备修理业。

第四产业是从三个产业分化出来的属于知识、技术和信息密集的产业部门的统称。

信息产业是一个汇聚信息采集、生产、检测、转化、存储、传递、处理、分配、应用等门类众多的产业群。这些产业群可以分为两大部分：一类是信息技术和制造业，包括计算机设备制造业、通信与网络设备制造业以及其他信息设备制造业；另一类是信息服务业，包括信息传输服务业、信息技术服务业、信息资源产业。

二、信息产业的特征

信息产业是新兴的战略产业，高渗透型、高催化型产业，智力密集型产业，更新快、受科技影响大的变动型产业，资金密集型产业，效益高的高增值型产业，高创新、增长快、综合性强的复合型产业，就业面大、对劳动者的文化层次要求高的新职业供给型产业，可持续发展型产业。

三、信息产业的管理

（一）组织管理

1.行政管理

行政管理是指政府应用行政法律等手段对信息产业实施宏观干预和调控，以保证信息产业平衡健康地发展。

2. 市场管理

市场管理是指通过市场对信息资源配置和信息产业活动的开展进行干预和调控。

3. 社团管理

社团管理是指通过信息产业社团组织在政府与企业间起中介作用，对信息产业的发展进行干预与调控。

（二）技术管理

1. 技术创新

技术创新管理方面重点是要解决好技术引进与技术创新的关系。

2. 技术选择

技术选择管理的基本原则是：技术先进、适用可行、经济合理、有益社会、节约能源、改善环境。

（三）人力资源管理

1. 调整人才结构

要根据信息化的特点和发展需求，及时调整人才结构，包括：信息化人才队伍群体、部门、知识、年龄、职能结构调整等。

2. 加强人才队伍建设

要努力培养信息化人才，加强信息技术和管理专业教育或继续教育，加大培养力度，将使用、培训及再教育有机地结合起来，提倡并鼓励及时进行知识更新和知识积累。制定鼓励和引进人才的有效政策，建立科学的考核、奖惩制度，充分调动人员的积极性和创造性。

（四）投资管理

1. 投资规模管理

在信息化建设中，要保持投资规模的适度和稳定，坚持适当倾斜、量力而行、统筹兼顾、均衡增长的原则。

2. 投资结构管理

要合理确定信息化建设的投资方向和投资重点，将信息行业投资总额在各信息部门之间进行合理分配。要处理好信息产业内部各主要部门之间的关系，处理好重点与一般的关系。

四、信息产业的发展趋势

信息产业是当前全球创新最活跃、带动性最强、渗透性最广的领域。新一代信息技术正在步入加速成长期，新的信息产品和服务不断涌现，带动产业格局深刻变革。国际金融危机以来，各国和各地区纷纷围绕新一代信息技术产业构筑竞争优势，抢占产业发展主导权的竞争愈演愈烈。在此背景下，信息产业呈现四个方面的发展态势：跨界发展、全向度竞争、产业链整合创新和交叉产业创新[122]。

（一）跨界发展

跨界发展成为信息产业发展的重要方向。在发展领域不断拓展、商业模式不断创新和市场竞争不断激烈的情况下，谁先突破既有领域，形成跨领域的资源整合能力，谁就能主导信息产业链条的整合与重构。例如，阿里巴巴以云计算作为各项业务的重要支撑环境，以智能手机操作系统作为掌握未来产业入口的切入点，并与新浪微博等合作，建立了一流的发展优势。又例如，星巴克、耐克、宝马等企业也积极向信息技术领域延伸，说明信息技术业务与传统业务的跨界融合正成为大势所趋。

（二）全向度竞争

全向度竞争将重构信息产业发展格局。能否快速构建起涉及多方面发展要素的全向度竞争能力，已成为决定信息技术企业成败和重构全球信息产业发展格局的关键。在信息技术服务领域，IBM、苹果等企业凭借技术创新优势，建设和集聚信息资源，提升服务性能，增强了自身在技术、标准、信息资源等方面的全向度竞争能力。此外，全球通信设备巨头正通过并购重组、技术合作等方式，构建基于技术、标准、服

---

[122] 罗文. 我国信息产业发展态势. 经济日报, 2013-08-23.

务的全向度竞争优势。国内外移动互联网龙头正围绕入口、应用和内容重构移动互联网产业发展格局。

（三）产业链整合创新

产业链整合创新成为决定竞争成败的关键。产业链整合创新是将传统信息产业环节进行重新组织，目标是向用户提供一体化、多元化的信息技术产品与服务。当前，信息产业领域的多环节融合趋势日益显著，使企业在创新过程中，不能仅仅考虑一个领域或一项技术，产业链整合能力日益成为决定成败的关键。例如，三星电子通过产业链垂直整合，成为全球销售规模最大的电子产品供应商；IBM、惠普等跨国巨头不断着力打造全业务综合集成服务体系，以满足用户对"战略规划＋方案设计＋关键软硬件产品开发＋项目实施＋业务外包"的一体化需求。

（四）交叉产业创新

信息技术正在不断促成交叉产业创新。信息技术与制造技术的充分交互使制造业自动化、数字化和网络化水平显著提高，加速走向智能制造的新时代；信息技术与能源技术的深度融合，使分布式发电和大规模并网技术实现突破，在引领带动其他产业发展的同时，信息产业自身也实现了新的发展。例如，大数据将进一步打破信息产业与其他产业之间的边界，提升信息产业在社会产业中的地位，使信息技术真正成为创造更多经济价值和社会价值的关键引擎。

第三节　医药卫生信息化

一、医药卫生信息化的概念

医药卫生信息化是医药卫生部门与机构在业务活动、服务、管理、经营等各个层次、各个环节和各个领域，采用计算机、通信和网络等现代信息技术，充分开发、广泛利用内部和外部信息资源，不断提高服务、经营、管理、决策的效率和水平，逐步实现部门和机构运行的全面自动化，进而提高部门和机构运行效率和经济效益，促进优质医疗资源纵向流动，推动城乡基本公共服务均等化的过程。

二、医药卫生信息化领域细分

对医药卫生信息化领域进行细分，可以分为医疗服务信息化、公共卫生信息化、医疗保险信息化、食品药品信息化、检验检疫信息化、环境与安全信息化、人口和计划生育信息化。

三、国外医药卫生信息化发展历程

（一）加拿大

2000年，加拿大成立了名为Infoway的机构，以推动加拿大国家以及区域卫生信息网的建设。

2002年，Infoway宣布计划投资数亿美元，建立全国性的电子健康档案系统、药品信息系统、实验室信息系统、影像信息系统、公共卫生信息系统和远程医疗系统，建立用户、医疗服务机构的统一识别系统，研究基础架构和标准，并促进医疗机构和其他终端用户对信息技术的接受。Infoway设计了全球最知名的区域医疗平台模式，分为五个层次：第一层是要建立信息基础架构层；第二层在信息基础架构层面之上是用户、服务提供者的定位和注册层面；第三层是临床应用层，开始建立整个电子健康系统时首先从药物信息系统、实验室信息系统以及影像信息系统入手，再加入公共卫生系统和远程医疗系统；第四层是互操作层面；第五层是创新与应用推广层。

2003年，Infoway发布了《EHR解决方案蓝图：互操作的EHR框架》1.0版本。

2006年，Infoway得到政府5.62亿美元投资，用于卫生信息化建设。加拿大政府的目标是：到2020年，电子健康档案覆盖到加拿大全部人口。

（二）美国

2001年，美国国家生命与健康统计委员会（National Committee on Vital and Health Statistics, NCVHS）

提出了建设"国家卫生信息基础架构"（National Health Information Infrastructure, NHII）的建议。

2004年，布什总统签发第13335号行政命令，以"领导建设并在全国实施一个互操作的卫生信息平台从而提高卫生系统的服务质量和工作效率"。根据第13335号行政命令，在卫生和社会服务部部长办公室设置了全国卫生信息技术协调员，建立了国家卫生信息技术协调员办公室（Office of the National Coordinator for Health Information Technology, ONC），在将工作贯穿于整个联邦政府的基础上，制定了《美国卫生信息化战略规划》。该规划确定了实现兼容全国公立/私立卫生机构的全国互操作卫生信息技术平台必需的联邦行动。规划的时间范围是2008—2012年。

2005年，美国国家卫生信息网选择了4家全球领先的信息技术厂商作为总集成商，在四大试点区域分别开发了全国卫生信息网络架构原型，研究包括电子健康档案在内的多种医疗应用系统之间互通协作能力和业务模型。同时，在国家级层面建立了一系列的相关组织来协调、管理区域卫生信息化建设。例如，美国卫生信息社团（American Health Information Community）、卫生信息技术产品认证组织CCHIT（Certification Commission for Healthcare Information Technology）、卫生信息技术标准研究小组HITSP（Health Information Technology Standards Panel）以及隐私保护和安全协调单位HIPSC（Health Information Privacy and Security Collaborative）等。

2009年，美国通过了奥巴马总统的经济刺激法案中。根据该法案，美国将在2015年前拨款190亿美元来鼓励医院成为HIE（Health Information Exchange，健康信息交换）的有效使用方并促进卫生信息化的整体发展。

2011年，美国第一个五年战略规划（2011—2015年）与美国医疗保险和医疗补助服务中心（Centers for Medicare & Medicaid Services, CMS）的电子病历激励项目同时发布，其规划内容与《HITECH法案》的内容是相互契合的。

自2011年起，HIT发展的大环境开始好转，至2014年6月，全美国有75%（403 000名以上）的符合资格的医生拿到了电子病历激励项目奖金。同时，移动医疗设备和其他医疗新技术的变革也在悄然发生。

2014年，美国卫生部（HHS）在提交国会的《关于健康信息技术（HIT）采纳和交换的报告》中，特别强调了联邦政府在推动HIT应用和交换中所起到的重要作用。同时，《患者保护与平价医疗法案》（Patient Protection and Affordable Care Act, PPACA，简称ACA，2010年实施）也指出，联邦政府的通力合作使HIT确保高质量、高可及性、高效率的医疗服务变为现实。

2014年，美国国家卫生信息技术协调员办公室（ONC）公开发布了《美国联邦政府医疗信息化战略规划（2015—2020年）》。规划中的愿景使命是：健康信息无论何时何地都可及，同时能改善公众健康；通过使用信息技术改进医疗水平，减少医疗成本。规划的主要内容共分为五个层级，包括：总体目标、战略目标、具体目标、三年/六年成果、实施策略（表18）[123]。

（三）英国

2005年，英国卫生部成立了"国民卫生服务体系联合医疗"（National Health Service Connecting for Health）专门机构，负责实施源自1998年的国家IT规划；签署了一份为期10年、价值64亿英镑的合同，以发展医疗卫生信息化，发展重点是电子病历、网上预约、网上处方以及用数字图像取代X线片，使远程病情咨询成为可能。这是世界上最大一笔民用信息技术采购订单，可望造福英国的全部患者和100万医护人员。

NHS系统总体运行效果不错，这些从患者就医等待时间、严重病情处理时间等衡量标准上可以体现出来。但是，耗资120亿英镑的英国国家医疗信息化项目却遭受了来自医生的种种抱怨。近年来，NHS多次陷入丑闻，多家医院的医护人员被批评玩忽职守，导致患者因得不到应有的治疗而死亡。不少患者因处方有误、服错药物而死。

目前，经过一系列的调整，英国国家卫生信息网已经取得了阶段性的成就，成为欧洲国家级卫生信息化建设的典型代表。

---

[123] 舒婷，梁铭会.美国联邦政府医疗信息化战略规划（2015—2020）内容简析.中国数字医学，2015,(2): 1-4.

表 18 《美国联邦政府医疗信息化战略规划（2015—2020 年）》的目标

总体目标	战略目标	具体目标
采集	目标 1：推广 HIT 的使用	具体目标 A：提高 HIT 产品、系统和服务的有效使用量
		具体目标 B：增强用户和市场对安全使用 HIT 产品、系统和服务的信心
		具体目标 C：完善支持健康、安全和医疗服务共享的全国交流平台的基础机构
共享	目标 2：支持安全和互操作的健康信息	具体目标 A：加强公众、医疗服务提供方和公共卫生机构在安全发送、接受、查找和使用电子健康信息方面的能力
		具体目标 B：明确安全和互操作的健康信息共享的技术标准，优先解决，加强使用
		具体目标 C：保护健康信息的隐私和安全
使用	目标 3：增强医疗服务能力	具体目标 A：通过安全、及时、有效、高效、公平、以患者为中心的医疗服务提高医疗服务质量、可及性，完善经验
		具体目标 B：支持高质量的医疗服务
		具体目标 C：提高临床和社区服务水平，提高公众健康水平
	目标 4：提高公众和社区的健康水平	具体目标 A：提高公众、家庭和医疗服务提供者的健康管理水平和参与度
		具体目标 B：保护并提升公众健康，加强社区的预防和康复服务能力
	目标 5：推动医学知识研究与创新	具体目标 A：加强高质量电子健康信息和服务的可及性与使用率
		具体目标 B：加快新技术和解决方案的开发与商业化进度
		具体目标 C：投资、推广、转化关于 HIT 如何改善健康和医疗服务的各种研究

四、我国医药卫生信息化发展历程

改革开放以来，我国卫生信息化建设可以分为四个发展阶段。

（一）第一阶段

1. 总体情况

第一阶段为 20 世纪 80 年代初至 2003 年。这一时期是我国卫生信息化发展的起步阶段。主要内容为大型医疗机构工作流程的电子化，医疗机构自筹资金、按照各自原有的工作流程设计信息化软件，提高内部的管理水平。

2. 国家卫生信息化发展规划

2002 年 10 月，卫生部发布了《全国卫生信息化发展规划纲要（2003—2010 年）》，明确把信息化建设纳入了卫生事业发展的总体规划；确定了进一步重点加强公共卫生信息系统建设，加速推进信息技术在医疗服务、预防保健、卫生监督、科研、教育等卫生领域的广泛应用。

（二）第二阶段

1. 总体情况

第二阶段为 2003 年抗击非典后至医改之前（2003—2009 年）。这一时期是公共卫生系统信息化建设的快速发展期。国家加大了公共卫生方面的信息化建设投入，建立了传染病与突发公共卫生事件网络直报系统，逐步建立了卫生应急指挥、卫生统计、妇幼卫生保健、新农合管理等业务信息系统，对提高相关业务的管理水平发挥了积极作用。

2. 国家卫生信息化建设相关的政策和规划

2006 年 5 月，中共中央办公厅、国务院办公厅发布的《2006—2020 年国家信息化发展战略》明确提出，我国信息化发展的战略重点之一是：加强医疗卫生信息化建设；建设并完善覆盖全国、快捷高效的公共卫生信息系统；统筹规划电子病历，促进医疗、医药和医保机构的信息共享和业务协同，支持医疗体制改革。

（三）第三阶段

1. 总体情况

第三阶段为 2009 年深化医改工作启动到 2013 年。这一时期是卫生信息化全面开展、快速发展的时期。

各地积极探索建立基于健康档案的区域医疗卫生信息平台，努力实现区域内医疗卫生机构互联互通、信息共享。卫生领域信息技术应用日益普及，信息化基础建设得到改善和加强，卫生信息化工作制度和法制建设开始起步，信息化人才队伍得到发展，信息化已成为卫生管理与服务工作的重要组成部分，在惠民利民方面的效果已经显现。

2. 主要成效

在这一阶段，卫生信息化主要成效如下[124]：

（1）顶层设计与发展规划制定

卫生部编制完成了《"十二五"卫生信息化发展规划》，初步确定了我国卫生信息化建设路线图，简称"3521工程"，即建设国家级、省级和地市级三级卫生信息平台，加强公共卫生、医疗服务、新农合、基本药物制度和综合管理5项业务应用，建设健康档案和电子病历2个基础数据库和1个专用网络建设。

（2）卫生信息标准和信息安全工作

卫生信息标准对于实现系统之间互联互通、资源共享起到至关重要的作用。在这一阶段，已有74项卫生信息标准发布为卫生部部颁标准。电子健康档案、电子病历及2011年中央转移支付专项工程紧迫需要的重点业务，应用系统数据标准和技术规范以及区域和医院信息平台技术规范等55项标准制定、修订任务也已启动。针对卫生信息安全工作，卫生部制定了全国卫生行业信息安全等级保护制度，完善了信息安全监控体系、信息安全应急预案和安全通报制度。

（3）卫生综合管理信息平台建设

综合卫生信息平台是实现资源整合和信息共享的建设模式，是集约式发展方式。卫生部印发了《卫生综合管理信息平台建设指南》，编制完成卫生部平台建设方案。2007年，完成国家卫生统计网络直报系统建设，实现了9万多家医疗卫生机构网络报告统计数据和各级卫生行政部门汇总数据。2009年，建成卫生部应急指挥信息平台，实现突发公共卫生事件的信息及时报送、动态监测、专业预警以及指挥决策功能。

（4）重要业务应用信息系统建设

卫生领域业务应用系统主要分为两大类：一类是直接面向居民个人提供服务的医疗卫生服务业务信息系统，主要部署于医疗卫生服务机构；另一类是主要面向卫生行政部门和卫生业务机构实施服务监管和辅助卫生决策、卫生应急的医疗卫生管理业务信息系统，主要部署于各级卫生行政部门和疾控中心、妇幼卫生机构、卫生监督中心等公共卫生业务主管单位。

1）公共卫生信息系统

目前，已建立了国家传染病与突发公共卫生事件网络直报系统，实现个案实时报告。全国所有的疾病预防控制机构、96.98%的县和县级以上医疗机构、82.21%的乡镇卫生院实现网络直报。完成卫生部突发公共卫生事件应急指挥信息系统建设，已经启动国家突发公共卫生事件医疗救治信息系统建设工作。2009年起启动国家级卫生监督信息系统建设，内容包括国家级卫生监督信息网络平台建设、全国卫生监督信息报告系统、普遍适用的卫生行政许可审批系统、卫生监督检查和行政许可处罚等业务应用系统、食品安全综合协调信息发布平台等。妇幼保健业务信息系统围绕新生儿出生登记、死亡和就诊等业务也逐步建立和完善。

2）医疗服务信息系统

县及县以上医院基本建立了以财务管理为主的医院信息系统，20%的县及县以上医院建立起以患者为中心、以电子病历为基础的挂号、收费、处方、治疗一体化管理信息系统，优化了医院内部就医流程和资源配置，提高了工作效率和管理水平，方便了患者就医。2010年和2011年中央财政加大了对卫生信息化的投入，19亿元用于中西部地区村卫生室信息化建设，6.3亿元用于开展基于电子健康档案、电子病历、门诊统筹管理的基层医疗卫生信息系统试点，3.3亿元用于远程会诊系统建设，3.2亿元用于公立医院改革国家联系试点城市医院管理信息系统建设、10.7亿元用于中西部地区县级医院信息化建设项目。

[124]李岳峰，胡建平，周光华，等.我国卫生信息化建设：现状与发展.中国卫生信息管理，2012,9(5): 7-10.

3）新农合管理信息系统

全国县级新农合管理信息系统基本建成，省、市级监管平台逐步完善，各级新农合管理部门、经办机构、定点医疗机构以及其他相关部门间建立计算机网络连接和数据资源共享，新农合基金逐步实现联网管理和即时结报，以及对新农合业务开展情况、基金筹集情况和使用情况、农民受益情况的全面监控。

4）基本药物信息系统

深化医改工作实施以来，各地卫生行政部门基本建立了基本药物监测评价管理系统，以实现对各地基本药物和增补药物的品种数量、采购情况、缺失基本药物品种数量、销售价格、配备使用、补偿及报销情况的监管，定期发布相关信息，促进基本药物制度不断完善。2011年，中央财政投入8.9亿元用于中西部地区医疗卫生机构药品（疫苗）电子监管系统建设。

（5）区域卫生信息平台建设和居民健康卡推进工作

以地市为单位，积极探索建立区域卫生信息平台，实现区域居民健康档案和电子病历的资源共享，逐步实现区域范围医疗卫生服务机构之间的居民健康信息共享和服务协同。依靠区域信息平台，推动居民健康卡工程。卫生部印发了《居民健康卡管理办法（试行）》，组织制定了6大类15项居民健康卡技术标准与规范。2012年3月，卫生部会同河南省人民政府和内蒙古鄂尔多斯市、辽宁锦州市、广东佛山市人民政府，同步举行了居民健康卡首批试点地区发卡仪式，让人民群众切实享受到了居民健康卡建设这一德政工程带来的实惠。

（6）卫生统计信息机构和能力建设

建立健全卫生统计和信息专门管理机构，配备专职技术和管理人员，各省均建立了省级统计信息机构，平均为15人，部分地市也成立了统计信息机构，其他地市和县区配备了专兼职统计信息人员。卫生部印发了《关于加强卫生统计与信息化人才队伍建设的意见》，指导卫生统计信息人才队伍建设。

3. 国家卫生信息化建设相关的政策和规划

（1）《关于深化医药卫生体制改革的意见》

2009年4月，国务院发布的《关于深化医药卫生体制改革的意见》提出，到2020年，我国覆盖城乡居民的基本医疗卫生制度基本建立，要求建立实用共享的医药卫生信息系统；大力推进医药卫生信息化建设；以推进公共卫生、医疗、医保、药品、财务监管信息化建设为着力点，整合资源，加强信息标准化和公共服务信息平台建设，逐步实现统一高效、互联互通。

（2）《"十二五"期间深化医药卫生体制改革规划暨实施方案》

2012年3月，国务院发布了《"十二五"期间深化医药卫生体制改革规划暨实施方案》。该规划要求加快推进医疗卫生信息化；发挥信息辅助决策和技术支撑的作用，促进信息技术与管理、诊疗规范和日常监管有效融合；研究建立全国统一的电子健康档案、电子病历、药品器械、医疗服务、医保信息等数据标准体系，加快推进医疗卫生信息技术标准化建设；加强信息安全标准建设；利用"云计算"等先进技术，发展专业的信息运营机构；加强区域信息平台建设，推动医疗卫生信息资源共享，逐步实现医疗服务、公共卫生、医疗保障、药品监管和综合管理等应用系统信息互联互通，方便群众就医。

（3）《"十二五"国家政务信息化工程建设规划》

2012年5月，国家发展改革委发布了《"十二五"国家政务信息化工程建设规划》，明确将人口信息资源库建设作为重点任务之一，提出推进全民健康保障信息化工程建设。

1）人口信息资源库建设

建设目标是：初步实现相关部门人口信息资源的实时共享，为区域资源承载能力、实有人口统筹管理、人口全生命周期管理、社会治安状况、人力资源能力素质、社会就业形势、市场消费能力和公益事业发展水平、城镇化水平等的监测分析和评价决策提供信息支持，提高管理、服务和决策水平。

建设内容是：建设和完善覆盖全国人口、以公民身份号码为标识、以居民身份证信息为主要内容的国家人口基础信息库；以人口基础信息为基准，建立信息共享和校核机制，充分利用全国人口普查信息，逐步建设人口总量和静态动态分布、户口登记、健康素质、残疾人口、年龄和性别结构、教育程度、就业状态、居住状况、收入水平、纳税情况、参保缴费、社保待遇、婚姻状况、优抚救助、扶贫开发、党员、公务员、专业技术人才等方面的业务信息库。

2）全民健康保障信息化工程建设

建设目标是：实现相关政务部门的信息共享和业务协同，提高突发公共卫生事件应对能力、重大疾病防控能力、卫生监督和公众健康保障能力，以及基层医疗卫生服务能力；提升医疗卫生事业行政监督管理水平；提高远程医疗服务能力，促进医疗卫生公共服务均等化，满足人民群众多层次多样化医疗卫生需求。

建设内容是：按照深化医药卫生体制改革的要求，完善以疾病控制网络为主体的中西医协同的公共卫生管理信息系统；建立涵盖基本药物采购供应和使用管理、居民健康管理、诊疗导航与管理、综合业务管理和绩效考核等功能的基层医疗卫生管理系统；以建立城乡居民电子健康档案和中西医电子病历、推广医保"一卡通"为重点，建设支持各级医院上下联动、医保医药医疗业务协同、居民健康监测咨询等的医疗健康公共服务信息系统，支持医疗机构分级协作和医保支付即时结算；建设基本药物制度运行监测评价信息系统和基本医疗卫生服务质量与绩效评价信息系统；推动远程医疗试点。

（4）《健康中国2020战略研究报告》

2012年8月，卫生部发布了《健康中国2020战略研究报告》。报告指出，未来8年将推出涉及金额高达4 000亿元的7大医疗体系重大专项。医疗信息化方面，将推出611亿元预算的全民电子健康系统工程，超过总投资规模的1/7。该工程是历年来政府在医疗信息化试点工作中预算最多的一个工程，考虑到地方配套资金和中央拨款比例可能大大超过1∶1，全民电子健康系统工程总投资规模有望远远超过1 000亿元。

（5）《信息化发展规划》

2013年9月，工业和信息化部发布了《信息化发展规划》。该规划提出，要稳步提高社会事业信息化水平，大力提高教育信息化水平，加快医疗卫生信息化建设，医疗卫生信息化发展重点，构建覆盖城乡居民的就业和社会保障信息服务体系；在加快医疗卫生信息化建设方面，要围绕健全医疗服务体系的需要，完善医疗服务与管理信息系统，加快建立居民电子健康档案和电子病历，为开展远程医疗、远程救治和推进优质医疗资源共享打下基础；完善疾病和公共卫生事件直报系统和疾控管理信息系统，促进建立覆盖疾控发源地、传染链、病源谱和预防救治的应急响应体系；在中西部，尤其是边远地区，有计划、有步骤地开展网络化医疗辅导和诊断救治服务；逐步建立农村医疗急救信息网络；扩大新型农村合作医疗管理和信息服务系统的覆盖范围，为实现参合人口异地就医和即时结报提供技术保障。规划提出了医疗卫生信息化发展的重点：一是建立完善城乡居民电子健康档案和电子病历：适应医疗机构向群众提供连续的预防、保健、医疗、康复等服务的需要，完善城乡居民电子健康档案和电子病历，方便居民参与个人健康管理；二是建立医疗机构管理信息系统：针对不同层级医疗机构的功能，建立完善医疗机构管理信息系统，支持实行规范化的临床诊疗路径管理，提高医疗机构和医疗人员精细化管理和绩效管理水平；三是加强区域医药卫生信息共享：开展区域卫生信息化试点，实现公共卫生、医疗服务、医疗保障、基本药物制度信息等的互联互通和数据共享。

（四）第四阶段

第四阶段为2013年底中共中央发布《关于全面深化改革若干重大问题的决定》至今。在这一时期，卫生信息化和计划生育信息化随着信息技术的不断创新而全面快速发展，为深化医改和完善生育政策提供了技术支撑，推动了卫生和计划生育事业的科学发展[125]。

1.卫生信息化建设

目前，全国10个省份、一半地市分别建立了省级、地市级卫生信息平台，30%的县不同程度建立了县级信息平台或数据中心，支撑区域内信息共享，实现医疗卫生系统互联互通、业务协同。

北京等9省市与国家新农合信息平台交换共享业务数据；河南、海南等省份实现新农合异地就医审核比对功能；安徽等10省份实现了电子健康档案与电子病历资源库省内共享。

---

[125] 侯惠荣，侯岩．以信息化促进卫生计生事业的科学发展．中国医院建筑与装备，2014，(11)：84-86．

全国二级以上医疗机构均开展了电子病历建设，三级医院基本实现了医院内部电子病历共享，不同程度实现了网络预约挂号、医院间检验检查结果调阅共享。

全国800余家医院开展了远程医疗，促进了优质医疗资源纵向延伸。15个省份发放应用了居民健康卡。辽宁、河南等省份全面推广居民健康卡的发放应用，惠民便民效果明显。

实践表明，信息化在优化就医流程、跨医疗机构共享、互认检查检验结果、跨地域核算结报医疗费用、促进优质医疗资源向边远地区延伸、提高卫生服务管理水平等方面发挥了重要作用。

2.计划生育信息化建设

人口计划生育信息化基本形成了比较完整的体系，以人口宏观管理与决策信息系统建设为基础，逐步构建起国家和省级两级信息处理，人口信息采集、人口和计划生育业务执行、人口决策支持、人口信息服务四大应用系统。

目前各省均建立了人口个案信息管理系统，覆盖全国13亿人口，流动人口计划生育重点信息在县乡两级的应用比例分别为81.6%和75.2%，有力促进了人口计划生育管理由粗放型向精细化的转变。

3.国家卫生和计划生育信息化相关的政策和规划

（1）《关于全面深化改革若干重大问题的决定》

2013年11月，中共中央发布了《关于全面深化改革若干重大问题的决定》。该决定要求，在深化医药卫生体制改革中，统筹推进医疗保障、医疗服务、公共卫生、药品供应、监管体制综合改革；深化基层医疗卫生机构综合改革，健全网络化城乡基层医疗卫生服务运行机制；加快公立医院改革，落实政府责任，建立科学的医疗绩效评价机制和适应行业特点的人才培养、人事薪酬制度；完善合理分级诊疗模式，建立社区医生和居民契约服务关系；充分利用信息化手段，促进优质医疗资源纵向流动。

（2）《关于加快推进人口健康信息化建设的指导意见》

2013年12月，国家卫生和计划生育委员会及中医药管理局发布了《关于加快推进人口健康信息化建设的指导意见》，提出全面统筹建设以全员人口信息、电子健康档案和电子病历三大数据库为基础，公共卫生、计划生育、医疗服务、医疗保障、药品管理、综合管理六大业务应用为重点，国家、省、地市和县四级人口健康信息平台为枢纽，居民健康卡为载体的人口健康信息化工程。医院信息化建设将进一步加强，实现医院内和医院间信息共享，以远程医疗推进大型医院和基层医疗机构之间上下联动，促进优质医疗资源共享；新农合信息系统将加快完善，实现跨区域即时结报，促进医疗医保医药信息共享。在人口健康信息化中，注重落实管理措施和技术手段，妥善做好隐私保护工作，实现信息共享与隐私保护同步发展。

第四节 医药卫生信息产业

一、医药卫生信息产业类别

医药卫生信息产业主要分为两大类：医药卫生信息技术产业和医药卫生信息服务产业。医药卫生信息技术产业的重点是面向医药卫生领域的信息基础设施建设、信息技术研发与应用；医药卫生信息服务产业的重点是提供满足医药卫生信息化建设与发展的信息调研、分析、评价、技术咨询、管理咨询和决策支持服务，信息产品和网络服务，以及人才教育培训服务等。

二、医药卫生信息产业链

医药卫生信息产业链分为上游、中游和下游。

上游为软件系统开发资源和计算机硬件零配件；中游为提供医疗软件研究开发、销售和技术服务业务的供应商、计算机硬件提供商、医疗设备提供商、少部分通用软件提供商；下游为医疗卫生机构，包括：医院、卫生院、社区卫生服务中心、门诊部、疗养院、妇幼保健院、专科疾病防治机构、疾病预防控制中心、医学科研机构、各级医疗卫生行政管理机构[126]。

三、医疗信息化行业市场调研的核心内容

医疗信息化行业市场调研的核心内容包括：行业环境分析、行业结构分析、行业市场分析、行业市场分析和行业成长性分析[127]

（一）行业环境分析

行业环境是对企业影响最直接、作用最大的外部环境。

（二）行业结构分析

行业结构分析主要涉及行业的资本结构、市场结构等内容。一般来说，主要是行业进入障碍和行业内竞争程度的分析。

（三）行业市场分析

主要内容涉及行业市场需求的性质、要求及其发展变化，行业的市场容量，行业的分销通路模式、销售方式等。

（四）行业市场分析

主要研究行业对企业生存状况的要求及现实反映，主要内容有：企业内的关联性，行业内专业化、一体化程度，规模经济水平，组织变化状况等。

（五）行业成长性分析

行业成长性分析是指分析行业所处的成长阶段和发展方向。在行业分析中，一般应动态地进行行业生命周期的分析，尤其是结合行业周期的变化来看公司市场销售趋势与价值的变动。

四、国内外医疗信息化行业市场概况

（一）国外医疗信息化行业市场

医疗区域信息化以政府建设为主，仍存在百亿规模的建设空间。全球市场规模在2015年或将达到223亿美元。美国《HITECH法案》提出，将在2015年前投入190亿美元来促进卫生信息交换及有效使用电子健康档案，使其区域及国家卫生信息化快速发展，2015年美国市场规模有望过93亿美元。

卫生信息化建设都经历了以医院信息系统为起始，到临床管理信息化，以电子健康档案为发展，以区域卫生信息化为发展趋势的过程，其最终目标是实现区域卫生信息的资源整合、共享和发展。在美国、欧洲和日本等发达国家，数字化医院建设已有多年历史，HIS广泛普及，CIS也大量应用，国家级及地方级的区域卫生信息化建设正如火如荼，全数字化医院建设都已进入实质性阶段，政策的支持与巨额资金的投入也正显示着其重视的程度。

发达国家每年投入医疗卫生行业的IT的规模约占卫生机构支出的3%～5%，而我国只有0.8%左右。

（二）国内医疗信息化行业市场

近年来，政府对医疗行业信息化投入规模大幅增加。2009年，医疗信息化市场规模约为110亿元（主要包括医院管理信息系统、临床管理系统、电子病历、医学影像传输系统、远程医疗等，不含医学传媒、医疗健康网站类），占整个医疗市场总量的比例不到1%[128]。2012年，中国医疗行业IT花费是170.8亿元，较2011年增长了16.6%。2013年，中国医疗卫生行业的IT投资规模为224.6亿元[129]。

[126] 前瞻产业研究院 . 2015—2020 年中国医疗信息化行业市场前瞻与投资战略规划分析报告 . 前瞻网，2015. http://jingyan.baidu.com/article/dca1fa6fac8a1cf1a44052eb0.html.

[127] 观研天下（北京）信息咨询有限公司 . 中国医疗信息化行业市场调研及未来五年发展定位研究报告 . http://wenku.baidu.com/link?url=4kLsj6gRCuHL2GwyX5F9IV3atUQ8Kh4tYW-ToumuvDmFOyfsb0YGjuf7zo1KG3ZI7sObjjOn_xDUUcgJJS9CxC8Ukcxz9qieE7qXF3ZLVc_.

[128] 全球医疗信息化 . http://wenku.baidu.com/link?url=gYLEUkyVeCJLAq3lMa4FsN3SbwT8Kh7_vAMzrqL5C9rBb42qUXNcOH134nrfgOcPPxUYhiEpenWoYzGo5SRErXyWrZCPes7NLT0oVK7l9T_.

[129] 2015—2020 年中国医疗信息化行业分析与发展战略研究报告 . http://wenku.baidu.com/link?url=RprvYjnejpjtynTfS5MZPhjeD4K7P720qXXti00UampoxDzTIy_sx7b2UhMHWDuCMLLY538ynzelW-yBsH2MdYSvCOYNGw24UfsnbAjxv0q.

中国医疗信息化市场的发展加速，也促使一些外资 IT 企业纷纷布局中国市场，如微软、戴尔、IBM、飞利浦、ESRI 等跨国公司已瞄准了中国医疗信息化领域，国内医疗信息化市场的竞争压力将进一步加大。

物联网、云计算、移动互联网、智能终端、健康信息技术在医疗健康领域的普及与应用，改变了医疗行业的运作模式，催生了更多的新应用，拓宽了医疗信息化的市场空间。智慧医疗及移动医疗作为国家战略规划的重要内容之一，在各级政府着力推动与产业各方的积极参与下，迎来了产业的高速发展，智慧医疗平台的建设将形成千亿元的市场规模。

而移动互联网浪潮的到来，催生了医疗的各个细分领域，如诊断、个人照护、治疗等，它们都将全面进入智能化时代；远程预约、远程医疗、慢病监控、大数据综合解决方案等将改变现有的医疗健康服务模式，移动医疗市场将掀起一轮新的投资热潮[130]。

在新一轮的政策推动下，预计到 2018 年，我国医疗信息化投资规模将突破 600 亿元，年均复合增长率将达到 21% 左右，我国医疗信息化的未来发展空间广阔。

文献导读

文献 1

作者：Margolis R, Derr L, Dunn M, et al.

题目：The National Institutes of Health's Big Data to Knowledge (BD2K) initiative: capitalizing on biomedical big data.

出处：Journal of the American Medical Association; 2014 Nov-Dec; 21(6): 957-8. doi: 10.1136/amiajnl-2014-002974. Epub 2014 Jul 9.

摘要：Biomedical research has and will continue to generate large amounts of data (termed "big data") in many formats and at all levels. Consequently, there is an increasing need to better understand and mine the data to further knowledge and foster new discovery. The National Institutes of Health (NIH) has initiated a Big Data to Knowledge (BD2K) initiative to maximize the use of biomedical big data. BD2K seeks to better define how to extract value from the data, both for the individual investigator and the overall research community, create the analytic tools needed to enhance utility of the data, provide the next generation of trained personnel, and develop data science concepts and tools that can be made available to all stakeholders.

文献 2

作者：杨中飞，赵嘉，马家奇.

题目：国内外卫生信息化项目进度管理方法比较.

出处：中国数字医学，2014, 9(11): 10-12, 25.

摘要：对国内外卫生信息化项目进度管理方法进行了比较，包括挣值管理（EVM）、关键路径法（CPM）、计划评审技术（PERT）、关键链法（CCM），为今后我国卫生机构根据自身特点进一步开展卫生信息化项目进度管理的研究或实践提供参考。

---

[130] 2014—2018 年中国医疗信息化行业调查及市场咨询研究报告. 中商情报网. http://www.askci.com.

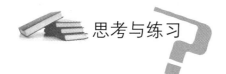思考与练习

1. 什么是信息化?

2. 什么是信息产业? 信息产业具有哪些特征?

3. 信息产业的管理分为几个方面?

4. 什么是医药卫生信息化?

5.《美国联邦政府医疗信息化战略规划（2015—2020 年）》的目标、总体目标、战略目标和具体目标是什么?

6. 简述我国医药卫生信息化发展各阶段的特点。

7. 2013 年颁布的《关于加快推进人口健康信息化建设的指导意见》有哪些内容?

8. 医药卫生信息产业的类别有哪些?

9. 医药卫生信息产业链是如何构成的?

10. 医疗信息化行业市场调研的核心内容是什么?

主要参考书目

[1] А.И.米哈依洛夫, 等.科学交流与情报学.北京: 科学技术文献出版社, 1983.

[2] 冯·贝塔朗菲著.一般系统论: 基础、发展和应用.北京: 清华大学出版社, 1987.

[3] J Allen. Natural Language Understanding. Redwood City, California: Benjamin/Cummings Pub. Co., 1995.

[4] 冯志伟.自然语言的计算机处理.上海: 上海外语教育出版社, 1996.

[5] 冯契, 徐孝通.外国哲学大辞典.上海: 上海辞书出版社, 2000.

[6] E H Shortliffe, L E Perreault, G Wiederhold, et al. Medical Informatics. 2nd edition. New York: Springer-Verlag, 2001.

[7] Alexander Maedche. Ontology Learning for the Semantic Web. Boston: Kluwer Academic Publishers, 2002.

[8] 何自然, 冉永平.语用学概论.湖南: 湖南教育出版社, 2002.

[9] 贝梅尔, 穆森（编著）; 包含飞, 郑学侃（译）.医学信息学.上海: 上海科学技术出版社, 2002.

[10] Philippe Kruchten（著）; 麻志毅, 申成磊, 杨智（译）.RUP导论.3版.北京: 机械工业出版社, 2004.

[11] Sue Whetton. Health Informatics. Oxford: Oxford University Press, 2005.

[12] 崔雷, 尚彤, 景霞.简明医学信息学教程.北京: 北京大学医学出版社, 2005.

[13] Milton C.Weinstein, 等（编著）; 曹建文（译）.临床决策分析（哈佛版）.上海: 复旦大学出版社, 2005.

[14] 黄晓鹂.医学信息学教程.北京: 中国科学技术出版社, 2005.

[15] 张广钦.信息管理教程.北京: 北京大学出版社, 2005.

[16] 俞宣孟.本体论研究.上海: 上海人民出版社, 2005.

[17] Edward H. Shortliffe, James J. Cimino. Biomedical Informatics: Computer Applications in Health Care and Biomedicine. 3rd Edition. New York: Springer Science+Business Media, LLC., 2006.

[18] Carol Friedman, Stephen Johnson. Natural Language and Text Processing in Biomedicine. New York: Springer, 2006.

[19] 王伟.医学信息学.北京: 高等教育出版社, 2006.

[20] 张岱年.文化与哲学.北京: 中国人民大学出版社, 2006.

[21] 王世伟, 周怡.医学信息系统教程.北京: 中国铁道出版社, 2006.

[22] 颜泽贤, 范冬萍, 张华夏.系统科学导论——复杂性探索.北京: 人民出版社, 2006.

[23] 高岚.医学信息学.北京: 科学出版社, 2007.

[24] 陆建江, 张亚非, 苗壮, 等.语义网原理与技术.北京: 科学出版社, 2007.

[25] 苗夺谦, 卫志华.中文文本信息处理的原理与应用.北京: 清华大学出版社, 2007.

[26] Berner ES. Clinical Decision Support Systems. New York: Springer, 2007.

[27] 刘加林, 石应康.简明医学信息学.成都: 四川大学出版社, 2008.

[28] 麦奎尔, 温德尔（编著）; 祝建华（译）.大众传播模式论.2版.上海: 上海译文出版社, 2008.

[29] 丁宝芬.医学信息学.南京: 东南大学出版社, 2009.

[30] 张国良.传播学原理.2版.上海: 复旦大学出版社, 2009.

[31] 朱扬勇, 熊赟.数据学.上海: 复旦大学出版社, 2009.

[32] 张自力.健康传播学: 身与心的交融.北京: 北京大学出版社, 2009.

[33] 金新政.卫生信息管理系统.北京: 人民卫生出版社, 2009.

[34] 饶克勤, 王明亮.知识管理理论、方法与实践——知识管理与卫生循证决策.北京: 科学出版社, 2010.

[35] 董建成.医学信息学概论.北京: 人民卫生出版社, 2010.

[36] 王敏华.标准化教程.2版.北京: 中国计量出版社, 2010.

[37] 李霞, 李亦学, 廖飞.生物信息学.北京: 人民卫生出版社, 2010.

[38] 徐绪松.复杂科学管理.北京: 科学出版社, 2010.

[39] Anderson PO, McGuinness SM, Bourne PE. Pharmacy Informatics. New York: CRC Press, 2010.

[40] 王一方.医学是什么.北京: 北京大学出版社, 2011.

[41] 岳高峰, 赵祖明, 邢立强.标准体系理论与实务.北京: 中国计量出版社, 2011.

[42] 谢星星. UML基础与Rose建模实用教程. 北京: 清华大学出版社, 2011.

[43] 颜崇超. 医药临床研究中的数据管理. 北京: 科学出版社, 2011.

[44] 李代平, 等. 软件工程. 3版. 北京: 清华大学出版社, 2011.

[45] 王世伟. 医学信息系统应用基础. 北京: 清华大学出版社, 2012.

[46] 罗爱静. 卫生信息管理学. 3版. 北京: 人民出版社, 2012.

[47] 曹世华, 章笠中, 许美芳. 护理信息学. 杭州: 浙江大学出版社, 2012.

[48] 孟群. 卫生信息化相关法律法规与政策研究. 北京: 人民卫生出版社, 2012.

[49] 殷伟东, 陈平. 医疗卫生行业信息安全等级保护. 南京: 东南大学, 2012.

[50] 赵春刚. UML实用基础教程. 北京: 北京大学出版社, 2013.

[51] 苗东升. 复杂性科学研究. 北京: 中国书籍出版社, 2013.

[52] Simon Bennett, Steve McRobb, Ray Farmer（著）; 李杨（译）. UML2.2面向对象分析与设计. 4版. 北京: 清华大学出版社, 2013.

[53] 维克多·迈尔-舍恩伯格, 肯尼思·库克耶（编著）; 盛杨艳, 周涛（译）. 大数据时代. 杭州: 浙江人民出版社, 2013.

[54] 崔雷. 临床信息管理. 北京: 人民卫生出版社, 2014.

[55] 曹高芳. 医学信息教育可持续发展研究. 北京: 科学技术文献出版社, 2014.

[56] 赵刚. 大数据: 技术与应用实践指南. 北京: 电子工业出版社, 2014.

[57] 高解春, 何萍, 于广军. 中国云计算应用丛书: 健康医疗云. 北京: 化学工业出版社, 2014.

[58] 施诚. 医院信息系统分析与设计. 北京: 电子工业出版社, 2014.

[59] 杜栋. 信息管理学教程. 4版. 北京: 清华大学出版社, 2014.

[60] 李道苹. 卫生信息分析. 2版. 北京: 人民卫生出版社, 2014.

[61] 周怡. 卫生信息与决策支持. 2版. 北京: 人民卫生出版社, 2014.

[62] 韦仑特加斯（编著）; 詹思延（译）. 观察性疗效比较研究的方案制订: 使用者指南. 北京: 北京大学医学出版社, 2014.

[63] Vimla L. Patel, David R. Kaufman, Trevor Cohen. Cognitive Informatics in Health and Biomedicine: Case Studies on Critical Care, Complexity and Errors. London: Springer, 2014.